全国高等院校护理专业"十二五"规划教材

（供护理学类专业使用）

护理美学与礼仪

主　编　庄淑梅

副主编　史宝欣　谭道玉　江　虹

编　委　（按姓氏笔画排序）

史宝欣（天津医科大学护理学院）

庄淑梅（天津医科大学护理学院）

江　虹（江西中医药大学护理学院）

汤春佳（天津市肿瘤医院）

齐　丽（齐齐哈尔医学院护理学院）

余雨枫（成都中医药大学护理学院）

宋艳丽（辽宁中医药大学护理学院）

李　佳（天津医科大学临床医学院）

杨莉莉（天津医科大学临床医学院）

沈晓颖（哈尔滨医科大学护理学院）

夏浩志（天津医科大学护理学院）

梁慧敏（天津医科大学护理学院）

臧　爽（中国医科大学护理学院）

谭道玉（泸州医学院护理学院）

南京大学出版社

内 容 提 要

　　本教材的编写秉承以人为本的护理理念，紧跟护理发展的步伐，遵循精理论、强实践，精基础、强临床的编写宗旨，重视教材的趣味性和创新性。书中以临床护理案例作为导入，将美学和礼仪的基本理论与护理实践进行有机融合，强调了护理美学与礼仪的技能训练，使护理人员的日常工作和交往与美学及礼仪紧密结合，突出护理美与护理礼仪的临床应用，内容贴近临床，对于护理人员的审美观及自身素质的培养和训练具有重要的指导意义。

　　本教材充分体现了全国范围内护理学专业教学的适用性，参加编写的教师大多数为具有多年护理教学和临床护理经验的专业教师，具有一定的代表性。本教材可供护理学专业本、专科学生使用，也可作为临床护士人文技能培训教材。

图书在版编目（CIP）数据

护理美学与礼仪/ 庄淑梅主编.—南京：南京大学出版社，2014.1（2016.7重印）

全国高等院校护理专业"十二五"规划教材

ISBN 978-7-305-12634-5

Ⅰ.①护…　Ⅱ.①庄…　Ⅲ.①护理学－医学美学－高等学校－教材 ②护理－礼仪－高等学校－教材　Ⅳ.①R47

中国版本图书馆CIP数据核字(2013)第306556号

出版发行	南京大学出版社		
社　　址	南京市汉口路22号	邮　编	210093
出 版 人	金鑫荣		

丛 书 名	全国高等院校护理专业"十二五"规划教材
书　　名	护理美学与礼仪
主　　编	庄淑梅
责任编辑	许斌成　蔡文彬　　　　编辑热线　010-82896084
审读编辑	陆　燕

照　　排	广通图文设计中心
印　　刷	北京紫瑞利印刷有限公司
开　　本	787×1092　1/16　印张 15　字数 356千
版　　次	2014年1月第1版　2016年7月第2次印刷

ISBN 978-7-305-12634-5

定　　价　35.00元

网址：http://www.njupco.com

官方微博：http://weibo.com/njupco

官方微信号：njupress

销售咨询热线：（025）83594756

21世纪是我国加速全面建设小康社会的关键时期。作为医疗卫生事业及构建和谐社会的重要组成部分，护理事业也将全面协调发展。护理专业教育作为我国高等教育的重要组成部分，主要培养具备人文社会科学、医学、预防保健的基本知识及护理学的基本理论知识和技能，能在护理领域内从事临床护理、预防保健、护理管理、护理教学和护理科研的高级专门人才。近年来，随着社会经济的发展及全面建设小康社会目标的逐步实现，广大人民群众对健康和卫生服务的需求越来越高。同时科学技术的进步和医疗卫生服务改革的不断深入，对护理人才的数量、质量和结构都提出了更高的要求。

为了更好地贯彻落实《国家中长期教育改革和发展规划纲要（2010—2020）》及《医药卫生中长期人才发展规划（2011—2020）》，促进和保障护理事业的健康发展，进一步完善和发展护理教育，从而为不断提高护理队伍整体素质和护理专业技术水平奠定基础，我们充分挖掘各相关院校优质资源，联合全国多所院校共同研发、策划并出版了全国高等院校护理专业"十二五"规划教材。本套教材具有如下特色及优势：

一、遵循"三基、五性"原则编写

本套教材针对高等护理人才的培养标准和要求，紧密围绕高等院校护理学教育培养目标，结合护理专业各课程的教学时数要求及课程改革需要，严格遵循"三基、五性"原则编写而成，力求突出护理专业特色，具有较强的科学性、先进性和实用性。

二、反映护理行业新理论、新方法、新技术

本套教材在现代护理观的指导下,紧扣护理学教育改革精神,立足国内,面向国际,精选教学内容,反映了当今护理行业的新理论、新方法和新技术,体现了以人的健康为中心的现代护理理念和整体护理的科学内涵。

三、注重培养临床思维能力和综合职业技能

本套教材在内容编排上注重循序渐进、深入浅出及图文并茂,并提供了大量临床案例,设置了学习目标、知识链接、课堂讨论、课后习题等特色栏目,以强化"三基"知识,增强学科人文精神,培养学生的临床思维能力和综合职业技能。

本套教材作为护理专业教材建设的一次有意义的尝试,在探索高等教育护理教材的结构及内容组成的过程中,仍难免存在着一些遗憾或不足,我们衷心希望各位专家和读者提出宝贵意见和建议。让我们为推进高等教育护理教材建设共同努力奋斗!

南京大学出版社
《全国高等院校护理专业"十二五"规划教材》
编委会

　　社会的不断进步和护理事业的飞速发展，对护理人员提出了更高的要求，护理人员不仅要具备扎实的护理专业知识和娴熟的操作技能，还应具备正确的审美观，具有审美能力以及良好的礼仪交往能力。护理工作要求护理人员将内在的美与外在的美融为一体。作为美的化身，护理人员不仅要有发现美和感受美的能力，而且要能为患者创造美，使其感受到生命的美好与生活的希望，激发其战胜疾病的信心与勇气。

　　为了适应高等护理教育发展的需要，满足护理人员人文素质提高的需求，加强护理学专业教材建设，由我国第一所开办本科高等护理教育专业的天津医科大学护理学院牵头，组织具有多年高等护理教育专业办学经验的知名院校教师和临床一线护理人员共同协作编写了本教材。

　　本教材紧紧围绕教育部规定的护理学专业学生的培养目标及教学大纲，深入贯彻"以整体人的健康为中心"的现代护理理念，遵循思想性与科学性相结合、审美理论与审美实践相结合的原则，紧跟护理发展的步伐，内容涵盖了社会学、人文学、心理学、管理学、礼仪学等诸多相关学科的先进理念和理论精髓，并以临床护理案例作为导入，将美学和礼仪的理论知识与护理实践有机结合，突出了教材的实用性和启发性，着重培养护理学专业学生的审美能力和礼仪交往能力。

　　本教材的第一章由庄淑梅、汤春佳编写，第二章由余雨枫编写，第三章由臧爽编写，第四章由李佳编写，第五章由齐丽编写，第六章由夏浩志、庄淑梅、史宝欣编写，第七章由沈晓颖编写，第八章由梁慧敏编写，第九章由杨莉莉、庄淑梅编写，第十章由谭道玉、江虹编写，第十一章由宋艳丽编写。

　　虽然在本教材的编写过程中诸位编者倾入了大量的心血，力求突出本教材的科学性、实用性、趣味性和创新性，但书中的疏漏和不当之处仍在所难免，真心期待广大读者提出批评和指正，以使本教材不断地得到改进和完善。

庄淑梅

Contents 目 录

第一章 绪 论

🏊 学习目标

通过本章的学习，初步认识美、美学以及护理美学的起源和演变过程，掌握护理美学的概念和内涵，认识学习护理美学对护士的重要意义，通过掌握护理美学来提高自我美学修养。

1. 掌握护理美学的概念及内涵。
2. 掌握并提高护理美学修养的途径与方法。
3. 熟悉美学的概念与学科性质。
4. 熟悉美的含义与特征。
5. 了解美的起源。
6. 了解美学的演变过程。
7. 了解学习护理美学的实践意义。

🏊 情境导入

2012年五四青年节前夕，24岁的女护士何遥遭到失去理智的病人暴打，导致头部和肘部多处受伤并两度晕倒在地。在她苏醒的瞬间，却发现之前殴打自己的患者正要跳楼，此时的何遥强忍剧痛，拖着羸弱的身体，飞奔窗前，全力抓住已经跳出窗外的患者衣服。随后赶来的医生和陪护人员把患者拖了下来。见患者被救，筋疲力尽的何遥又一次晕倒在地。这一幕感动了患者，感动了患者家属，也感动了在场所有的人。人们将最美的鲜花、最美的语言、最深情的祝福，献给这位最美护士。

护士何遥正是用她的真善美感动了社会，驻守了护士神圣的誓言。人们相信在最美护士的感召之下，会有更多更美护士像妈妈、阿姨、姐姐一样赢得病人的理解、尊重与信任。

在异彩纷呈的大千世界和漫长的人类历史长河中，美的足迹无处不在，美的身影无时不在。人类对美的追求和探索从未停息，正所谓"爱美之心，人皆有之"。那些热爱生活的人们总是在不断地欣赏美、追求美、研究美和创造美，在享受美的同时也在塑造着自己，改造着客观世界。美不仅给人带来感官的享受，而且也使人们得到了心灵的愉悦以及精神的升华。

自护理产生，护理中的美便不曾离开人们的视线，并随着护理学科的发展成为其中一个不可或缺的要素。圣洁的白衣是护理美的标志，温暖的双手是护理美的传递，亲切的话语是护理美的表达，无私的奉献是护理美的内涵，在人们的心中，护士已成为美的化身。因此，护士要具有认识美、欣赏美的能力，学会鉴赏美和运用美，提升审美情趣，为病人带来美的感受，为践行护理美而努力。

第一节 美

一、美的起源与发展

当世界浑沌初开时，苍茫的海洋，茂密的丛林，巍峨的高山……自然界的一切早已存在，但此时并无美丑之分，因为缺少认识美、鉴赏美的主体。即使在人类诞生后相当长的时间内，美也未曾出现。在人类诞生早期，人类对自然事物知之甚少，面对变幻无常的自然界，只是凭着自己的本能维持生存和繁衍后代。纵使面对徐徐的微风、淅沥的小雨、秀美的山峰、涓涓的溪水等美丽的自然景观，人们也无法以美的视角去欣赏它们。随着人类社会的发展，在与大自然不断接触的过程中，人类开始认识自然，探索自然的规律，并逐渐与自然界建立了审美关系。在人类发展到一定阶段，自然界的事物开始引发人类喜怒哀乐的情绪变化时，美便产生了，自然界的事物也因此具有了其美学的意义和价值。可见，自然界的事物本不具有美学价值，正因为人类的诞生和发展才促成了美的产生和发展，才使自然界的事物具有了某种美的价值和意义。

人类社会的发展催生了自然界中的美，并赋予其美学意义，而这种美学意义并不是亘古不变的，而是随着人类的演变逐渐变化和丰富的。在人类发展的历史长河中，不难发现人类欣赏美、探索美的足迹，以及应用美的规律去创造美的身影。

（一）从"美"的语义角度来考察

1. "美"的字源学含义 从字源学上来讲，"美"字属于羊字族。羊字族汉字都与"驯顺"之义有关。美的本义是"国土广阔，人民驯顺"，引申义为"食物可口"。传说汉字是由黄帝命史官仓颉从统治者的观点出发创造的。"美"是帝王面对江山和人民时内心发出的观感。帝王将自己比作牧羊人，把人民比作羊群。由于人民生活在土地之上，因此代表人民的"羊"写在代表疆土的"大"上面。古代帝王喜欢把治国与烹调相比拟，即所谓"治大国若烹小鲜"。而后"美"字引申为"味甘"。东汉许慎的《说文解字》云："美，甘也。从羊从大。羊在六畜主给膳也。美与善同义。"认为美是香甜、好吃之意。"羊大则美"，充分说明了美与人的享受及感性需要有关，体现了美的实用意义。另外，康殷在《文字源流浅说》中指出，美是指头戴羊头或羊形装饰，翩翩起舞，祈祷狩猎成功，说明美与巫术、祈祷有关，蕴含着社会含义，体现了美的社会属性。

2. "美"的日常含义 在日常生活中，"美"字具有三个含义：①人生理需要满足时的肯定及对满足生理需要的对象的肯定性评价，如美味、美食等；②对人的言论、行为、思想等方面符合伦理规范的一种赞同或肯定性评价，如"五讲四美"；③指审美对象，如湛蓝的天空、动人的琴声。

（二）从石器造型的演变看美的产生

人类劳动是从制造工具开始的，工具的制造标志着人类有意识、有目的活动的开始。石器造型的演变也充分说明了美的产生是使用价值先于审美价值。

1. 旧石器时代早期　北京周口店猿人的粗制石器，打制粗糙，没有定型，且多为球型，与天然石头没有明显的差别，一器多用。这种石器制作的目的不在于追求美，而是为了实用。粗制石器标志着人类已区别于动物，标志着人类自觉的、有意识、有目的的创造性活动的开始。这在人类历史上具有非常重要的意义。

2. 旧石器时代中期　山西襄汾县丁村人打制的石器，根据用途不同已形成了不同的种类，如砍砸、厚尖状和球状。这种锐利、坚实的造型从实用出发，注重均衡对称，其加工难度较大，在外形上已与自然形态的石块具有明显区别，体现了人类智慧的发展。

3. 旧石器时代晚期　山顶洞人运用钻孔和磨制的技术不仅打造出更加复杂多样的石器，而且制作出精美的装饰品，如石珠、兽牙、海蚶贝等，装饰品在颜色上红、绿相映，反映了原始人类在满足物质需要的基础上审美需求的变化，也体现了人类在劳动过程中的智慧、勇敢和力量。

4. 新石器时代　西安半坡和山东大汶口的磨制石器具有典型的新石器时代的特征。山东大汶口的玉斧方圆薄厚处理十分规整、匀称，色彩莹润、光泽、斑斓可爱。石器的磨制技法不但提高了石器的实用效能，而且在造型上体现了光滑匀整的特征，体现了人类审美意识的提高。由此可见，美来源于人类劳动，来源于社会实践，并随着人类社会的进步而逐步发展和完善起来。

（三）从彩陶造型和纹饰来考察美的产生

陶是指将黏土经过加工做成坯子，再烧制成另外一种新的物质。陶器的出现是人类改造自然过程中一次质的飞跃，打破了人类在改造自然过程中仅仅改变材料形状的局限性，开始通过改变材料的性质来创造新的事物。陶器与石器相比具有明显的审美特征。石器所体现的形式感是直接和物质生产的实用目的相联系的，而陶器则是在实用的基础上更自觉地美化产品。这主要表现在如下几个方面：

1. 陶器的造型和纹饰包含了更多想象的成分。例如，石岭下类型罐给人以喜悦之感；马家窑类型的尖底瓶蕴含着流动韵律之美；大汶口的兽形器所展示的向前冲的动物形象体现了人类的想象和创造的喜悦。

2. 娴熟地运用形式美法则，讲究图案的对比、匀称、调和、变化和多样等形式美法则。例如，半山类型瓮图案装饰由不同的线条巧妙地组合在一起，运用重复交错的方法绘制而成，图案显得既丰富多样又错落有致，体现了人类在掌握和研究形式美上的进步。

从美的起源和发展来看，不难得到以下几点认识：①美产生于人类的劳动；②在美产生和发展的过程中事物的实用价值先于其审美价值；③人类的观念形态作为一个中介，实现了实用价值到审美价值的过渡；④在劳动过程中主体与客体存在辩证统一的关系，即"人化的自然"。人在劳动中发现美和创造美，又在创造美的过程中提升了自己审美的能力，并通过这种审美能力创造出更美的事物。

二、美的本质

当回答"什么东西是美的？"这个问题时，不同的人会有不同的答案。有人说娇艳的鲜花是美的，有人说灿烂的笑脸是美的，也有人说助人的心灵是美的。的确，这些给予人心理愉悦的事物是美的。但要探究"美是什么？"，却无人能给出一个确切的答案。"美是什么？"即对美的本质的探讨，作为美学中一个最基本的理论问题，一直是美学界争论的重点。

（一）西方美学史上对美的本质的探讨

据《大希庇阿斯》记载，古希腊哲学家柏拉图借苏格拉底之口向诡辩派学者希庇阿斯首次提出了"美是什么？"的命题。从柏拉图之问开始，西方美学逐渐形成了系统性的美学思想。美的本质问题作为美学的终极之问，奠定了不同美学体系产生和构建的基础，决定着不同西方美学体系的整体面貌和基本特征，构成了2000多年来经典的西方美学史。对美的本质问题的追问和探寻，大致分为如下三类。

1. 从精神上探索美的根源

（1）柏拉图。柏拉图是西方美学史上最早对美的本质问题进行哲学思考的人。他采用机巧的"假定"方式提出，"美的本质就是美的理式"，即"美本身"。美本身加到任何事物上便使该事物成为美。他认为现实中一切事物的美都根源于"美的理式"，即"成其为美的那个品质"。柏拉图在探索美的本质时，不仅区分了"什么是美的"和"什么是美"这两个概念，而且讨论了美的各种定义，提出了"美不是恰当，美不是有用，美不是善，美不是视觉听觉、产生的快感等"。

（2）康德。康德在先验论唯心主义基础上提出了"美只能是主观的"。他认为美感是一种不计较利害的自由快感，在趣味判断中，美具有无目的和合目的性的形式。

（3）黑格尔。黑格尔在客观唯心主义的基础上提出了"美是理念的感性显现"。他认为美的根源在于理念、绝对精神，而感性是从理念中生发出来的，是作为理念的客观属性。

（4）克罗齐。克罗齐在主观唯心论的基础上提出了"美的根源在于心灵"。他认为美不是物理的事实，不属于客观事物，而属于人的活动，属于心灵的力量。

2. 从客观现实、物质属性上探索美的根源

（1）亚里士多德。亚里士多德认为"美是整一"。他认为美在事物本身之中，主要表现在事物的"秩序、匀称与明确"的形式方面。例如，一个一万里长的活东西，因为它不能一览而尽，看不出其整一性，故不能称其为美。

（2）达·芬奇。达·芬奇在《画论》中提出，"美感完全建立在各部分之间神圣的比例关系上"，整体中的各个部分都应与整体具有比例关系。

（3）博克。18世纪英国美学家博克认为，"美是指物体中能引起爱或类似情感的某个性质或某些性质"。他认为美的外形应该能有效地引起某种程度的爱，就像冰或火能很有效地产生冷或热的感觉一样。

（4）狄德罗。狄德罗提出"美是关系"。他认为"一个物体之所以美是由于人觉察到它身上的各种关系"。这种关系不是由人们的想象力移植到物体上的智力的或虚构的关

系，而是存在于事物本身的真实关系。

3. 从社会生活上探索美的根源　俄国革命民主主义者车尔尼雪夫斯基认为："美是生活，即任何事物，凡是我们在那里看得见，依照我们的理解应当如此的生活，那就是美的；任何东西，凡是显示出生活或使我们想起生活的，那就是美的。"他认为自然美是由于其对生活的暗示才产生的。车尔尼雪夫斯基对美的本质的探讨是对黑格尔唯心主义美学观点的强烈批判。他把美建立在广阔的生活基础上，比之前将美仅局限在自然属性（感性特征）的唯物主义美学观点前进了一大步。

由此可见，在西方美学史上关于美的本质的探讨是与哲学的基本问题紧密联系的，不同的哲学体系以及不同哲学家对美的本质命题做出了不同的回答。部分美学家从精神世界去探索美的本质，把美的本质根源归结为主观意识、绝对观念或审美感受。这种看法在哲学根本问题上混淆了物质与意识的关系，在论述主客体关系时夸大了人的主观能动性。另一部分美学家则从客观现实出发探索美的本质，把美的本质归结于事物本身具有的某种特征和属性。这种观点虽然肯定了美存在于客观事物本身，但忽视了人的社会性，不能从主客体在实践中的辩证关系来探讨美的本质，带有明显的缺陷。因此，对美本质的追问因至今仍无一个统一确切的解释而成为一个悬而未决的命题。

（二）中国美学史上对美的本质的探讨

自20世纪50年代起，我国美学界就掀起了有关美的本质问题的大争论。

1. 美是主观的　我国当代美学家吕荧认为"美是一种观念"。高尔泰则认为"客观的美并不存在"，此种观点认为只要人感受到美，美就存在；不被人感受到的美则不存在。

2. 美是客观的　蔡仪认为"客观事物的美的形象关系于客观事物本身的实质，而不决定于观赏者的看法"。他认为美是客观的，美的根源存在于事物的客观属性之中，即"不依赖于鉴赏的人而存在的，物的形象的美也是不依赖于鉴赏者而存在的"。

3. 美是主客观的统一　朱光潜认为"美是主客观的统一"。他认为"美是客观方面某些事物、性质和形状适合主观方面意识形态，可以交融在一起而成为一个完整形象的那种特质"。他把"物的形象"与"物"加以区别，认为"美感的对象是'物的形象'而不是'物'本身。'物的形象'是'物'在人既定的主观条件（如意识形态、情趣等）的影响下反映于人的意识的结果，因此只是一种认知的形式。

4. 美是客观性与社会性的统一　李泽厚认为"美是一种客观物质的存在，这就是美的不依存于人类主观意识条件的客观性"。客观社会性和具体形象性是美的两个基本特性。他认为"美与善一样，都只能是人类社会的产物，它们都只对于人、对于人类社会才有意义"，"美是社会实践的产物"。

三、美的特征

正如伏尔泰所说，"美其实就是美的文化共识的一些特性"。纵观美学发展，美是一种发展的文化共识，是一定时期、一定区域的人对事物的共同看法，是从不同角度、不同立场对某一事物有利于人类自身的普遍看法，包括了物质文化、精神文化以及社会的风土人情、习俗等。

1. 具体的形象性　形象是美的外观、美的躯体。正如黑格尔所说，"美的本质只有通过具体可感的形式才能表现出来"。人们可以通过感官直接感受到蕴含美的具体事物，如雄伟的山峰展现出壮丽的美，涓涓的小溪呈现出宁静的美。因此，美通过具体形象的事物展现出来，人们才能感受美、欣赏美和享受美。可见，审美对象必须是具体的、形象的，人们可以通过感觉、知觉、直觉等审美心理活动感受美，否则美就无法进入人类的审美视野。

2. 强烈的感染性　具有具体形象的事物不一定是美的，但使人产生愉悦的事物则是美的。作为劳动实践的产物，美的事物蕴含着人的个性、智慧、才能、理想和情感。一般来说，美的事物能使人产生思想和情感的共鸣，并使人在不知不觉中与之融为一体并引起情感波动或强烈的情绪变化，这就是美的感染性的体现。

3. 客观的社会性　美既是客观的，又是社会的。美是不以人的主观意志为转移的客观存在，不是脱离人的社会生活的纯粹的自然存在的东西；美又是人类社会所特有的，没有人类就没有美。

4. 浓厚的民族性　由于各民族之间存在着文化共识的差异，不同的民族对美的认识具有明显的区别。例如，古希腊以彪悍的身躯、协调的比例为美；缅甸姑娘则以带铜圈的长颈为美，这两者在人体上的审美标准风马牛不相及。

5. 鲜明的时代性　美具有深厚的时代印痕。从古代到现代，美经历了时间的见证和洗礼，并不断地随时代的变迁而变化，展现着鲜明的时代特点。每一个历史时期都有其独特的美的形式和内容，反映出各个时代的精神文化和物质文化特征。如对女性美的评判从氏族社会的粗壮结实演变到封建制度下的柔弱细腻，再到当代的纤瘦妩媚，表明某一时期人类的审美倾向和思想内涵是根植于特定时代的，并与当时社会的政治、经济、文化背景密切相关。

6. 动态的变化性　美是一种发展的文化共识，美不是静止的，而是处于富有朝气的动态变化之中。美随人类实践的发展而丰富，随人类思想的变化而完善。美的动态变化性充分体现了人在美的认识上的主观能动性。

7. 相对的稳定性　美在历史演变的过程中变化缓慢，具有相对的稳定性。在一定时期、一定区域形成的美的文化共识是不会被突然颠覆的。有些美将会根深蒂固地存在于人们的头脑中，无论时间长河流到何时、流向何地其都会被认为是美的，如秀美的山水、娇艳的鲜花、纯真的笑脸等。

第二节　美学概述

一、美学的概念

美学一词来源于希腊语aesthesis，本意是"对感观的感受"，后由德国哲学家亚历山大·戈特利布·鲍姆嘉通首次使用。直到19世纪，美学在传统古典艺术的概念中都通常被定义为研究"美"的学说。

美学最早隶属于哲学范畴，而后发展为一门独立的学科。美学是哲学的一个分支，研究的主要对象是艺术，但不是研究艺术中的具体表现问题，而是研究艺术中的哲学问题，因此被称为"美的艺术的哲学"。所谓美学，是指从人对现实的审美关系出发，以艺术作为主要对象，研究美、丑、崇高等审美范畴和人的审美意识、美感经验，以及美的创造、发展及其规律的科学。美学是以对美的本质及其意义的研究为主题的学科。美学的基本问题包括美的本质、审美意识同审美对象的关系等。

随着对美的本质探讨的深入，目前认为美学不仅仅是哲学的一个分支，还应包括"哲学思辨"；而且"美"是人的一种感知或感觉，不同的人对美会有不同的感受。因此，美学是研究美的本质及其意义的独立学科。现代哲学认为应从认识客体的类型和本质出发去判定事物的美学意义，并将美学定义为"认识艺术、科学、设计和哲学中认知感觉的理论和哲学"。

二、美学的演变

（一）原始社会美学的起源

人类通过劳动逐渐脱离了动物界，并在劳动实践中逐步开始了审美欣赏和审美创造。旧石器时代的山顶洞人用不同颜色的饰物装饰身体。石器和陶器不仅造型优美、图案丰富，而且色彩对比鲜明，蕴含了最早的美学规律。

（二）古代美学思想的演变

1. 西方的美学思想起源于古希腊。在古希腊的古诗、戏剧和神话中不难寻觅到西方的美学思想印记。在柏拉图的哲学著作《大希庇阿斯》《理想国》和亚里士多德的《诗学》中蕴含了丰富的美学思想。柏拉图提出了美的本质的命题。亚里士多德作为欧洲美学的奠基人，肯定了现实生活中美的客观性，并提出"美是整一"的论点，其著作《诗学》被视为西方美学的法典。

2. 普洛丁和贺拉斯作为新柏拉图学派和古罗马美学的代表人物，推动了美学思想的发展。普洛丁认为美是与灵魂同类，并使灵魂喜悦的东西。他在《论崇高》中最早提出将"崇高"作为美学的一个命题来研究。贺拉斯在《诗艺》中则强调艺术作品的美体现在整体与局部以及局部之间的和谐关系，即作品的整体统一性上。

3. 公元5世纪前后，随着古罗马帝国的灭亡，欧洲步入封建统治时期。在这一时期，美学受基督教的影响，被视为神学的奴隶。在美学思想上主要表现为新柏拉图主义与神学的结合，突出神学的意义，强调上帝的存在。

4. 文艺复兴时期，西方古典美学步入了近代美学时代。文艺复兴时期的美学崇尚人性，强调艺术要展现人的生活理想，各类艺术作品均以人作为主体来展现。但此时美学仍被视为哲学或文艺的附庸，未形成一门独立的学科。

（三）美学学科的产生和发展

1. 美学学科的产生　18世纪以后，随着欧洲工业革命的发展，自然科学、哲学、伦理学、心理学和文艺学逐步形成并发展，这为美学学科的创立和发展奠定了基础。美学作为一门独立的学科，始于18世纪德国理性主义者鲍姆嘉通。1735年，鲍姆嘉通在《关于诗的哲学沉思录》中首次提出"美学"一词，并大胆提出创立一个美学学科的想法。1750年，在其专著《美学》中首次明确了美学的定义，即美学是研究感性知识的科学，并强调"美学的目的是感性认识本身的完善，而这种完善就是美"。至此美学学科诞生，鲍姆嘉通也被誉为"美学之父"。

2. 美学学科的发展　继鲍姆嘉通之后，美学的发展先后经历了德国古典美学、马克思主义美学、西方近现代美学三个重要阶段。

（1）德国古典美学以康德和黑格尔为代表。康德作为德国古典美学的奠基人，在1790年出版的著作《判断力批判》中论证了一系列美学根本问题，展现了较为完善的唯心主义美学理论体系。继康德之后，黑格尔将德国古典美学推到了巅峰，成为德国古典美学以及马克思主义美学以前的西方各美学思潮的集大成者。黑格尔将历史发展的辩证观点巧妙地运用于美学研究，对美的本质、自然美、艺术美等做了详尽的论述，构建了系统的严谨的美学理论体系，对美学的发展做出了卓越的贡献。

（2）马克思主义美学诞生于19世纪中期。马克思、恩格斯批判地继承了前人的美学思想，在辩证唯物主义和历史唯物主义的基础上创立了马克思主义美学观。马克思主义美学将社会实践的观点引入美学研究，将人与动物的生产活动进行比较，揭示了美的规律，并强调人要充分发挥主观能动性并按照美的规律改造世界。马克思主义美学观摒弃了机械唯物主义和唯心主义思想，把关于美的探讨建立在主客体辩证统一的基础上，为美学研究提供了一种全新的思路。

（3）19世纪中叶以后，美学发展逐渐脱离了"美是什么"的纯哲学讨论，侧重于"在美感经验中的审美心理活动描述"。美学逐渐演变成一种经验描述科学。进入20世纪以来，美学呈现出一股强烈的反传统潮流，即对形而上学的批判和经验实证的肯定，对理性主义的批判和对人的非理性的肯定，并逐步形成了科学主义美学与人本主义美学两大思潮。近现代西方美学的主要代表人物和美学思潮有德国费希纳的"实验美学"、英国贝尔的"有意味的形式"和美国杜威的"经验美学"等。

3. 中国美学的发展

（1）中国古代文明起源较早，在原始氏族社会时期便开始延续和发展。进入奴隶社会以后，由于生产力发展水平有限，未能冲破原始公社制度的外壳，氏族社会的传统、风俗及意识形态便长期地保留了下来。自春秋时代以来，人们崇尚个人与社会、人与自然和谐统一的理念。这种理念深刻地影响着中国美学的发展。可以说，中国古代美学思想是在春秋末年和战国时期形成并逐步发展起来的。

（2）先秦美学思想。先秦时期产生了诸多美学派别，尤以儒家和道家为代表，并奠定了中国古代美学的根基。儒家美学的创始者和重要代表是孔子。他的美学思想建立在"仁"学的基础上。孔子从"仁"学出发，总结、概括和发展了前人的观点，首次深刻地剖析了美与善的关系、审美与艺术的社会作用等问题。孔子将外在形式的美称为"文"，把内在道德的善称为"质"，认为文、质应该统一起来，外在形式的美可以给人以感官的愉悦，但只有与善统一起来才具有真正的价值。荀子则提出了"无伪则性不能自美"的说法，强调主体能动活动与美的关系，并在《乐论》中详细阐述了艺术的社会功能。而后，荀子学派的《乐记》则进一步完善和丰富了荀子的《乐论》，对先秦儒家美学有关艺术的看法做了一个划时代的总结，成为儒家美学的重要经典著作之一。道家美学的代表人物是老子和庄子。道家美学思想建立在"道"的理论基础之上，充分肯定了美与善、善与真的统一。道家美学认为真正的美是一种与自然无为的"道"合为一体、超越人世的利害得失、在精神上不为任何外物所奴役的绝对自由的境界。道家思想虽然不是直接提出审美与艺术，但其思想实质和审美与艺术创造相通，在中国古代美学史上首次深刻阐明了审美的心理特征。道家美学和儒家美学相互对立又相互补充，形成了中国古代美学的理论基础。

（3）两汉美学思想。两汉美学的发展进一步丰富了先秦美学思想。《淮南子》倡导将美的追求从儒道两家所强调的内在人格精神的完善扩展到广阔的外部世界，表现了处在上升时期的统治阶级对征服外部世界的强大信心和力量，展现了汉代美学的新特色。东汉时期的《毛诗序》将《乐记》的基本思想应用于诗歌创作，对儒家诗论作了系统的概括和总结。简言之，两汉美学虽然有新的特色，但仍是先秦美学的延续和扩充。

（4）魏晋南北朝美学思想。魏晋南北朝是中国美学史上具有重大意义的转折时期。随着汉帝国的崩溃，封建经济的形成，人们原有的生活方式和思想意识均发生了重大转变。魏晋南北朝美学的发展主要集中在人物的品藻、玄学的探讨和各门文艺理论批评的建立三个方面。这一时期的美学强调艺术与政治、伦理、道德的关系，并具体深入地研究了美与艺术自身所具有的特征，创立了各门文学艺术的具体理论，产生了一系列具有理论系统性的著作。对美的追求主要体现在对个人的才能、人生意义及价值的探索上，首次宣扬了人的个性、爱好、趣味等。美与艺术被视为与个人的精神、气质、心理密不可分，这也成为魏晋南北朝美学思想的显著特征。诸多思想家通过对创作、欣赏、技巧、技法等艺术现象的解释和概括，提出了诸多重要的美学原则，深化并完善了中国古代美学，较之前先秦两汉美学有了长足进步。

（5）隋唐五代美学思想。经隋入唐，建立了统一的唐代封建帝国，其经济、政治、文化都得到空前的发展和壮大。隋唐美学的发展从批判齐梁时期腐朽享乐的审美观念开始，重申了先秦儒家美学所主张的美与善的统一、倡导文艺的积极作用，并崇尚励精图治、奋发向上、刚健有力的审美情趣。中唐以来迅速发展起来的中国佛学禅宗日益影响到文艺和美学领域。禅宗理论强调通过直觉、顿悟求得精神解脱，达到绝对自由的人生境界。这种禅宗理论与当时的美学思想相互融合，形成了针对审美与艺术创造的心理特征的深刻理解和剖析。王维晚年的诗歌和绘画被认为是禅宗美学思想的最早体现。晚唐司空图的《二十四诗品》成功地把禅宗的思想倾向化为一种审美的理想和境界，标志着晚唐美学的重大转变。

（6）宋元明美学思想。宋代美学的重要特点是面向现实的人生和生活，重视生活情趣，任情感自然地流露和表现，崇尚平淡之美，鄙视宫廷艺术的富丽堂皇，主要表现在宋画中的远逸、宋诗中的平淡以及宋词中的清空。元代的美学思想承接宋代美学，只在部分问题上有所深化。明代中叶，随着资本主义萌芽的出现和封建统治的日趋腐朽，中国古代思想的发展进入了一个新时期。与当时文艺创作中沛然兴起的浪漫主义潮流相呼应，美学也形成了一股具有近代个性解放气息的思潮。当时美学思潮的基本特点是将"情"提升到一个新的水平，主张在审美与艺术中大胆地展现个人的真情实感，推崇自我和个性，崇尚独创，反对当时的因袭复古之风。在明中叶以后，中国古代美学突出强调"情"与自我的重要联系，冲破儒家礼法的束缚，赋予个性解放的思想内涵。

（7）清朝的美学思想。清朝时期，艺术领域涌现出诸多具有总结性的有关艺术的审美特征和创作问题的著作。如朱载堉的《乐律全书》、李渔的戏曲著作《闲情偶寄》、叶燮关于诗的论著《原诗》等。王夫之作为哲学美学的代表人物，独有建树地提出自然美是客观的，艺术美来自于现实美，并探究了审美感悟与审美心理之间的关系。由于受西方实学思潮和精神的影响，清代美学崇尚文化景观。清代美学也成了中国古典美学的终结。

（8）中国近现代美学思想。1840年鸦片战争后，随着帝国主义的入侵，西方文化不断涌入并对美学产生了深刻的影响。最早传播西方美学的是王国维。他信奉康德哲学，并将近代西方美学的理论观点应用于中国文学的鉴赏和批评。王国维认为人的本质是意志，意志是生活之欲，美和艺术的创造能使人解脱生活之苦。与王国维同时代的蔡元培也是较早传播西方美学思想的重要学者。蔡元培的独特贡献在于把美学与社会教育联结起来，首次把美育确定为教育方针之一，成为美育的最早倡导者。

"五四"运动时期，鲁迅主张文艺为社会、为人生服务，倡导写实。1924年，他翻译了日本厨川白村的《苦闷的象征》，认为人的精神、理想和欲望受到外界的压抑，形成苦闷，表现为艺术，体现了唯心主义美学思想。"五四"运动后，随着对美、艺术与人生等问题的不断探讨，西方美学思想渗透到中国美学领域。其中以鲁迅、瞿秋白为代表的美学思想及以毛泽东为代表的文艺思想成为马克思主义美学思想的重要组成要素。

新中国成立以来，中国经历了一次美学大讨论，构建了当代中国美学思想。美学研究者以马克思主义哲学和美学思想为基本观点，紧密结合审美实践，批判地吸收了国内外美学理论的精髓，借助现代自然科学和人文科学的成果和方法，构建和发展了具有中国特色的当代中国美学思想和体系。

三、美学的学科性质及其与相关学科的关系

（一）美学的学科性质

美学是一门古老而又年轻的学科。美学起源于哲学，而后发展为一门独立的学科。哲学隶属于人文科学，因此美学也隶属于人文学科。从美学的产生和历史演变来说，美学是一门理论学科，又是一门融合哲学、伦理学、心理学及艺术为一体的交叉学科，也是一门正在蓬勃发展的学科。

（二）美学与相关学科的关系

美学与哲学、伦理学、心理学及艺术密切联系。随着美学研究领域的不断扩大以及美学实践应用的日益增多，美学与其他相关学科的交叉融合也日渐成为一门与众多学科相互交叉融合的学科。为进一步明确美学的学科性质，将美学与相关学科的联系与区别略作如下的分析。

1. 美学与哲学　美学最早起源于哲学，并作为哲学的一个分支。哲学是指研究自然界、人类社会和人类思维发展的一般规律的科学。美学研究审美主体与客体之间的相互关系，研究人对现实的审美关系，是有关审美的学科，其本质是哲学研究的基本问题——物质与精神、思维与存在之间关系的具体化。哲学为美学的产生和发展奠定了理论基础，并对美学发展起到指导作用。同时，美学的研究和发展又能进一步丰富哲学内容。但美

学并不是哲学的附庸，有其独特的研究对象和研究方法，应作为一门独立学科。

2．美学与伦理学　伦理学是研究人们之间的道德关系的科学，其基本范畴是善与恶。美学是研究人与客观事物之间的审美关系的科学，其基本范畴是美。美与善具有密切联系，因此美学与伦理学也具有密切联系。但美又不能完全等同善，两者有不同的研究范畴和侧重点，不能混淆。

3．美学与心理学　心理学是研究人类一般心理活动规律的学科。人类的审美活动是一种特殊的心理现象。因此，美学研究势必涉及心理学范畴。但美学只是与心理学研究相互交叉，而不是相互包容或等同的关系。一方面美学的发展需要借助心理学的研究成果，另一方面美学研究和发展也能进一步丰富和补充心理学的内容。

4．美学与艺术　艺术是审美心理学的物化产物。美学研究的是美、美感、审美教育和艺术美等。美学研究包括艺术美的问题，这需要通过艺术实践和艺术理论来探究美学规律。艺术创造和艺术欣赏正是人类审美活动的集中体现，也是美学研究的方法之一。但美学研究还包括自然美、社会美等领域，此外美学研究并不涉及艺术的具体问题。可见，美学与文艺相互渗透、相互参证，具有密切联系，但两者并不等同。

此外，美学还与人类学、生理学、语言学、礼仪学、民俗学、历史学、社会学、教育学等诸多学科联系密切。可见，美学研究的涉及领域非常广泛，人们应从不同角度、不同领域来研究和发展美学，不断拓展美学内容和方法。

第三节　护理美学概述

一、护理美学的概念

迄今为止，在学术界和护理界尚未形成护理美学的统一概念。但一般认为，护理美学是将美学、医学、护理学的相关基本理论与技术相结合，研究护理实践中的美学问题、美学现象以及护理审美规律的一门新兴护理学科。其以马克思主义美学的基本原理为指导，借鉴护理学、人文科学、社会科学等诸多学科的理论、方法和研究成果，从人、环境、健康、护理的角度出发，以护理审美为核心，研究护理实践中的美学问题与护理人员审美观，探究护理美的现象、护理审美的发生、发展及其一般规律的学科。护理美学的研究对象是护理美、护理人体美、护理审美教育、护理审美意识和护理审美实践。护理美学的主要内容是人体美、护理美和护理实践中真、善、美的统一。

二、护理美学的内涵与特征

1．根植在护理本质中的护理美学　虽然护理美学只是一个刚刚兴起的边缘学科，但其具有深远的历史渊源和丰富的内涵。护理美学始于远古的护理实践活动。从最初的护理活动，如哺育、保护、援助和照顾等方式到医疗卫生工作中对病人的照料，无不体现护理最朴实的美，即秉承"博爱""奉献"和"服务"的精神信念，将同情与关爱无私地奉献给人类。这种源于护理本质中的美正是护理美学的精髓和根基。

2. 孕育在护理学创立与发展历程中的护理美学　自19世纪中叶护理学创立以来，南丁格尔就将西方护理美学思想融入护理理论之中，认为"护理本身就是一项最精细的艺术"。此外，南丁格尔还将美学思想应用于护理实践，提倡护理环境美，优化护理环境，提升护理环境的美感效应。

在南丁格尔护理美学思想的影响下，护理美学的理念已经渗入各个护理领域，成为护理工作的重要因素。从护理环境的美化，到护理人员仪态的塑造，再到护理人际的营造，无不体现出护理美的内涵和精髓。护理也逐渐发展成为一门融合科学和艺术的独立学科。

3. 拓展在美学研究过程中的护理美学　20世纪80年代以来，美学与诸多学科相互渗透成为当代美学的一大特点。在这一时期，美学逐步发展和完善，并形成了诸多的分支学科，如医学美学、护理美学、商业美学等。护理美学作为美学的一大分支，不仅秉承了当代美学思想，还与其他美学分支相互影响、相互补充，并且形成了护理美学的理论体系。

4. 升华在为人类健康服务中的护理美学　随着护理专业的发展，人们对健康提出了更高的要求。在这种情况下，护理人员肩负着更多的责任，秉承着更高的护理要求。随着医学模式的转变，护理在服务对象、服务范围、服务模式等方面正在发生着根本性的变革。护理对象由病人扩展到健康人群，服务范围由医院延伸到社区及家庭，服务模式从疾病护理转变为生理、心理、社会的整体护理。

三、护理美学的实践意义

迄今为止，护理作为一门专业已有一百多年的历史。"白衣天使"是社会赋予护士的美誉，也是对护理专业形象的赞美和期望。随着社会文明的进步和医学模式的转变，护士形象正在不断变化，护士所肩负的责任也在逐步转变和扩充。学习护理美学有利于提高护士的审美素质和人文修养，挖掘护理工作中的审美经验，推动护理美学和护理学的进一步发展。

（一）促进护理实践的发展

1989年，世界卫生组织（World Health Organization，WHO）对健康作了新的定义，即健康不仅是没有疾病，而且包括躯体健康、心理健康、社会适应良好和道德健康。这个定义表明了健康是一个整体的概念，不仅包括生理方面，还包括心理、社会和道德等方面，是机体内部各个系统组织之间以及机体与外部环境之间的平衡、协调、稳定、和谐的状态。由于护理工作肩负着"维护健康、恢复健康、预防疾病、减轻痛苦"的职责，护士肩负着为人类健康保驾护航的使命，这就要更新和扩充护理工作的内容和范畴。护理的工作范围从病人扩展到健康人，护士角色从被动的医嘱执行者转变为独立的护理决策者，护理的工作方法也由机械性地执行护理任务发展为整体护理的服务方式。在护理工作的演变过程中，人们对护理人员也提出了新的更高的要求，护士不仅要有娴熟的护理操作技术，还要具备较高的人文修养和审美情趣，需要学习护理美学，以进一步提升自我审美修养，提高护理服务质量，促进护理事业发展。

（二）促进护理人文环境的建设

现代医学模式的转变以及健康新概念的出现，使护理工作从生理护理扩展到整体护理，从医院护理延伸到社区护理，并将护理服务对象作为整体的人来看待，并为其提供个性化全方位的整体护理。从这一观念出发，护理活动就是一系列创造美的人类实践活动。护理美学是运用正确审美观点和审美标准去影响护理人员的审美意识，提高审美素质，帮助护理人员树立正确的审美观念和高尚的审美理想，并将其融入临床护理实践，按照美的法则去体现美、创造美，创建良好护理人文环境，实现促进健康和维护健康的目标。例如，端庄大方的护士职业形象、优美亲切的护理语言、温馨和谐的病室环境，均会使病人感受和欣赏护理之美，产生良好的情绪和心境，维护并促进病人的身心健康，这就是护理美学在整体护理中重要作用的体现。

（三）提升护理专业形象

现代护理学发展要求，护士不仅需要掌握医学理论和护理学知识，同时需要具备较高的美学修养。护理美学寓美学理论于护理实践之中，是护理伦理学的补充和完善，也对护理专业教育具有催化作用。美学修养能开阔护理人员的视野，增进护理人员对客观现实的认识，提升其对社会、自然以及护理的认识。护理人员按美的法则塑造护理专业形象，如善良的心灵、和蔼的态度、亲切的语言、优雅的举止和健美的体魄，无不体现出人类审美理想与现实的统一与和谐发展。护理人员在运用美学知识创造美的过程中自己也获得了精神上的美感和思想上的升华，即在美的熏陶中，通过认识美、鉴赏美、表现美和创造美而产生移情作用，并通过移情美化心灵、陶冶情操、培养高尚的品德，使自己成为美的典范，从而满足人生最高层次的美感需要——自我实现的需要。

四、提高护理美学修养的途径与方法

（一）学校教育是加强护理美学修养的根本途径

学校教育是护士培养的摇篮，是护士护理理想的起源。学校中的所有课程都应与美育有关。在医学知识的学习过程中，护理学生应逐渐学会认识美、鉴赏美、表现美和创造美。由于美具有形象性、愉悦性和情感性的特点，学校教育可以将美寓教于乐，为学生营造美，使之感受美，并使其学会发现美、欣赏美和创造美，提升其美学修养。

（二）美学实践训练是加强护理美学修养的必由之路

护理美学实践训练是指具有一定创造性的美学行为活动，是以实际操作的方式，将学生带入美学实践，使其体验护理美的愉悦，积累护理美的经验，提高创造美的能力，实现精神升华和心灵的陶冶。护理美学实践操作形式是多种多样的，如文艺鉴赏、体育训练、游戏、实践劳动等。这些实践训练均可提高学生的护理美学修养。作为美学实践的重要组成部分，医用艺术是指根据病人的特点，有目的、有意识地运用医学审美的规律和手段对病人和护士进行审美教育，引起一种积极主动的审美感受，以化解病人压抑和痛苦的不良情绪，激发愉快的良好情绪，在和谐的审美感受中达到主体与客体的统一以及物、我两忘的审美境界。

（三）自然美和社会美的熏陶是加强护理美学修养的有效手段

自然与人类社会是美取之不尽的源泉，被人们称为"美的文化课堂"，也是学生最易接受的美学修养途径。自然和社会中的一切对人的身心发育都有极大的影响。在美学实践活动中，学生被带进大自然和社会，沐浴在美丽的自然景观与和谐的人文环境之中，在自然中享受美，在社会中欣赏美，激发其积极情绪，提高护理美学修养。

（四）艺术美的影响是加强护士审美修养的补充方式

艺术美是自然美和社会美的反映，它较自然美和社会美更加集中、典型地反映美，能给人以极强的美学冲击，具有巨大的美学感染力。艺术美是由人创造和发展的，更能体现人创造美的能力和理想。艺术美能使人增长知识、开阔视野，并在潜移默化中使人在心灵深处产生崇高美好的愿望。不论是音乐美、绘画美，还是沟通美、综合艺术美都能给人带来感官的美感和精神的愉悦，提升学生感受美、鉴赏美和创造美的能力。

思考题

1. 认知练习

你认为"什么是美"？

2. 实践练习

活动方式：组织一次有关美的本质的小型辩论赛。

活动目标：加深对美的本质的理解。

活动步骤：①将学生分成两大组，正方观点：美是主客观的统一；反方观点：美是客观性与社会性的统一。②学生阅读教材及参考书。③分组讨论，推选参辩选手。④由正、反方辩手进行辩论。⑤同学代表及教师进行评价。

3. 知识运用

你认为应如何提高护士自身的美学修养？

第二章　护理美

学习目标

通过本章的学习，初步掌握美学的基本知识，并能将其应用于护理实践中。

1. 掌握形式美的构成要素和基本规律。
2. 掌握护理美的内容与形式。
3. 掌握护理美的基本形态。
4. 熟悉护理美与健康。
5. 了解美的内容与形式。

情境导入

　　小张是某医院的一名年轻护士，有着一双修长纤细的双手。她非常羡慕周围的女性朋友能够戴戒指、手链，因为护士在上班时是不能戴首饰的。于是，她想何不去做美甲呢，这样不也能让自己的手显得更美吗？很快，她便将想法付诸实施了，朋友们也都说很漂亮。为了能维护美甲的效果，小张在工作时是处处小心。配置药液时，她怕药液弄脏了指甲；给人消毒时，她怕消毒液弄脏了指甲……结果，不仅做事效率大大下降，工作时还经常分心，险些出现差错。终于有一天，小张决定去掉美甲效果。现在，小张工作起来是又快又好，病人都夸她有一双美丽的巧手呢！

第一节　美与形式美

　　世上一切美的事物，都是通过美的形式表达一定的内容，以具体的形象感染人，给人以美的享受。在生活实践中，人们逐渐从丰富多彩的美的形式中抽绎出"共同的美"——形式美，并将其运用于审美实践活动中，从而创造出更多美的事物。

一、美的内容与形式

　　大千世界中，美无处不在：高山流水、日月星辰；诗文戏曲、琴棋书画；动感的城市、宁静的乡村；优美的语言、亲切的笑容……不论是何种领域中的美，都有一个共通点，那就是不仅具有宜人的形式，而且具有与其形式相对应的内容，即形式美和内容美，只有两者统一，才能成为真正的美。

（一）美的内容及其特性

1. 美的内容　美的内容指在感性形式中呈现出来的人的本质力量，是人们主观目的性与客观规律性相统一的创造力量的表现。任何美的内容均须通过精神上唤起人们愉悦的感性形式表现出来。例如，一名画家如果失去了颜料、画笔、画布、精湛的画技，纵使有强烈的思想情感也无法表达。

2. 美的内容的特性　美的内容的特性主要表现在以下两方面：

（1）美的内容是精神的表达。美的内容是人们精神力量的反映，是人类社会实践的反映，是美好事物在人们头脑中的反映。如那些不朽的艺术作品，既包括一定可感的内容与形式，又包含某种深刻内涵与哲理性，它们是艺术家主观情感、思想、独特个性、价值观、人生态度等的体现。

（2）美的内容具有社会特性。由于美来源于人的社会实践和生产生活，具有社会性，因此美的内容同样被烙上明显的社会特性，具体表现为时代性、民族性、阶级性。以服装为例，古代人的服装，特别是上层贵族的服装，往往十分繁缛和拘束；而到现代，服装则趋于简洁、明快、随便。以色彩为例，朝鲜族偏爱白色，彝族偏爱红色，壮族则喜好天蓝色。再如，同是描写宋朝山东水泊梁山宋江等一百零八人招兵买马、积草囤粮、反抗朝廷的故事，《水浒传》和《荡寇志》这两部小说由于作者阶级立场的不同，作品所表现的思想和观点也就截然不同，体现出美的内容的阶级特点。

（二）美的形式及其特性

1. 美的形式　美的形式指显示人的本质力量的感性形式，是美的内容的存在方式，具有内在形式和外在形式之分。内在形式指与美的内容直接相关的内在各要素之间的组织结构，如人的内部结构，书的体系、逻辑结构等。外在形式指美的内在结构或内容的外在表现形式，其能直接唤起人们愉悦的感性外观，如人的高矮胖瘦、建筑物的外观等。简单地说，内在形式好比人的骨架，外在形式有如人的肌肤。

2. 美的形式的特性　美的形式有如下四个明显的特性：

（1）美的形式易先被感知。人们在欣赏美时，总是先被美的事物的外在形式所打动，然后才开始体验其中的意蕴。如登临泰山，人们首先被泰山之壮美的形态、坚硬的巨石、苍劲的青松、变幻的烟云和无比丰富的人文景观等外在形式所震撼，然后才会进一步体验泰山之美。

（2）美的形式具有宜人性。美是一种能令人产生喜爱、激动之情，并在精神上得到愉悦和满足的形象。它不仅在内容上显示着人自由创造的本质力量，而且在形式上也易于被人们感知，为人们乐于接受。因此，美的形式必须适宜人的生理和心理特点，才能使人在心理上得到一种愉悦、舒适感。

（3）美的形式具有内容表现性。美的形式应表现美的内容。具体来说，美的形式能使人在审美活动中深入地感受蕴含于其中的美的内容。

（4）美的形式具有相对独立的审美价值。人们在进行审美活动时，越来越重视对事物外在形象的审美评价；在创造美的事物时，不仅注意其内部质量，也注重其外在形式，让其外在形式成为人的审美理想、创造力量的显现。如人们在购买茶具时，往往不是看重它的容量大小，而是挑它的外观花色和样式。可见，美的形式不仅能使人赏心悦目，也是人们智慧和创造力的体现。

（三）美的内容与美的形式的关系

美的内容与美的形式共处于美的事物的统一体中，即两者具有辩证统一的关系。一方面，美的内容处于主导地位，决定着美的形式；另一方面，美的形式反作用于美的内容，形式的优劣直接影响乃至制约着美的内容的表达。例如，人的穿着应与其身形、气质相匹配，否则不仅起不到美化的作用，甚至弄巧成拙而暴露自身缺陷。由此可见，美的内容和形式是统一于美的事物中的两个重要方面，无论何种领域中的美均以其内容和形式的统一体作用于人们的感官。正如别林斯基所说："如果形式是内容的表现，它必须与内容紧密联系着。你要想把它从内容中分出来，那就意味着消灭了内容；反过来也一样，你要想把内容从形式中分出来，那就等于消灭了形式。"

然而，在实际生活中，美的内容和美的形式并非绝对统一。有的内容美形式也美，内容不美形式也不美，有的内容美形式不一定美，有的内容不美甚至丑但形式却美。可见，对于每个具体的事物，其美的内容和美的形式只能是具体的、历史的相对统一，而不可能是完美无缺的绝对统一。

二、形式美的构成要素

形式美并非自人类诞生时就已存在，而是在人类长期审美实践活动中，通过不断地对诸多美的事物的外在形式的认识和把握，逐渐形成并发展起来的。它是从具体的美的形式中抽绎出来的"共同的美"。黑格尔认为，构成形式美的因素分为两部分，即形式美的感性因素及感性因素间的组合规律。

（一）形式美的实质

1. 形式美的概念　形式美指构成事物的物质材料的自然属性（色彩、线条、形体、声音等）及其组合规律（比例、节奏、韵律等）所呈现出来的审美属性，它是一种具有相对独立性的审美对象，具有抽象性和时代性。

2. 形式美的特征　形式美是形式本身及其组合规律所带来的美，是对各种具体的审美对象的形式的共同特征的抽象概括和典型反映，其主要特征如下：

（1）独立性。形式美是对事物美的形式的浓缩和升华，在审美价值上具有相对独立性。在长期的审美活动中，人们反复接触到一些美的形式，在这些形式的长期刺激下，由于条件反射的影响，只要见到这种形式特征，就会产生美感，而忽略了形式中所表现的内容，长此以往，使得这些形式具有了相对独立的审美意义。如京剧艺术中的服装、头饰、脸谱、桌围和程式化的舞蹈动作，古典建筑的飞檐斗拱、雕梁画栋、装饰图案、玉石栏杆等，经过长期的历史沉淀，其自身所包含的社会观念已不为人们所注意，转而成为一种供人们独立鉴赏的特殊审美对象。

（2）抽象性。形式美的抽象性是指它可以不依赖于具体的内容，一般只从抽象的形式中显现美。形式美经历了从具体形式向抽象形式演变的过程。通过图案化、格律化、规范化的演变，使原来属于具体事物的形式变成了单纯而又抽象的色、线等形式因素的有规律的组合。正因如此，形式美具有一种朦胧的、不确定的审美意味，只有把它放在某一具体环境中，形式美的审美意味才可能是具体和确定的。例如，红色来自于火、血等具体事物，因此，作为形式美的红色含有温暖、生命、光明、热情等审美含义；只有将其与具体的情境、事物相联系，它的审美意义才是确定的，将它与玫瑰联系在一起，象征爱情；与火焰联系在一起，象征温暖；与太阳联系在一起，象征光明和希望……由此可见，正因形式美具有抽象性、朦胧性，才使其具有极大的自由性和适应性，适于表现各种事物的美。

（3）民族性和时代性。不同民族因政治经济、文化传统、风俗习惯、心理因素等不同，对形式美的选择和偏好也不尽相同。这在各民族的建筑物、传统服饰上均有体现。此外，形式美的各种表现也不是凝固不变的，而是不断地随时代的变化而变化，体现着时代的精神风貌。以音乐为例，从古典交响乐的一统天下，到爵士乐的风靡，再到个性鲜明的现代流行音乐的盛行，无不体现着时代的烙印。

（4）装饰性和象征性。形式美不仅可以作为独立的审美对象，也可用于对事物的装饰，起到美化的作用。例如，报纸版面通常会使用各种形式的装饰线，通过它们将一版报纸中的各部分内容分隔开，这虽对报纸内容不会造成影响，但它能使人们在阅读时更加愉悦。此外，一些形式美也被用于象征某种意义，如奥运五环象征着五大洲的团结及全世界运动员以公正、公平、坦率和友好的精神进行比赛。

3．形式美与美的形式的关系　形式美与美的形式之间关系密切但也有区别（表2-1）。

表2-1　形式美与美的形式的关系

	形式美	美的形式
从表现的内容看	抽象、间接、朦胧、不确定	具体、特定、生动、确定
从存在的方式看	相对独立的审美对象	美的感性外观形象、与美的内容对立统一
从两者的联系看	个别、局部	一般、整体

（二）构成形式美的感性因素

人首先得依靠感官来体验美的事物。因此，形式美的构成需要依靠一定的自然物质材料来被人们感知。构成形式美的自然物质材料是极其丰富的，其中与人的审美感官相适应，最具普遍性的是形体、色彩和声音。

1．形体　形体是事物存在的一种空间形式，各种事物都以自身具体可感的独特外在形态，展现着千姿百态的美。可见，形体是人的视觉所能感知的空间性的美，是构成形式美的重要因素。对事物的形体加以分解，则包括点、线、面、体四种要素，其各自具有不同的审美特征。

（1）点。点是构成审美对象的开始，是形体中最基本的要素。其并非几何学中抽象的点,而是具有大小、形状、厚薄等特征,只要在视觉上感觉足够小,不超过"点"的视觉单位限度,就是形式美中的点。可见,点最主要的特征就是小,且不论多小的点都有大小和形状。如城市夜空中的万家灯火,草原上时动时静的只只牛羊,夜空中的点点繁星都是点。此外,点在空间中的不同位置、形态及聚散变化,给人以不同的视觉效果。例如,点处于中心位置时,具有收敛集中的效果;点在空间的一侧时,可产生不稳定的游移感;大小不等的点作渐变排列时,可产生立体感和视错感;当点有规律排列时,具有稳定和秩序感;当点无规律排列时,具有动感。

(2)线。线是点移动的轨迹,起贯穿空间的作用。线可以描绘物体的轮廓,且其不同的形态,往往决定着物体的基本结构和风貌,故其在形式美诸要素中占有特殊作用。线的基本形态有三种,即直线、曲线和折线。一般来说,直线中的水平线给人以稳定、安宁、开阔、舒展的感觉;垂直线给人以向上耸立的感觉,具有挺拔感、力度感和伸展感;斜线具有运动感和方向感。总的来说,直线的表现效果是简单明快、刚毅、挺拔、正直等,但有时也给人呆板、僵硬的感觉。曲线是点运动时方向连续变化所形成的线,常常给人以流畅、连贯、柔和、优美、典雅的感觉。正如英国美学家威廉·荷迦兹所说,曲线是"富于吸引力的线条"和"最美的线条"。然而,有时曲线也给人柔软、轻浮的感觉。折线是直线的转折,表现为运动过程中的起伏、升降、进退和突破,给人以动态感、方向感和灵巧感,但有时也给人紧张、惊险、不安定、倾倒的感觉。

(3)面。面是线的移动形迹,是人们感知某一物体形状的主要依据,有平面和曲面之分。人们通常所说的三原形,即方、圆、三角形,指的就是物体的平面形。它们带给人们的美感是不同的。圆形常给人以柔韧、温和、充实、丰满、富有弹性,以及自我满足、周而复始的感受,是一种阴柔美。方形常给人以方正、刚劲、安稳、拘谨、固执感,是一种阳刚美。圆形和方形交错使用,可收到刚柔并济、相得益彰之妙。不同形态的三角形给人的心理感受不同,正三角形表现稳定、庄重、崇高感;倒三角形表现动荡、不安和倾危感;斜三角形表现方向和前进感。

(4)体。体是点、线、面的有机组合,由面移动、旋转而成,是物体存在的空间形式。体可分为球体、柱体和锥体,其分别由圆、方和三角形演变而来,故它们的视觉效果和心理反应大致相同,只不过体显得更具体、更强烈而已。体的视觉感觉与其体积有关,体积大的浑厚有力、结实、冲击力强;体积小的灵巧、秀丽、轻盈。

2. 色彩 我们身处在一个色彩斑斓的世界中,这里有蔚蓝的天空、碧绿的草地、娇艳的鲜花、成群的白鸽等,那些美丽的风景图给人以无限的遐想(图2-1)。试想,假如生活中没有了色彩,那将会多么单调乏味。可见,色彩是美感中最大众化和最普及的感觉形式,是人们认识世界、感受美的重要依据,是形式美不可缺少的重要因素。色彩的不同主要与色彩的三元素有关,只要任何一种元素改变都会使色彩发生变化。色彩的三元素包括色相——色彩的面貌,如红、黄、绿、蓝等都是不同的色相;明度——色彩的明暗程度或亮度,其表现方法是以黑、白为两极,越接近白色,明度越高,越接近黑色,明度越低;纯度——色彩的饱和度,三原色,即红、黄、蓝是纯度最高的色彩,而黑、白、灰属无彩色系也就无纯度,任何色彩加入无彩色系中的任意色或互补色混合都可降低其纯度。

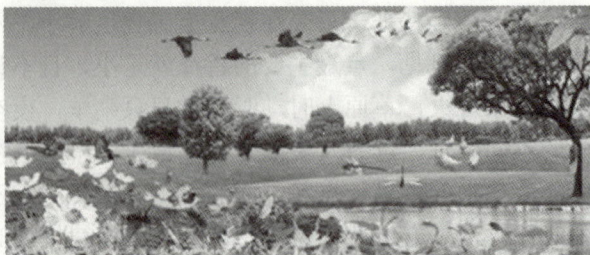

图2-1 美丽的风景

不同色彩作用于人的视觉系统的同时，还会影响人的生理、心理状态，产生特殊的视觉效果。具体表现如下：

（1）色彩的冷暖感。在色调环上可将色彩划分为暖色、冷色和中性色。暖色以红、黄、橙等色调为主，使人联想到太阳、火焰等事物，产生温暖、热烈等感觉。冷色以蓝、青、绿等色调为主，使人联想到天空、海洋等事物，产生平静、寒冷等感觉。中性色以白、灰等色调为主，没有明显温度感，使人产生舒适、和谐等感觉。色彩的冷暖感除与色相相关外，还与明度和纯度有关。如暖色系纯度越高，温暖度也越高；冷色系明度越高，寒冷感也越强。

（2）色彩的轻重感。黑、红、橙会给人重的感觉，而白、绿、蓝则给人轻的感觉。同一色相，明度高的给人轻感，明度低的给人重感。据说国外有家工厂，产品用黑色的箱子进行包装，工人在搬运时感到十分吃力；后将包装箱改为浅绿色，工人搬运时便感觉轻松多了，工作效率也明显提高。

（3）色彩的软硬感。色彩的软硬感主要与明度和纯度有关。明度较高的色彩给人以柔和、疏松的感觉，如浅蓝、浅绿；明度较低的色彩给人以坚硬、沉稳的感觉，如黑色、深褐色。中纯度给人以软感；高纯度和低纯度都呈硬感。

（4）色彩的进退感。在相等视距的情况下，有的色彩突出，呈前倾趋势，而有的色彩则使人感到隐退，前者称为前进色，后者称为后退色。这并不是实际距离的差异，而是色彩在相互对比中给人的一种视觉反应。通常，暖色、高明度色、高纯度色多具前进感；冷色、低明度色、低纯度色具有后退感。如万绿丛中的一朵红花就显得格外突出。

（5）色彩的胀缩感。明度和色相是影响色彩胀缩感的主要因素。通常，高明度色、暖色系具有扩大感，低明度色、冷色系具有收缩感。如法国国旗由红、白、蓝三色组成，三色的宽度并非等比，而是30∶33∶37，但其视觉效果却是相等的。

（6）色彩的动静感。色彩会影响人的心理和情绪，有的使人积极主动，有的让人被动消极。一般而言，偏暖色系具有兴奋感，偏冷色系使人冷静沉着。此外，色彩的兴奋性随纯度和明度的降低而减弱。

（7）色彩的华丽与质朴感。这是色彩给人带来的视觉与心理效应。纯度高、明度高、光泽感强的色彩有华丽辉煌的感觉，反之则有质朴古雅之感。

色彩除了具有上述审美特征外，还具有表情性、联想性和象征性。色彩与其表情性相联系，通过联想性的作用，可使其获得一定的象征意义，具体见表2-2。

表2-2　色彩的表情性、联想性、象征性

颜　色	表情性	联想性	象征性
红色	热烈、兴奋	火热、血液	革命、进步、喜庆
黄色	明朗、欢快	阳光、皇宫	皇权、温暖、富裕
蓝色	抑郁、悲哀	天空、海洋	宁静、渴望、朴素
绿色	平静、安详	绿草、树林	生命、青春、繁荣
黑色	沉重	黑夜、地下	黑暗
白色	平淡	白云、雪花	纯洁、死亡

3. 声音　声音是物体振动形成的声波诉诸听觉器官的物质材料而产生的，有振幅、频率、波形三要素。由于声音能对人的感官进行直接迅速的刺激，从而引起人们即时的情绪波动和情感反应，因此，它与形体、色彩一样，是构成形式美的重要因素之一。

声音通过高低、强弱、快慢、缓急等传递不同的信息，也引发人们不同的心理反应。例如，高音高亢激昂，低音凝重深沉；强音振奋人心，轻音柔和抒情；急促的声音令人紧张，舒缓的声音让人舒坦；纯正的声音悦耳动听，嘈杂的声音令人不快。音乐美来源于声音美，但不代表声音美就是音乐美。自然界中的许多声音，如人类的语言、动物的语言、风声、水声等都会带给人们独特的审美感受。当前，医疗中的音乐疗法就是利用其所产生的不同心理效应，辅助治疗疾病、缓解症状，具有一定的效果。

三、形式美的基本规律

人们在长期的审美实践中，对自然界感性物质材料间的组合方式和相互关系进行抽象和概括，总结出形式美的基本规律。只有当构成形式美的感性因素的组合具有一定的结构原则时，才能成为具有独立审美价值的形式美。

(一) 整齐与参差

整齐又称单纯齐一，是各种形式材料按大致相同的方式排列形成单纯的反复，是最简单的形式美。由于在整齐中见不到任何明显的差异和对立因素，因此它能给人一种秩序感。整齐有两种表现形式，即单纯的反复和错杂的重复。前者是指由完全一致的物质材料以相同的方式排列而成的形式美，给人以单纯感，如阅兵式中的仪仗队，从身材、服装到动作都很一致。后者是指由不完全相同的物质材料以大致相同的方式反复而形成的整齐，如林荫道边由不同树种错落有致地反复所形成的整齐美。虽然整齐能给人带来纯净、明洁、有序感，但因缺少变化而显得单调、呆板。

参差指各种形式材料的组合错综多样，在整齐的基础上求变化，在多样中求和谐。参差在一定程度上可以弥补整齐的不足。如城市街道两侧的高楼大厦鳞次栉比，虽各座大楼外形、高度不一，但在灯光的争相辉映下，营造出绚丽多姿的醉人美景。

（二）对称与均衡

对称是指形式各要素在上下、左右、前后的相通或均等，可分为点对称和线对称，其中以左右对称为其基本形式。对称之所以被认为美，一方面，对称是自然界普遍存在的形式，在生命体中体现了正常发育状态；另一方面，经生物医学研究证明，对称最能被人的视觉和神经网络所感知，并且人类在漫长的社会实践中，认识到对称具有平衡、协调、稳定、庄严等特性。因此，对称被运用到生活的各个领域，如建筑中的北京故宫、巴黎圣母院、埃菲尔铁塔等。

均衡是对称的变体，指均衡个体处于中轴线两侧的形体等量而不等形。它相比对称，显得更富于变化，灵活自由，给人以静中有动、统一而不呆板的感觉。例如，人体内脏的排列，有的虽不对称却保持着均衡，各司其职而又密切相关，使躯体成为有机的统一体；而对联艺术中"对偶"与"对仗"的修辞手法则是均衡在语言中的应用。

（三）比例与匀称

比例是指事物各部分与整体、部分与部分之间合乎一定的数量关系。合乎一定比例关系，即比例恰当就是匀称。匀称的比例关系会使物体的形象具有严整、和谐之美。如我国古代山水画有所谓的"丈山、尺树、寸马、分人"之说；人物画也有所谓的"立七、坐五、蹲三"之说；而人的面部若符合"三庭五眼"就是美的。在比例法则中，最被人们所推崇的是古希腊时期的毕达哥拉斯学派提出的黄金分割，那是最能引起人们美感的比例，如今，该法则广泛应用于建筑、雕塑、绘画等各领域。

（四）调和与对比

调和是指在事物的整体结构中，各形式因素基本保持同一格调、同一基色，使其相互联系、趋向一致。音乐中的和声，女士穿晚礼服配高跟鞋等都属于调和。调和能给人以协调、和谐感。

与调和相反，对比则是把相互对立的因素结合在一起，在强烈反差中形成对比，给人以鲜明、醒目之感。如"朱门酒肉臭，路有冻死骨""接天莲叶无穷碧，映日荷花别样红""可怜身上衣正单，心忧炭贱愿天寒"等，都采用了对比的手法。

（五）节奏与韵律

节奏是指事物的运动过程或组合形式呈现出有规律反复的状态，具有平衡、有序、持久的审美特征。在日常生活中，节奏无处不在：日出日落、阴晴圆缺、四时更替是时间的节奏；起居有常、一日三餐、日作夜眠是日常生活的节奏；人的呼吸、心跳、新陈代谢是生命的节奏。

韵律是在节奏的基础上形成的，但比节奏更富有情趣、神韵等感情色彩。可以说，节奏是韵律的条件，韵律是节奏的深化。如诗词中的平仄、音韵、格律和对仗，构成了诗的韵味。再如意大利画家拉斐尔的作品《西斯廷圣母》就极富韵律感。人们可从位于前景的教皇开始欣赏，他右臂下垂的长袖连到最下方的小天使，小天使仰首注视的姿态，又把人们的视线引向位于明亮背景前的圣母，而圣母的披肩和长袍构成反"S"形，飘起的下襟连到圣女身上，最后到达背后绿色的帷幔，整幅作品浑然一体，给人以韵律美（图2-2）。

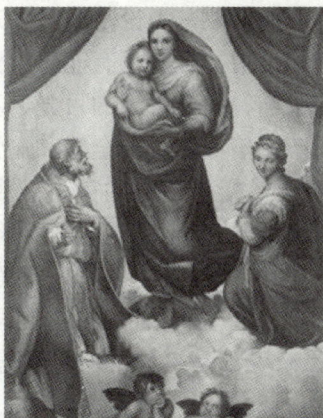

图2-2　西斯廷圣母

（六）多样与统一

多样统一是形式美规律的高级法则。多样是指整体中各部分在形式上的差异性，体现整体中的个性特点。统一是指整体中各部分在形式上的某些相同性和部分间的某种关联，体现构成部分间的共性。多样统一实际上是同中有异，异中求同，既摒弃了"一"的单调、刻板，又克服了"多"的杂乱无章、支离破碎。两者有机地整合，追求"不齐之齐""无秩序的秩序"。如多声部合唱，虽然各声部音色不同，但在指挥的调动下统一成和谐的整体，合唱时毫无杂乱之感，反而比单声部的演唱更动感、美妙。

第二节　护理美的内容与形式

护理美是以追求和维护人体美为宗旨的一切护理活动实施过程中美的呈现、美的创造及审美活动的总和，包括一切有助于人体美的护理理论体系结构中所呈现出的系统化、规范化和层次化等理性美，以及护理实践过程中所体现出的护理手段（技术操作、护理环境等）和护理人员职业形象等感性美。可以说，护理美综合了自然美、社会美、艺术美、科学技术美的元素，故从某种意义上说它也是一种美的特殊形态。

一、护理美的内容

（一）护理美的本质及特征

护理美作为美的一种特殊形态，其本质与一切美的本质一样，也是自然属性与社会属性的有机统一，是人的本质力量通过宜人的感性形式显现出来的客观特征和状貌。如护理理论美、操作技术美、护理环境美、职业形象美等护理美的内容，可以说都是人的本质力量对象化的产物。

护理美具有形象性、感染性、社会性和功利性的特点。形象性是指护理美与其他美一样是一种具体可感、具有欣赏价值的形象，不论是何种护理美，都可通过其直观的形象来认识其"真与善"的内容。感染性是指护理美具有能感染人、愉悦人、令人满足的特性。如护士端庄的仪态、素雅整洁的服饰、和蔼可亲的目光、真诚友好的微笑、礼貌得体的语言、高效率的护理等，可使患者产生信赖感、安全感和愉悦感，从而唤起患者对生活的热爱和与疾病做斗争的信心。社会性是指护理中的美不能脱离社会而存在。因为护理人员的护理行为是一种社会现象，依赖于社会，且受制于社会；护理的对象也是一种社会存在。功利性是指含有一定的目的性。护理的目的性一方面是治愈身体上的疾病，另一方面需满足病人情感、精神上的需求。护理领域中的美同样有着与护理目的性相应的功利性，即护理美对于一切服务对象来说都是良性的心理刺激物，有益、有利于他们的身心健康。

（二）护理美是真、善、美的统一

人类的一切社会实践活动都是为了追求真、善、美相统一的理想境界。真和善是美的内容，美是真和善的形式。可以说，一切美的事物都是真、善、美三者相统一的结果。作为美的特殊表现形态的护理美无疑也是真、善、美在护理实践中的有机结合与统一。

1. 真是护理美的基础　真是客观事物在运动、变化、发展中表现出来的内在规律性，是人有目的活动的基础。只有当人认识和掌握客观规律，并用它来改造对象世界以实现自己的目的时，人才在对象世界中获得自由，这时，被改造的对象便成了确证人的自由本质的对象，从而也就成为美。可见，没有真就没有美。护理实践的整个过程都围绕着对真的追求，以达到最佳的护理效果。如护理实践者应熟练掌握和应用医学、护理知识，根据护理对象的健康需求和病情特点，根据护理程序工作，为患者实施护理，这是护理活动中的科学美。在护理科研活动中，应秉着实事求是、科学严谨的态度，来研究护理实践中出现的问题，从而不断地改进护理方法，提高护理质量，以达到更高境界的护理美。可见，真是护理美的基础，一切脱离真的护理，都将导致护理工作中差错、事故的发生，这样的护理也就没什么美可言了。

2. 善是护理美的前提　善是指符合人的目的性，即对人类有用的、有益的就是善。人类在改造世界的过程中，对所进行的一切客观活动都抱以一定的目的性，即要对自己有用、有益，否则这些活动就是恶的、丑的。从这一角度讲，美需要以善为前提，任何对人类有害、丑恶的事物，无论其外形多么优美，也不会被人们所赞誉。护理领域中的善主要指良好的职业美德，也就是需要护理人员在护理实践中具备高度认真和负责的态度。这种态度来自于护理工作的职业良心、责任和义务，来自于对病人不幸遭遇的深切同情。护理美中的善主要体现在护理人员对护理职业的真挚热爱和忠于职守，对患者专注的神情、诚恳的态度、关切的语言和体贴的行动，对同行的相互尊重和团结协作等。

3. 护理美是真、善、美的统一　如上所述，美一定蕴含着真和善，但真和善就一定美吗？答案是否定的，如果缺乏能从精神上唤起人们愉悦感的感性外在形式，美也就无从谈起。因此，当真与善相统一的内容有机结合了具体可感的美好形象后，就形成了美。护理美同样如此，是真、善、美的和谐统一。人们在护理领域中所应追求的美，不仅仅是那些形式的美，而是以维护和塑造人体美为宗旨，将精湛准确的操作技术、有效实用的护理措施、优美温馨的护理环境及浓缩于护理工作者言、行、技、形中的综合素养，同护理实践中展现出的感性美和创造美有机地结合起来所形成的护理服务的整体美。

二、护理美的形式

护理美的形式是护理美的内容的外在表现形态，是对护理美的内容的直观、具体的诠释，主要体现在护理理论、临床护理实践、护理环境等方面。

（一）从护理理论中体现

护理理论是从护理实践中产生并经过护理实践检验和证明的理性认识体系，是对护理现象和活动本质规律的正确反映。由此可知，如果一个新的护理理论是护理研究者智慧的结晶，是护理研究者自由创造的本质力量的体现，那么该护理理论就是美的，是一种科学美。另外，护理工作者在护理理论的指导下分析、解决护理实践中的问题，同时又在此基础上找到问题新的解决办法，而新办法、新经验又会不断补充、丰富护理理论，从而使护理理论更加完善，且又不断推动临床护理的发展，这个过程就是在创造美。正如护理理念的变革、整体护理模式的确立、护理程序的应用和系统理论的渗透，都从护理理论和实践方面体现出美的本质、美的形态、美的感受和创造。

（二）从临床护理实践中体现

临床护理工作无不蕴含着美、体现着美。这就要求护理工作者在实施各种护理行为时，时刻体现护理专业所特有的美。

1. 病情观察中的敏与美 病情观察是护士的重要职责之一。通过观察可以收集患者多方面的资料，以了解治疗效果和药物反应，了解疾病的转归，并为临床诊断和护理提供依据。然而，患者病情资料的收集是否详尽，是否精确，是否及时，这取决于护理人员是否具有一双敏锐的"眼睛"。当护理人员通过对患者病情、药物手术等治疗效果多方面的密切观察与监测，敏锐地获得患者病情上的每一点细微变化时；当护理人员敏锐地感受到患者的心理状态，及时地对烦躁、易怒、伤感者用美的言行、耐心细致的心理护理，使其恢复平静，减轻精神负担和忧伤时，无不使患者感到备受关注，从而产生一种安全、亲切和温暖的美感。这种美感，在疾病治疗和护理中，具有药物无法比拟的特殊作用。

2. 护理技术的精与美 精，由"米"和"青"组成，本义指细选的上等好米，后被引申为"提炼或挑选出的优质东西""提炼或提纯出来的""完美的""细致严密""对某种技术掌握得很熟练"等多种含义。美是艺术之精华，同样含有"完美""优质"等内涵，可见美与精密不可分。南丁格尔曾说"护理是一项最精细的艺术"。护理人员将护理技术之精与操作艺术之美融为一体，便会为患者带来美的感受。护理技术之精美主要体现在如下几个方面：

（1）护理操作的严谨规范。如严格执行"三查七对"制度，一丝不苟的无菌技术操作，体温单绘制的点圆线直等。只有严格的工作作风才能使技术精益求精。

（2）护理技术的精湛娴熟。精湛的技术、娴熟的动作是为患者提供护理服务的基础，也能给予患者信赖感和安全感。要想技术精湛，必须努力钻研业务，反复练习技术，这样才能熟能生巧。如静脉注射一针见血、肌肉注射"二快一慢"、铺床迅速美观等。

（3）技术操作的细致轻柔。在护理工作中，护理人员应做到轻柔细致和体贴，这不仅能令患者感到舒适，减轻患者的痛苦和思想负担，而且能带给患者以优雅的美感。如在操作前细致耐心的解释工作，为患者擦洗伤口时的轻柔动作，给药时的细致、准确与及时，进出病房时轻声地开门与关门等，无不体现了护理操作的细致与轻柔。

3．急救护理中的捷与美　急救护理工作中处处体现一个"急"字，病情急、就诊时间急、诊治要求急。这就要求护理人员能够做到镇定自若、沉着稳重、思路清晰、敏锐果断、迅捷准确、技术娴熟、有条不紊，从而显示出临危不乱的特有职业风度美和救死扶伤的护理道德美。如在急救过程中，护理人员必须做到争分夺秒。在医生未到之前，先根据患者的病情，准确迅速地做出判断，并给予紧急处理。待医生到达后，立即报告处理情况，积极配合医生抢救，正确处理医嘱，密切观察病情变化。在抢救的同时，尽管现场气氛紧张、工作繁重，但护理人员必须保持头脑清醒、反应迅速、镇定敏捷，又要严格遵守各项规章制度，以确保抢救工作紧张有序地进行。

4．护理文书的书写美　护理文书，包括病史报告、各种护理病历及护理记录等，不仅反映患者病情发展、治疗效果和住院期间的医疗护理过程，又能作为教学科研的重要资料，而且还是具有法律效力的证明文件。因此，护理文书的书写美应表现为及时地记录各类护理文书，完整连贯地记录患者病情发生、发展变化情况，书写语言应简明扼要、重点突出，使用专业术语，字迹应工整、清晰，保证护理文书的内容真实、准确。这充分体现了护理工作的真、善、美。"真"，体现在真实准确地记录护理文书；"善"，体现为护理人员所具备的高度责任感，时刻关注患者病情变化，及时、严谨地书写文书；"美"则体现在书写字迹的工整、端庄、清晰，用语的精练、明确。

5．临终关怀的爱与美　临终患者往往表现出强烈的求生欲望，内心矛盾突出，因此，他们更需要人世间的温暖、社会的尊重、精心的照料。护士是除家人外，临终患者获得支持的重要来源。置身于这类患者之中，护士应以自己美好的心灵和爱去温暖每一个临终患者，让他们在最后的时日里得到良好的护理，感受到人间的温情。例如，护士可向患者及其家属讲述生与死的客观规律及人生临终阶段提高生命质量的重要性，耐心倾听患者的诉说，稳定患者及家属的情绪，帮助患者战胜死亡前的痛苦、恐惧和孤独感，努力为患者创造一个有意义、有尊严的医疗环境，让患者平静、庄严地面对生命最后的时刻。在这项特殊的护理工作中，护士的爱、善良无处不在，充分地体现了护理人员的职业美德和人性美。

（三）从护理环境中体现

护理环境是护理人员为患者提供的能满足患者需要，有利于其治疗、修养和康复的环境，主要分为护理自然环境和护理人文环境。护理自然环境美主要体现在舒适、安全、整洁、美观和布局合理等形式上。如坐落有序的医院建筑、轻便雅致的医疗设备、摆放有序的物品、安静整洁的病室、明快柔和的各种色调及适宜的温湿度，都能为患者提供舒适的休养环境。护理人文环境美主要从有序合理的医院机构，健全的规章制度，良好的护患、患患、医护关系中体现出。它不仅有助于为护理活动创造良好的氛围，且对整个社会也有积极的作用和美学价值。

三、护理美与健康

1989年，WHO对健康下的定义为："健康不仅是没有疾病，而且包括躯体健康、心理健康、社会适应良好和道德健康。"由此可见，健康是形态结构与功能活动相互协调下的和谐统一的状态，体现了生命活力之美。护理工作的核心目标就是健康，即所有的护理行为都应围绕护理对象的健康展开。作为蕴含在护理工作中的护理美，其主要研究对象和核心是健康美。

（一）健康是护理美的基础

健康的存在，使个体不仅显现出形态结构的人体美，且借此彰显着人所具有的道德美、创造美等内在美。可见，人的美，包括护理美，只有在生命活力中才能散发出美之迷人的光彩，只有生机勃勃的生命才能赐予人感受美的能力。美与健康密不可分，健康是美的基础，美是健康的外在表现形式。健康的人，通过其充满朝气的精神面貌、发育健全的骨骼、丰满发达的肌肉、柔润光洁的皮肤及良好的心理状态和社会适应能力散发出一种健康的自然美，并使人产生充满活力的美感。同样，健康美也是护理美不可缺少的内容，一旦失去了健康这一物质基础，护理美也就成了空中楼阁。如刚入院的患者，因疾病的影响，往往会影响到其形体和容貌，可以说毫无美感。经医护人员精心医治和护理后，患者身体会逐渐恢复。在患者健康美得到恢复的同时，护理美的内涵也在其健康的人体美及护理人员的护理活动中得到体现。

（二）护理美的核心是健康的维护

护理美是在追求和维护人的健康的过程中所形成并表现出来的一系列美的现象。可见，护理美的核心内容是人的生命健康。因此，在护理工作中，护理美不仅局限在追求外在形式美，更重要是在具体实践中展现护理的真谛，使护理活动有利于促进和维护人的生命健康。作为护理人员，应当去思考人类健康与生产环境的关系，与生命价值和意义的关系；如何智慧地对待"生"和"死"；如何看待人的生命的内容与形式等问题。

事实证明，当人类健康受到威胁时，护理人员始终肩负着生命卫士的角色，以崇高的护理职业道德、精湛的护理技术、深切的护理关怀使患者赢得新生，展现了护理专业崇高的思想内涵和博大的人文精神，以实际行动树立了护理专业美的形象，使护理美在为人类生命健康服务的过程中得到升华。

第三节　护理美的基本形态

在日常生活中，有许多能被人们所感知的丰富多彩的美的形态，如皎洁的月光、浩瀚的大海之美，故宫、凡尔赛宫及哥特式大教堂的神奇壮丽之美，还有党的儿子焦裕禄、抗非典英雄叶欣护士长、优秀教师张丽莉的人性之美……如此丰富的美的事物，根据其不同的特征和性质，可以将其分为自然美、社会美、艺术美和科技美。作为在护理领域中特殊形态的护理美，其基本形态自然也包括上述几种。

一、护理自然美

（一）自然美的本质及概念

关于自然美的本质，在美学界中存在不同的看法。有学者认为，自然美在于自然物本身的属性，也就是把自然美看成自然本身客观存在的美。但是，此观点无法解释不同的人对同一自然物会产生不同的美感。因此，另有学者就认为，自然美是人心灵美的反映，也就是完全将自然美看成是一种观念，是自然物在人主观中的反映。但是，此观点只承认自然美与审美主体的关系，而忽略了自然物本身的客观属性。由于该观点被看作唯心论，所以赞同它的人并不多。另外一派认为，自然美在于"自然的人化"，也就是人类通过社会实践，改造了自然界，于是自然界就成了"人化的自然"，具有社会性，符合社会发展的本质规律和理想，因此自然界就是美的。但是，此观点仍然在理论上和逻辑上存在许多的问题。朱光潜先生认为，自然美在于人和自然相契合而产生的审美意象。如一株梅花，它本身是美的条件，当加上观赏者的情趣，成为梅花的形象，才成为美。也就是说，一株梅花的美，并不是其本身的美，而是与观赏者情景交融后所产生的新的梅花形象，这才是梅花的美。而这个"形象"并不是物的"感觉印象"或"表象"，而是朱光潜所讲的"意象"，"梅花形象"就是"审美意象"。其实，朱光潜对自然美的这种看法，在中国美学史上已有很多人表达过。如孔子说"知者乐水，仁者乐山"。这是人与自然山水的一种契合而形成的对山水的美感。叶燮说："凡物之美者，盈天地间皆是也，然必待人之神明才慧见。"又说，"天地之生是山水也，其幽远奇险，天地亦不能一一自剖其妙，自有此人之耳目手足一历之，而山水之妙始泄。"这些说法都认为自然之美有待于人的意识去发现、去照亮，有待于人和自然的沟通、契合。

对于自然美的本质这一问题，本书赞同朱光潜先生的观点，即自然美是呈于吾心而见于自然物、自然风景的审美意象。自然美的审美对象是客观存在于自然界中的各种自然事物和自然现象。

（二）自然美的分类

按自然与人类实践活动的关系，可将自然美分为两大类：一类是自然景观之美，即未经人类劳动改造过的自然物和自然现象之美，如珠穆朗玛峰、黄土高原、长江、黄河、九寨沟、黄果树瀑布等。它们虽未受人类劳动的改造，但直接或间接地与人的社会生活发生联系，其感性形式中蕴含和体现着人类生活的内容、人的观念和品质，使人在审视它们的过程中获得美的享受。另一类是人文景观之美，即经过人类劳动加工改造过的自然物和自然现象之美。这类自然美有两种存在方式：其一，经物质实践活动加工改造过的自然，如龙脊梯田、苏州园林、万里长城等。其二，经精神实践活动加工改造的自然，即未经物质实践活动的直接改造，但经人的精神劳动创造的自然景观，从而丰富了其内在意蕴，或密切了自然与人的关系。如杭州西湖十景的名字："苏堤春晓""断桥残雪""雷峰夕照""曲院风荷""平湖秋月""柳浪闻莺""花港观鱼""南屏晚钟""双峰插云""三潭印月"，每一景点的名字都如诗如画、韵味无穷。

（三）自然美的产生

自人类诞生之前，自然界的一切事物和现象只是"自在之物"，无所谓美丑。随着人类的出现，且生产劳动实践发展到一定阶段时，人们开始认识、利用和改造自然界，并在此过程中看到人类改造世界的本质力量，自然美便从无到有，不断地丰富和发展起来了。在自然美漫长的形成过程中，主要经历了实用、比德和畅神三个阶段。

1. 实用阶段　实用是以功利的态度看待自然的一种审美观，主要表现在人类社会发展初期。这一时期的人们受着生产实践、生活方式的制约，常把事物的实用价值与审美价值密切联系起来，认为实用的就是美的。同样，在早期人类眼中的自然美的事物，也是与其生产实践生活密切相关的自然物。如中国旧石器时代山顶洞人的装饰品，东汉文学家许慎对"美"字的释义，马格德林时期法国拉斯科洞窟的壁画等，无不显示着当时人们对自然美的领略源于一些实用的自然物。

2. 比德阶段　所谓比德，是指人们把自然物的某些特征人格化，使之成为寓有某种精神品格的象征。在中国，此阶段的形成期在春秋时代。此时的人们对自然的审美已同实用功利相脱离，而与人的社会生活、风俗习惯、精神追求、道德观念等相联系，从而发现并赞叹自然物和现象之美。如梅、兰、竹、菊被誉为四君子，一直是中国画的传统题材，受到众多文人墨客的追捧。为何中国画家如此欣赏和喜爱这"四君子"呢？主要是因为梅、兰、竹、菊所产生的审美意象显示出它们不同的气质和情调，人们认为梅高洁傲岸，兰幽雅空灵，竹虚心直节，菊冷艳清贞，象征着君子的清高品德。这就是"以物比德"的审美思想。

3. 畅神阶段　畅神阶段是一种神与物游、天人合一的状态，是自然景物本身的美可以让欣赏者心旷神怡，精神为之一畅的审美观。因此，畅神阶段是较比德阶段更进一步的欣赏自然美的最高境界。如"游鱼之乐"这个典故，说明了庄子在观赏鱼时，并未完全将自己与鱼孤立开来，而是把自己的精神真正释放出来，超越自我的肉体，使我这个神与鱼这个物相互往来、物我相融，进而体会到游鱼之乐。这个审美过程就是心灵得到极大解放的过程，也是畅神过程，使心灵游走于万事万物之间，悠游自在，逍遥于天地。

（四）自然美的特征

1. 侧重于形式　一切美都是内容与形式的统一体，自然美也不例外，但其内容和形式的统一程度不同，即其更侧重于形式。自然美常以鲜明、具体、丰富的外观形式，令人产生直接清晰的审美感受。而自然美所包含的内容往往比较隐晦模糊，只有在特指的意义上，人们才会追问它们的意蕴。因此，人们在欣赏自然美时，常将审美注意力集中在其形式方面，以其形式的美丑来判断自然物的审美价值。如人们总是被蝴蝶五彩斑斓的翅膀和翩翩的姿态所吸引，但没人想起它的幼虫对农作物的危害。

自然美的形式丰富多样，与人的视觉、听觉、嗅觉、触觉等活动相和谐便会带给人美的享受。概括起来，自然美的形式包括形象美、色彩美、动态美和声音美。如"泰山天下雄""峨眉天下秀""青城天下幽"，讲的是自然的形象美；"两个黄鹂鸣翠柳，一行白鹭上青天""日出江花红胜火，春来江水绿如蓝"，讲的是自然的色彩美；泉水叮咚、雨打芭蕉、幽林鸟语、惊涛拍岸，讲的是自然的声音美；云舒云卷、日月交替、江河奔腾、风吹的麦浪、蜿蜒的溪流，讲的是动态美。

2. 象征性　自然物和自然现象之所以令人感到美，是因为人们常把它们外观形式上的某些特征，与人的某种品格、情操、精神、理想以及人类自身的处境、命运相联系，从而获得美的享受和陶冶。例如，宋代诗人周敦颐以荷花"出淤泥而不染，濯清涟而不妖"的形式来象征人的高尚品格；孔子的"知者乐水，仁者乐山"，是以水的不停流动与山的稳重不迁，来比喻智者的反应敏捷、思维活跃和仁者的仁慈宽容、不易冲动。自然物与现象作为审美客体所具有的象征性，极大地提高了其审美价值，以至于"昆仑山上的一棵草"也会因其特殊的象征意义而为人们所赞颂。值得注意是，自然物的象征性一方面要以自然物的形式属性为客观基础，另一方面自然美象征意义的赋予与人的生活经历、文化修养、社会背景等也密切相关。

3. 多面性与不确定性　自然美的多面性是指自然物所表现出的美的形态不是单一的，而是多方位、多角度、多侧面、多层次的。其多面性表现在两方面：其一，与审美主体的感受性、观察角度有关。如杜甫的"好雨知时节，当春乃发生"与"床头雨漏无干处，雨脚如麻未断绝"，同是描写下雨，但因作者所处心境不同，雨的美感也大不相同。"横看成岭侧成峰"，这是同一景物，但因人的观察角度不同，所得审美感受也不同。其二，不同条件下，同一自然物的同一属性也可显现出不同的审美特征。如老虎的本性，就其吃人的凶残来说是丑的，但就其勇猛来说又是美的，所谓"龙盘虎踞"就是对生活中壮美事物的比喻。

4. 丰富性与天然性　自然美的丰富性表现在其数量最多、分布最广、品种繁多。在人类的生活领域中，从天上到地下，从无生命的无机物到有生命的动植物，从宏观的宇宙天体到微观的虫翅叶芽，都有其不同的形态美、色彩美，其丰富多彩、生动活泼，是其他一切美无法比拟的。如果说生活是艺术的源泉，那么，自然美则是美的矿藏。自然美出自自然造化之工，保持着一种淳朴、纯真的天然本色之美，所谓"清水出芙蓉，天然去雕饰"，它是任何人为艺术所无法代替的。如九寨沟神奇迷人的湖水：平静的碧月湖如同一块熨帖的碧缎，没有一丝波纹；湍急的珍珠滩，像撒开了万斛珍珠，同游人戏耍，争相跳跃而下；巍峨的诺日朗瀑布则以它壮阔雄伟的气势，张开巨大的臂膀，几十道瀑布连缀而下；最神秘的五彩池，凭借着透明水底石质的不同色彩和水深不一的折光，竟能在同一池中映现出红、橙、黄、绿、青、蓝、紫等各种鲜艳的色彩，简直像一个镶嵌着五光十色宝石的聚宝盆。看到这，人们会赞叹，大自然的造化之妙，竟能赋予水如此巨大的魅力！

（五）自然美在护理中的体现

护理中的自然美主要体现在护理环境的布置上：①医院的庭院美。随着医疗服务水平的提高，许多医院日益重视庭院建设，为患者提供舒适的就医环境。医院庭院美属于人文景观美，是人与自然的和谐之美。当患者在小桥流水、曲径通幽、花红柳绿、鸟语花香的庭院中散步、休憩时，会从中获得无尽的愉悦，去除不良的情绪，从而有助于身体的康复。护理人员应善于利用医院的庭院环境，在患者病情允许的情况下，多带领和鼓励患者到医院的庭院里活动，在自然的环境中轻松调节，良性循环，促进健康。②门诊的绿化美。医院的门诊部是患者就诊的主要场所，但因人流量大、嘈杂，患者常表现得焦虑和忧郁，所以，在这样的环境中，除了提供优质的服务外，还应充分运用自然美学的特点。如在就诊大厅、咨询处、服务站等处可摆放高大的乔木，以给人朝气蓬勃的生命活力；在候诊室可摆设一些小花小草，供等候就诊的患者欣赏。无论在门诊摆放何种植物，都应以绿色为主，保持四季常青，让患者感受到生命的活力和朝气。③病房的点缀美。病房是患者休养和身体康复的重要场所，因此，在保证病房规范管理的前提下，护理人员可利用自然美的原理美化病房。如儿科病房宜用鲜艳花草，产科病房宜暖色的点缀，而心血管病房因患者病情特殊，需要平静安宁，适宜摆放偏冷色的花草。

二、护理社会美

（一）社会美的概念

简单地说，社会美是社会生活中的美。人类通过生产斗争、社会斗争和科学实验创造出自己的物质生活和精神生活，而此过程正是人自由创造的本质力量的显现。人们在改造社会的过程中，看到了自身的智慧、才能、创造力，因此便产生了社会美。可见，社会美是社会实践产物最直接的美的存在形式，是美的本质最直接的展现，比起自然美来更为丰富和动人。社会美以善为基础，常以感性的形式来满足人的利益和需要，体现着人的理想和愿望。

综上所述，社会美是人类创造的一定历史时期社会生活的美，是社会生活中客观存在的社会事物、社会现象的美，它指的那些包含着社会发展本质规律，体现人们理想愿望，并能给人以精神愉悦的社会生活现象。社会美包括人的美、日常生活的美、节庆狂欢的美等，其中人的美是社会美的核心。

（二）社会美的特征

1. 社会功利性　社会美的功利性是指人类实践活动的目的、过程和结果具有对社会有益、有利、有用的特性，能促进社会的发展与进步。社会美始终与社会功利交融在一起，即以善为基础，表现为精神"实用"功能和物质实用功利，并以物质实用功利为主。一件劳动产品，首先以产品的物质功利为前提具有实用价值，能满足人的某种实用目的，并在满足人们的物质功利的基础上，达到精神功利，使人愉悦身心、陶冶情操、净化心灵。

2. **历史性**　社会美的历史性是指社会美具有明显的时代特征、民族特征和阶级特征。社会美的时代性表现在不同时代的人由于社会生活环境、科技水平、意识形态等不同，对社会事物和现象的审美评价也不同，并形成了一个时代的审美风貌。以对妇女美的评价为例，春秋战国时期以"窈窕淑女"作为美的标准；唐朝则以形体丰满为美；而当代是以健康匀称为美。社会美的民族性是指各民族都有自己的审美风格和特点。以服饰为例，我国的旗袍、欧洲人的燕尾服、日本人的和服、阿拉伯人的长裙与裹头等，展现出不同国家传统服饰的特色。由于社会各阶级的政治、经济地位不同，以致对社会美的审美态度、观念和价值取向迥异，使社会美烙下阶级特性。如贵族阶层崇尚浮华，劳动人民欣赏朴实。

3. **社会美的内容胜于形式**　社会美与自然美不同，起决定作用的往往是内容而非形式。因为被称为社会美的事物都有明确的社会内容，其内容能感染和熏陶人类的灵魂和思想。各种社会事物与现象的外部形态和形式只是表达社会美丰富内容的桥梁与媒介，人们通过这些人和物的表现形式及外部形态领悟社会美、欣赏社会美。如当欣赏四通八达的高架桥、鳞次栉比的高楼大厦、伟岸的万里长城、快速便捷的地铁等一幅幅生活画卷时，人们欣赏的不仅是美轮美奂的外在形式，更是蕴含在其中的劳动者的创造力量、社会的飞跃前进等社会美的精彩内容。

（三）社会美的核心是人的美

社会是由人组成的，人是社会实践的主体，不仅是社会美的创造者，也是社会美的体现者，因此人的美是社会美的核心。正如莎士比亚在《哈姆雷特》中所说："人类是一件多么了不得的杰作！多么高贵的理性！多么伟大的力量！多么优美的仪表！多么文雅的举动！在行为上多么像一个天使！在智慧上多么像一个天神！是宇宙的精华，万物的灵长。"

人的美是内在美与外在美的有机统一，且内在美占主导地位，即人的美主要取决于内在美。为什么这样说呢？其一，人的本质力量在内在美中得到最充分、最直接的体现，可以说，内在美是内容，是本质，而外在美只是展现内在美的形式，是现象。如我们初见一个人时，通常根据其外表评价美丑，当了解他的为人后就会根据其思想品质衡量其美丑。其二，内在美对外在美有很大影响。人的思想、品格、情操等内在特质，往往会通过姿态、服饰、言行等外在方面反映出来。心灵美的人一定不会放弃在一切方面，包括其自身形体、风度、服饰等方面对美的追求。其三，内在美虽不能一目了然，易于发现，却比外在美更丰富和深刻，可以长存不灭、历久弥新。西方人把青春美貌比作"盛夏的水果"，中国人将其比作"红颜易老"，都说明了外在美会随时间而消逝，只有内在美才能永恒。人的内在美是反映人的本质、精神、内在品质的美，它需借外在形式表现出来，只有当其内在本质美与外在形式美达到高度统一与和谐时，才能显现出整体性的最高境界的美。

（四）社会美在护理中的体现

社会美在护理工作中主要体现在护理人员具有高尚的职业道德、美好的心灵、丰富的才识和为护理事业献身的崇高精神，这些内在美的内容通过护理人员的容貌、仪表、行为、语言等方面表现出来。护理社会美作用于护理工作的方方面面，无论是在临床护理实践中，还是在社区保健工作中，始终贯穿于护理的全过程，使患者在与护理人员的接触中，无时无刻不体会到护理人员的善良、友好和诚恳之美。护理社会美的例子比比皆是，如在抗击非典和"5·12"汶川特大地震救援等危急时刻，护理人员不顾自身安危，战斗在临床第一线。还有在网络上被誉为"最美护士"的余书华，嘴对嘴为溺水老人实施人工呼吸，直到救护车将老人接走才离开。她们身上都展现着救死扶伤、舍己为人的无私奉献精神，也闪耀着护理社会美的光辉。

三、护理艺术美

（一）艺术美的概念与本质

艺术美是指各种艺术作品之美，是艺术家遵从美的法则，运用其审美观点、审美理想创造出来的蕴含着社会生活本质规律，以及人们的理想愿望，并能给人以各种美的享受的艺术形象之美。艺术美具有补偿、教育、净化、娱乐等多重功能，在美的领域占有极其重要的地位。

艺术美作为美的高级形态并非是凭空产生的，而是由艺术家通过对客观现实的感悟而创造出来的。它既是现实的再现，又蕴含了艺术家的审美情感和审美评价。所以，艺术美的本质仍是人的本质力量在艺术中的表现，因为：第一，生活是艺术创造的基础。现实生活为艺术创造提供了丰富的素材，激发了艺术家创作的激情。同时，现实生活也为艺术美的呈现提供了物质材料。如画家需借助颜料、画布，雕刻家借助刻刀、石材，文学家借助语言、文字等来展现美。如果没有这些物质材料，艺术家便无法将自己的审美感受转化为具体的艺术作品，艺术美也就无法体现。第二，艺术美是艺术家创造性劳动的产物。艺术美虽源于生活，但并不是生活的简单再现，而是来源于艺术家对生活的提炼和概括，同时也融入了艺术家的审美理想和思想情感。鲁迅曾说过："一件艺术品，表面上看是一幅画、一座雕像，实际是艺术家人格的表现。"正因艺术家的创造，生活中的一草、一木，甚至是单调的石头都被赋予了生命与活力。

（二）艺术美的特征

1. 典型性　艺术美是典型的、集中的、理想的美。艺术是对生活形象的捕捉、再现与创造，通过把富有典型意义的个别事物加工成丰富多彩、个性鲜明、具体可感的形象来反映现实生活，这种形象所显示的生活内容具有深刻的社会意义。如电视剧《士兵突击》中的许三多这一人物形象，感染过许多看过该剧的观众。他的经典语录是："有意义就是好好活，好好活就是做好多好多有意义的事，不抛弃、不放弃！"其社会意义就是让人们在任何艰难困苦的生活境地下，在任何时候，都对生活有希望，不抛弃、不放弃，对生活有追求，做有意义的事——好好活着。可见，一个典型形象能使社会生活以更普遍的形态表现出来，通过艺术美的形式，把分散的、复杂的、多面的社会生活，提炼加工成整体的、典型化的作品。

2. 情感性　艺术美之所以具有感染力，是因为艺术作品体现着艺术家强烈的感情，没有情感的艺术是没有生命力的。正如罗丹所说："艺术就是感情。"如《二泉映月》这首乐曲是由民间音乐家华彦钧（阿炳）所创作的传世作品。它不仅曲名优美，极富诗意，更为重要的是表达了作者发自内心的悲鸣和控诉黑暗势力、憧憬光明的心声。静夜里，欣赏着《二泉映月》，可被它引入夜阑人静、泉清月冷的意境之中，但更像是在听一个刚直顽强的盲艺人在讲述他坎坷一生的故事。

3. 理想性　艺术作品往往蕴含着艺术家的审美理想，或表达了现实社会人们的理想。如梁山伯与祝英台、罗密欧与朱丽叶，他们的爱情绝唱均包含了人们对忠贞爱情的审美理想。但理想性在艺术中的含义并不仅局限在对美的赞颂，其还能以审美的态度对生活中的丑陋、消极现象进行鞭笞，如葛朗台的形象、小品《卖拐》。这类艺术作品同样倾注了艺术家的审美理想，通过揭示丑与美的尖锐对立，使美得到正面的肯定。

4. 永久性　艺术美具有永久稳定性的特点。古今中外，那些经典的诗歌、绘画、雕塑、文学、戏剧、音乐、舞蹈、建筑等，无不令后人感受到其永恒的魅力。真正具有价值的艺术品并不会随时代的变迁而失去艺术美的光华。因此，人们常借助艺术美永久性的特点，通过艺术手段，将事物的美留存下来，使它们成为永恒的记忆。

（三）艺术美的欣赏

艺术美的欣赏是指欣赏者介入艺术作品的内在世界，理解作品的意境，领悟作品的思想内涵，从中受到感染而激起情感反映。艺术美的欣赏是一个逐渐深化的接受过程，其欣赏方式有多种，这里介绍两种方式。

1. 从艺术作品的结构层次欣赏艺术美　艺术美表现在三个方面：其一，材料。材料是构成艺术作品的物质材料。当艺术品以不同物质材料作为载体时所带给人的美感是不同的。以画为例，以颜料和画布为载体的油画与以水墨和宣纸为载体的中国水墨画所表现出的美感截然不同。其二，形式。形式是物质材料的形式化，这个形式超越材料而形成一个完整的"象"（形式世界）。如齐白石的《柳牛图》以简单的线条就将春风中摇荡的垂柳和低头吃草的牛儿刻画得栩栩如生（图2-3）。其三，意蕴。意蕴是指人们在直接欣赏艺术作品时的感受和感悟，是难以用逻辑的语言把它"说"出来的。爱因斯坦在谈舒伯特的音乐时说："关于舒伯特，我只有这些可以奉告：演奏他的音乐，热爱——并且闭上你的嘴。"由于艺术作品的意蕴是蕴含在意象世界中的，这个意象世界又是在艺术

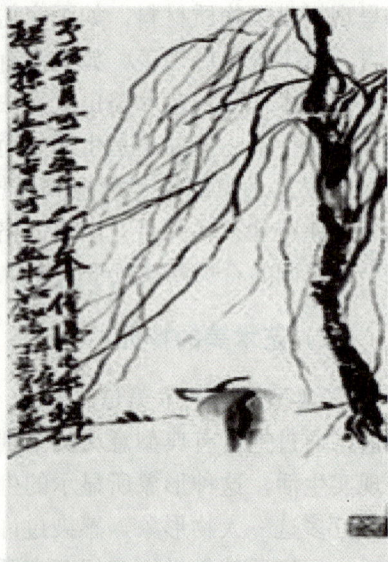

图2-3　柳牛图

欣赏的过程中再生成的，不同的欣赏者所观照到的意象世界不尽相同，因此，艺术作品的意蕴带有某种宽泛性、不确定性和无限性。

2. 从观、品、悟三方面欣赏艺术美　"观"是指通过艺术作品的形式，在直观层面上初步感受和了解其作品的一般意义，形成不完整或粗浅的印象。"品"是指欣赏者根据自己的审美文化、心理意识、生活经验细细品位，萌发想象，充实、丰富和发展意象，使意象更具欣赏者的个性，也使欣赏者进一步把握作品的深层意义。"悟"是艺术美欣赏的最

高境界，是指欣赏者对艺术作品的意象深入至佳境后升华为对意境的感悟。

不论以哪种方式欣赏艺术美，要想从艺术作品中感受到更多的美，都必须具备必要的相关艺术知识，还需注意作品的时代背景及作者的思想倾向。这就要求欣赏者增加知识储备，提高文化修养，不断充实和丰富生活阅历。艺术美的欣赏必须涉及两个重要的概念，那就是意象和意境。

意象是一种心理存在，其中的"意"是指主体审美和创作时的意向、意念；"象"是指能体验主体之"意"，并能被感官直接感受、知觉、体验到的由想象创造出来的非现实的物象。"意"与"象"互为辩证，即"意"无"象"永远无法显现，"象"无"意"则空洞、肤浅，唯有两者结合才有生命力。意象的生成是一个动态的心理过程，是主客之间、情景之间、内外之间在特定的审美状态下的碰撞、渗透与融合。通过意象世界，主体之"意"的内涵才能得以显现；通过意象世界，欣赏者才能与艺术作品的创作者进行交流，进而推动欣赏者的再创造。

意境是指透过艺术意象，在主客体交融、物我两忘的基础上，将欣赏者引向一个超越时空、富有意味的境界。如"流光容易把人抛，红了樱桃，绿了芭蕉"，并不是在讲现实中的樱桃、芭蕉，而是指时光易逝的意境。此时的意境超越了具体的、有限的物象、事件、场景，进入到了无限的时间和空间，即所谓"胸罗宇宙，思接千古"，从而对整个人生、历史、宇宙获得了一种哲理性的感受和感悟。正因意境含有这种意蕴，它往往使接触到它的人感受到一种惆怅，忽忽若有所失，就像长久离家的旅客思念自己家乡的心境。如诗句"何处是归程，长亭更短亭""问君能有几多愁，恰似一江春水向东流"等，感受到的是一种惆怅，但这种惆怅也是一种诗意和美感，带给人一种精神的愉悦和满足。

（四）各类艺术的欣赏

1. 语言艺术　语言艺术是以语言形式表达出的艺术效果，以文学为主。文学作品的美是借助语言塑造典型的艺术形象，深刻地反映生活及丰富的情感，通常以诗歌、散文、小说等为载体来表达。一般诗歌和散文的表达偏重于抒情性，而小说的表达偏重于叙事性。

语言艺术在审美视觉的广阔性、表达思想的深邃性和艺术形象的间接性方面都有明显的审美特征。它可表达出令画家都赞叹的极为丰富的文学色彩，可描写出千姿百态的形象，塑造出上天入地的人物，表现出人物内心世界的细微变化；可叙述贯通古今的事件，表现瞬间的感受和反映漫长的历史年轮；它既有象征、暗示、含蓄的表达，又有直截了当地阐述观点的手法。在浩瀚的文学作品中，艺术家向读者提供了无限的想象、联想和创造空间。

作品赏析

《西厢记》中红娘的一段唱词：

"一个糊涂了胸中锦绣；一个腌渍了脸上胭脂。一个憔悴潘郎鬓有丝；一个杜韦娘不似旧时，带围宽过了瘦腰肢。一个睡昏昏不待观经史；一个意悬悬懒去拈针黹。一个丝桐上调弄出离恨谱；一个花笺上删抹成断肠诗。笔下幽情，弦上的心事，一样是相思。"

　　这一段唱词描绘的是张生和崔莺莺二人的相思之苦。清初文学批评家金圣叹评论说："连下无数'一个'字，如风吹落花，东西夹堕，最是好看。乃寻其所以好看之故，则全为极整齐却极差脱，忽短忽长，忽续忽断，板板对写，中间又并不板板对写故也。"这就是文学语言本身的意味。

　　2. 听觉艺术　音乐属于听觉艺术范畴，它通过音符、旋律、节奏、速度和力度等来表达作者的思想情感和反映现实生活。音乐形象是活跃的、流动的形象，它可以模拟现实中的声音，也可以运用象征、比拟的手法表现宁静的湖水、湛蓝的天空等自然现象。但更多时候，音乐中的旋律、音响所代表的含义是朦胧的、含蓄的，只可意会不可言传，这也是音乐美最大的特点，用来表达人类社会宽泛、含蓄、起伏跌宕的情绪。

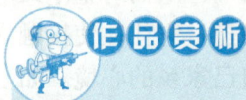

作品赏析

　　古筝《高山流水》：中国十大古曲之一。传说先秦的琴师伯牙一次在荒山野地弹琴，樵夫钟子期竟能领会这是描绘"巍巍乎志在高山"和"洋洋乎志在流水"。伯牙惊道："善哉，子之心而与吾心同。"钟子期死后，伯牙痛失知音，摔琴绝弦，终身不操，故有高山流水之曲。古筝曲以《高山流水》为代表，其有三个版本，一个是山东筝派，一个是浙江筝派，还有一个是河南筝派。

　　葫芦丝《月光下的凤尾竹》：这首乐曲为著名作曲家施光南所作。此曲意境优美，月光下，清风微拂着凤尾竹，竹楼里的姑娘深情地凝望着窗外，竹楼外痴情的阿哥爱慕地吹着葫芦丝，在这静谧的夜晚，越发显得缠绵……

　　3. 视觉艺术　视觉艺术包括雕塑、建筑、绘画等，它们是运用创作思想及一定的物质材料塑造出的可视艺术形象。这里仅介绍雕塑和绘画的欣赏：

　　雕塑是静态的艺术，是一种以形体造型来反映生活、再现现实的艺术形式。人们从雕塑作品体积的变化、转折中的韵律，来体会雕塑家想要表达的生命、情绪、情感，以及理想。如米开朗琪罗的《大卫》，体格雄壮健美，神情勇敢坚强，身体、脸部和肌肉紧张而饱满。他充满自信地站立着，英姿飒爽，左手拿着石块，右手下垂，头向左侧转动着，面容英俊，炯炯有神的双眼凝视着远方，仿佛正在向远处搜索着敌人，随时准备投入一场新的战斗。艺术家有意放大人物的头部和两个胳膊，使大卫在观众的视角中显得愈加挺拔有力，充满了全部理想化的男性美。

　　绘画也是静态艺术，其通过线条、色彩、构图在二维空间范围内以动人的造型来再现现实，反映生活和表达画家的思想情感。如荷兰画家凡·高的作品《向日葵》，画中那一团团火焰般的向日葵，不仅散发着秋天的成熟，且更狂放地表现出画家对生活的强烈渴望与顽强追求；那一块块炽热的黄色，不仅融集着自然的光彩，且宣泄着画家对生命的尽情体验与永久激动（图2-4）。

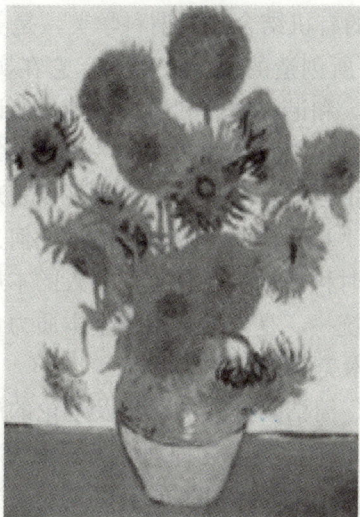

图2-4　向日葵

4．表演艺术　表演艺术是运用语言、音乐、动作、造型、道具等多种艺术手段来展现艺术形象与造型的一种艺术形式，包括舞蹈、戏剧、电视、电影等。这里仅介绍舞蹈的欣赏。舞蹈是动态的表现艺术，它用规范化了的有组织、有节奏的人体动作来表现人的感情。舞蹈有两个根本的特点：一个是虚拟性，另一个是抒情性。如由21个聋哑人演绎的舞蹈《千手观音》，给人以视觉的享受和心灵的震撼。表演者舞姿酣畅淋漓，动作优美娴熟，犹如千手观音降临人世。她们在舞台上尽情挥洒，在残缺中追求完美，在无声中激荡生命。

（五）艺术美在护理中的体现

艺术美在护理中的应用主要表现在两个方面：其一，将艺术美应用于治疗与护理中，包括音乐疗法、朗读疗法、游戏疗法等多种形式的艺术疗法。音乐疗法在护理领域中应用较为广泛，是近几年兴起的侧重于心理调节、修复健康的医疗手段。它主要是通过音乐减轻或消除使患者痛苦的各种行为和情绪，以及由此引起的躯体症状，从而达到恢复、保持和促进患者身体和精神健康的目的。护理先驱南丁格尔在《护理札记》第四章"声音"一节的结尾，专门针对"音乐疗法"进行解释和应用指导，说明护理艺术美早已在护理工作中起到重要作用。其二，护理艺术美在护理人员的自身修养中得以体现。护理修养是护理工作者在护理审美过程中所达到的审美境界，它渗透于护理人员的言论、行为之中，并在言行中升华、提高。护理人员应用其护理修养美护卫患者的生命和健康，正如南丁格尔所说："护士是没有翅膀的天使，护理人员走路的艺术、谈话的艺术、操作的艺术，都能给病人带来幸福、安宁和健康。"

四、护理科技美

（一）科技美的本质与特征

科技美是科学美与技术美的有机结合。所谓科学美，是美的一种高级形式，是人类在探索和发现自然规律的过程中所创造的成果或形式，它在实验、公式和理论上表现出庄严、简洁、精确、微妙、对称、和谐等内容和形式的美。所谓技术美，是把美学和技术相结合，主要研究人在生产劳动过程中及与此相关的一切技术领域中的美。科技美是人类在改造和征服自然的实践中的自由创造。一种科技成果不仅表现了科学家对自然界客观规律的认识，体现了科技美内容的"真"，而且成果还能被任何人掌握和运用于生产实践，体现了科技美功能的"善"，同时科技成果还具有反映人的本质力量的审美价值。因此，科技美的本质就是真、善、美的统一，是人类自由创造本质力量对象化的结果。对科技美的特征，下面分别从科学美和技术美两方面进行阐述：

科学美可见于实验的庄严、简洁，公式的对称及理论的严谨。其美学特征表现在：①理性之美。科学美是一种抽象的理性美，这种理性美表现为对自然界的和谐有序的结构与规律，及对科学理论成果在结构上的理解和欣赏。②创造之美。科学美的创造离不开科学工作者在认识和掌握自然界客观规律的基础上，充分发挥丰富想象力。正如爱因斯坦所说，对科学研究来说，"想象力比知识更重要"。③抽象之美。科学美是以抽象形式表现感性的自由内容。

技术美的核心问题就是如何在工业产品设计和创造中，将现实的美学原则与产品的效用完美统一起来，从而促使工业产品的价值尽快得到实现。技术中的美需要与产品的功效相结合才能更好地发挥其审美作用。只有把美的原则与实用原则统一起来，技术美才能真正显示出美的光彩。技术美的美学特征有两方面：①合目的性。这说明产品既要注重经济实用，又要具有科学性。工业产品的设计要把实用原则放在首位，其次才能求美、求新。②合规律性。这说明产品的艺术设计既要体现美的一般规律，又要体现特定时期的审美理想。在产品的设计和制造中，除要满足大多数消费者的审美需求外，还应密切关注社会上出现的新的审美趋势，使产品更好地按照美的规律进行创造。

（二）科技美在护理中的体现

护理科技美是建筑在医学科学和护理理论之上的高级形式的美，不仅体现着护理工作的科学性，也具有美学的鉴赏价值。护理科技美具体表现在三个方面：①在护理工作中得到体现。护理工作面对的是人，这就要求护理人员不仅应具备一丝不苟、严肃认真的工作态度，对待每一位患者、每一项操作都不能有丝毫马虎，还应熟练掌握和应用医学和护理理论。因此，当护理人员在科学理论的指导下，以精细规范的技能，及时解除护理对象身心痛苦时，护理科技美也从中得以体现。②在护理科研活动中得到体现。护理科研推动护理学科的进步，这种在护理实践中的创造性活动，本身就包含着追求美的因素。③在对待护理工作的态度上得以体现。一切护理活动必须从护理工作的实际和需求出发，实事求是地遵循科学的规律，遵守伦理道德原则，尊重患者和结果，坚决摒弃草率和弄虚作假等不符合科学的做法。这种对待护理工作的科学态度，便是护理科技美的体现。

思考题

1. 认知练习

（1）试述美的内容与形式的关系。

（2）美的基本形态有几种，其特性有哪些？

（3）护理美存在于护理工作的各个领域，请结合本章知识谈谈你眼中的护理美。

2. 实践练习

试用形式美的构成要素和法则的相关知识点，分析你认为最美的一幅画、一处风景或一首歌曲美在何处。

3. 知识运用

假设你是病房护士长，新院区即将落成，护理部主任要求你提供病房设计方案，请结合色彩、声音等形式因素的相关知识，制订一份设计方案。

第三章　护理审美与美育

学习目标

通过本章的学习，掌握护理审美以及护理美育的相关知识，能够将学习到的护理美学知识应用于实际护理工作中。

1. 掌握护理审美的概念，护理美育的概念、特点和原则。
2. 掌握审美心理的基本要素，了解审美心理过程的阶段。
3. 熟悉护理审美的三个层次。
4. 熟悉护理美育的内容及护理美育的本质。
5. 了解美育思想的来源。

情境导入

王大爷因突发脑溢血，被送往医院急救，经过一段时间的住院治疗，病情有了明显好转。一天，王大爷躺在病床上思绪万千，一想到家里那些琐事就觉得心里很烦闷，就在他起身准备倒水喝时，不小心摔碎了玻璃杯，他感觉很懊恼，情绪更差了。

护士小李刚好进来，看到王大爷站在床旁心烦意乱的样子，便走了过来。"王大爷，你怎么了？我有什么能帮到你的吗？"看着小李温暖的笑容与关切的态度，原本一肚子火的王大爷顿时觉得心里舒坦了很多，"没什么，就是年纪大了，手滑了把杯子摔碎了。""我来帮您，您坐着就好，小心别被玻璃划伤。"小李把王大爷扶到床边坐下，麻利地收拾了那些残片，王大爷觉得她的动作轻柔而优雅，好似一阵轻风，将自己心中的阴霾一扫而空，"您还有几瓶点滴要滴，我帮您换上。"看着小李熟练的操作，王大爷对小李的信任与好感油然而生。

望着小李迈着轻盈稳健的步伐缓缓走出病房的修长背影，王大爷觉得小李就像一位美丽的天使。他面向窗外，觉得今天的阳光格外明媚，心情也愉快起来了……

人的生活总是离不开美。美好的事物让人爱慕、愉悦，美让生命中充满生机与活力，让生活中溢满幸福与欢乐。因此，人们对美的追求从未终止，凡是有关美的都是人们向往的目标。护理活动中同样伴随着美。护理以人的整体健康为中心，脱离了护理审美意识与审美应用，其医疗价值将受到削损，维护健康的目的也不能顺利达到。只有通过审美教育培养护士的审美能力，增强护士的审美意识，提高护理队伍的整体素质，才能更好地为患者、为社会服务。

第一节　护理审美

审美来自生活，美学思想由社会实践所决定，并且反作用于人们的实践活动。护理审美是一种综合的审美意识、审美活动，它受到社会实践、社会总体价值观、行为体系的影响与制约，是人类精神文化的一种表现形式。护理审美在护理实践活动中通过真切的服务与沟通，唤起患者的美感，减轻患者的不适，以促进患者康复。护理工作中处处体现着美，护理活动是真、善、美的完整统一。

一、护理审美的含义

护理审美是社会护理工作领域的一种特殊的审美活动，是护理审美主体在参与护理实践过程中，护理审美客体的美在头脑中的能动反映，它是感性的、直觉性的，同时也是理性的、客观性的思维活动。护理审美以人的情感为基础，对护理工作中体现出的美产生一种综合性的审美感受，从而逐步形成个人相对稳定的对护理美的审美情感、审美趣味、审美能力和审美理想。促进与维持人的健康和完整是护理审美的最高目标。

二、护理审美主体与客体

在护理审美关系构成中，护理审美主体与审美客体是其核心内容，它们既是两个概念相反的对立面，又是可以相互转换的统一体。

（一）护理审美主体

1. 护理审美主体的含义　护理审美主体是指具有一定的社会文化和护理审美能力，能在社会实践中进行护理审美创造及欣赏的人。在护理审美活动中，主要由医务人员、就医者、健康社会人群等构成护理审美主体，他们参与到护理审美实践中，与护理审美客体构成具有特定意义的护理审美关系。他们能从护理美的角度，通过自身对有关护理美的理解展现、评价护理美，从而推动护理审美的发展。

2. 护理审美主体的构成条件　作为审美的人，不仅要爱美、懂美，还需具备作为审美主体的特殊条件，可将这些条件概括为如下四点：

（1）健全的审美感官和审美思维。人通过自身感官系统才能感受到外界美，因此感官是护理审美主体进行审美的生理基础。同样，思维健全，才能对外界刺激信息进行分享、综合、理解，从而产生审美体验，得出审美评价。对于一个先天失聪、失明的人来说，他无法完整全面地感受到美的魅力。

（2）必要的审美修养。如审美教育和审美环境的熏陶，个人对审美客体的认识能力及对生活的体验等。一般来说，护理审美实践经验越丰富的人，其护理审美认识能力与评价水平也就越高。他们不仅是构成审美主体的必要组成部分，也是影响护理审美主体对审美客体的看法的主要原因之一。护理人员通过对审美的学习，不仅能提高自身文化知识修养，还能增进自己在临床上对审美技能的灵活运用和各种技能的综合提高。

（3）正确的审美观念。审美主体的立场不同、观念不同，其对事物的判断、理解就不同。如在书画爱好者眼中，一副古老而飘逸的字画是美，而在利欲熏心的商人看来，那就是钱。只有具有正确护理审美观念和审美理想的人，才会主动参与护理审美活动，并不断进行更高层次的审美创造。审美观念同时也影响审美主体对作为审美客体的自身评价，一个对自己都丧失兴趣和希望的人是无法进行审美的。在护理活动中，针对不同的患者，护理人员要积极引导其建立合理的审美观念，纠正过分注重形体美的态度，唤起他们对其他美好事物的向往，使患者以乐观的心态面对自己现在及今后的生活。

（4）适宜的环境。适宜的环境既包括外环境，也包括内环境，一个人在不同的地点观赏同一物品会有不一样的体会，同样，个人心境的愉悦与忧愁也影响到对审美客体的客观评价。如果你忧心忡忡，则会无心专注美；如果你喜不自胜，也会使你对实际物品的评价产生偏颇。因此，当护理人员成为护理审美客体时，应当充分理解自己的服务对象，并应有意识地协调、激活护理审美主体的审美感受，以更好的服务帮助其恢复健康。

3．护理审美主体的特征　人具有主观能动性，任何护理审美主体都拥有不同程度的护理审美能力，能有选择地、创造性地把握护理审美客体。护理审美主体有如下特征：

（1）选择性与差异性。不同的护理审美主体有各自不同的审美趣味、审美能力、审美需求与审美理想，因而在护理审美过程中表现出个性化特征，表现出不同的追求和喜好。例如，对于护理人员来说，专业化的护理知识与操作技能是他们首先考虑的对象，在审美过程中比较关注护理知识的应用情况和操作技能的准确度等。因而，高质量的专业操作与表现往往是其审美过程的闪光点。但对患者和家属而言，除了护理质量、操作技能，他们还在意护理人员的态度、语言、表情以及护理环境的和谐，如果在这些方面得到满足，他们对护理人员便容易产生好感，对护理人员的审美评价也会相应较高，有时甚至会降低对护理人员操作专业能力的要求。不同民族、不同年龄的患者对周围环境的审美需求也不一样，因而，在护理过程中，应考虑到不同患者的特殊需求，从而做到优质护理。

（2）相对性。护理审美主体与客体的关系不是固定的、一成不变的，它们之间可以相互转换。如护士在对患者进行护理操作时，护士就是审美客体，患者是主体；当患者病情渐渐好转时，护士就转化为护理审美主体，对病人进行审美评价。这就是护理审美主体的相对性特征。

（3）欣赏性与创造性。当感性的护理审美客体呈现在护理审美主体面前时，会引起一种愉悦与欣喜体验而使审美主体陶醉在其中，护理审美的欣赏性有利于人体身心健康。护理审美的创造性是指护理审美主体依据护理美的规律，综合自己的学识、经验，通过护理审美实践主动创造新的护理审美客体。主体的创造性是使护理审美得以进步、发展的基本条件。

知识拓展

儿童患者的护理审美需求

（1）满足儿童审美情趣需求：儿童活泼、天真烂漫，并且其语言表达能力较差，病情变化快，因此，性格开朗、语言甜美、有良好仪表的护士较容易获得患儿的亲近感，能建立良好的护患关系，及时了解患儿的身体、心理状态。

（2）减少患儿恐惧心理：儿童对疼痛敏感，护士通过亲切的语言、和蔼的态度、精湛的技术可减轻患儿的疼痛感，增强患儿面对疾病的信心。

女性患者的护理审美需求

（1）保护女性的形体美、功能美：爱美是女性的天性，在护理过程中要注意维持其形象美。

（2）构建情感美，维护女性尊严：女性羞怯感较明显，不愿接受男医生检查，不愿在检查过程中过多地暴露身体及私隐部位；更倾向于对情感的需求，心思一般较细腻、敏感，因此，护士应注意与患者进行情感上的沟通，在检查、操作过程中，注意保护、遮蔽患者身体。

老年患者的护理审美需求

（1）生理美：由于各个器官组织的逐渐衰老，老年人身体机能逐渐下降，对健康生理美的追求也更加明显。在老年护理中，护士应做好基本的生活护理，掌握老年疾病的特点，及早发现疾病变化，保证生命质量。

（2）心理美：处在人生最后阶段，老年人渴望得到肯定，同时，由于体力减弱，常担心自己变成家庭和社会的累赘。因此，护理人员应给予恰当的关心，对他们的成就予以肯定，指导老年人合理照顾自己，给其带来心理的安慰。

（二）护理审美客体

1. **护理审美客体的含义**　护理审美客体是指具有护理美性质的，在护理实践中，被护理审美主体进行审美活动的对象。护理美体现在诸多护理行为和活动中，包括医疗、护理、预防、保健、康复等活动中美的事物和现象。

护理审美客体既可以是客观存在的实物，如人、医疗器械、自然环境、病房等自然客体，也可以是关系客体或者精神客体。对患者来说，护士的一句热心的问候、一眸温暖的目光都可能成为其审美客体，并使患者产生好感，这是患者希望得到关怀、关心的结果。因此，护理审美客体不单纯是某件可以言明的事，还可以是主体内心期望的认识对象。

2. **护理审美客体的构成条件**　护理美是构成护理审美客体的内在条件和基础，虽然护理审美主体有个人的主观能动性，但也必须遵循客观依据、审美规律，与事实挂钩。护理审美客体审美素质的高低，客观上决定了其能否进入护理审美主体的审美视野，并被主体所接受。同时，作为客体的护理审美对象是依赖于护理审美主体而存在的，只有符合护理审美主体的审美情趣和审美需要时，作用对象才能转变为护理审美客体。如果客体不能满足护理审美主体的需要，就不会引起护理审美主体的审美反应，更谈不上建立护理审美关系。如儿童病房装饰要针对儿童的心理和行为特点，体现儿童活泼、可爱的心理特征，用一些卡通人物或图案、动画等营造出一种活泼、有趣的环境氛围更能吸引他们的目光；美国针对儿童设计的"安全消毒板"可以将各种动画场景植入装饰纸中，使整个画面更清晰、立体，受到儿童的广泛欢迎。可见，高质量的客体对审美主体具有更大的"诱惑力"。因此，护理审美主体的审美态度和审美客体自身素质是构成护理审美客体的关键因素。

3. 护理审美客体的特征

（1）客观现实性。客观现实性是护理审美客体最本质的特征。护理审美客体所具有的美的性质是客观存在的，不以护理审美主体的意志而转移，它遵循一定的美学规律，是护理审美主体审美意识产生的前提和物质基础。在护理审美关系中，护理审美主体的思维是主观的，护理审美客体的存在是客观的，客体存在是第一性的，主观意识是第二性的，主体的护理审美意识是对客体存在的护理美的反映，这是护理审美客体客观现实性的哲学基础。当然，主体具有一定的主观能动性，例如，对因化疗而脱发的患者，特别是女性而言，会觉得失去了头发，美丽也会随之逝去，因此她们可能会通过使用假发来掩盖、替代。但是无论真发、假发都是客观存在的，尽管护理审美主体处于主导地位，但主体发挥作用必须有审美客体的现实美的刺激，就好比力与力的作用对象是不可分割的统一体，护理审美主体要进行审美活动总是要受到护理审美客体的制约的。

（2）多样性。多样性是护理审美客体最突出的特征。随着现代护理美学知识的不断发展。护理审美主体对于护理美的掌握越来越个性化，对护理美的认识和创造各富特色，护理审美客体的范围和数目也日益增加、日渐复杂，呈现出丰富多样的特征。实际上，增加护理审美客体的多样性也是临床上常用的方法之一，如色彩美的应用。有研究显示，患者在优美的环境中欣赏美的色彩，能促使人体分泌一些有利于健康的酶和激素等物质。例如，在一般情况下，护士工作服是白色的，意味着纯洁与肃静；而儿童喜欢明亮的颜色，因此在儿科病房，护士着粉红、鹅黄色的服装更易使患儿对其产生亲近感，消除患儿对医院的恐惧感。医院环境一改传统的单调的白色，针对不同的病症人群设计不同的色彩方案等多样化的审美客体能适应主体的不同需要。

护理审美客体的多样性主要体现在三点：①量的改变明显丰富。实践的发展推动人们不断发现、认识、创造新的事物，因而对审美主体而言，有着更多的审美对象和审美选择。②质的改变呈现日益多样化的特征。每个人都具有其独特的特质，表现出不同的审美趣味、审美标准和审美需求。随着主体的审美价值观逐渐发展、改变，客体也变得更加丰富多彩。③在一定条件下，护理审美主体与审美客体角色的相互转换也体现出护理审美客体多样性的特征。

（三）护理审美主体和客体的关系

护理审美主体和护理审美客体是一种关系型概念，简单地说，一个是审美动作的发出者，另一个是审美动作的接收对象，两者是一个矛盾统一体的两个方面，相互依存、相互转化，辩证地存在于审美实践当中。

1. 相互依存　护理审美主体和客体是相互依存、相互建构的。①在护理审美关系中，审美主体与客体都应是相互适应、相互作用的，如果护理审美客体不具备满足护理审美主体要求的素质或者护理审美主体的审美能力和审美客体不一致，则很难建立这种特殊的精神关系。例如，在护理实践活动中，一个穿着整洁、言语恰当、操作行为准确轻柔，对患者表现出尊重和关爱的护士更能令患者感到美好，有利于减轻患者生理、心理上的不适与忧虑；如果这位护士不符合护理审美的要求，或者该患者的审美能力缺乏，那么两者就不能构成护理审美关系。②护理审美主体与客体通过认识与被认识、欣赏与被欣赏共同促进、共同发展。护理审美主体能肯定客体的存在价值，为审美客体的发展指明方向。在护患关系中，患者对护理人员的反馈有助于管理人员判定审美活动开展状况，促进管理人员将审美意识渗透到管理中去，它是调整护理审美活动的方向与目标，也是促进提高护理质量、进行有效的护理质量监测的有效途径。而公认的护理审美客体能作为评价主体审美能力的指标，能帮助主体建立正确的审美观。这也是审美客体与审美主体相互作用的表现。

2. 相互转化　人可以通过认识改变客观世界，也可以通过认识改造主观世界，在护理实践过程中，护理审美主体与客体在一定条件下是可以相互转化的。当一名护士为患者进行护理操作时，她可能会考虑怎样操作能最大限度地保证患者整体的美观与功能的合理，甚至对患者康复过程中的变化做出审美评判，在这个意义上，护士是审美主体，而患者是客体；但是同时，在护士为患者做各种操作时，护士也处于一个被观察的状态，患者会从各个方面观察护士操作时的姿势、技巧，与护士交流时护士的态度、表情，对护士做出审美评价，此时，护士就变成了审美客体，患者是审美主体。例如，由于糖尿病患者需要长期注射胰岛素，因而在住院期间，护士作为审美客体，给患者注射，接收患者对护理活动的审美反应；而后，在教患者注射的过程中，患者自行注射时，护士作为审美主体来观察，发现操作中的问题，提高注射治疗质量，帮助患者掌握这项自我注射的技能。这种角色互换的关系是存在于多方面的，可能在同一时间、同一人物间发生，甚至在多对审美关系中互换。

三、护理审美的层次与目标

（一）护理审美的层次

人是一个复杂的统一体，既有普通哺乳动物所固有的生理上的需求，又有其他生物所不具备的情感上的表达，健全的感官和护理审美需求是构成护理审美主体的必要条件。审美层次与主体在审美活动中的主观感受密切相关，在人类进化过程中，情感是在生理感知之后产生的，人们审美感受的形成与发展也相应经历几个阶段。

1. 感知层次　当一个人要了解某件事物时，他所感受到的第一件事就是这件事物对他感觉器官的刺激，无论是视觉上的、听觉上的或是其他类型的刺激，这些都是决定审美主体对客体审美评价的印象。

所谓审美感知，是指以耳、目为主的全部审美感官所体验到的感受。这种美感形态，通常以直觉为特征，仿佛主体在与审美对象的直接交融中，不假思索便可于瞬间感受到对象的美，同时唤起感官的满足与喜悦。正如英国美学家夏夫兹博里所言："眼睛一看到形状，耳朵一听到声音，就立刻认识到美，秀雅而和谐。"在实际护理审美过程中，主体在欣赏不同客体时，会获得不同的审美感受，这种护理审美对象的外在美的表现形式给主体更多的是一种感性的美，保持着生理上的特点。在感官层次上，对护理审美主体而言，客体带来的赏心悦目的感官体验是引起审美注意的直接因素。一般来说，那些色彩、形体、声音等条件符合审美规律并且别具一格的东西往往会得到更多的关注。例如，在护理实际应用上，护士可以根据这一点以更优雅的身姿，为患者提供更优雅的护理环境、更舒适的护理操作来提高患者的愉悦感，使患者作为护理审美主体有着更好的审美体验。然而，这种停留在浅层的审美感受是不能持久的，随着时间的推移，审美主体容易因审美疲劳而丧失美的感受。

2. 情感层次 在情感层次上，审美主体能透过眼前或耳边具有审美价值的感性形象直观地领悟到客体某些较为深刻的意蕴，获得审美享受和情感升华，与审美客体产生情感上的共鸣。这种悦心愉意的美观效果是审美主体的一种主观感受，也更具社会性、精神性。审美主体在感知客体悦耳悦目的审美享受后，通过对审美对象更深层次的认识、理解和品味，更多地融合自己的知识、文化、以往的社会经历产生个性化的审美感受。例如，在护理实践中，常看到受癌症折磨的患者，对能领悟情感的护士来说，他们此时看到的不单纯是患者的身虚、体弱，而是患者内心与疾病抗争、永不言弃的精神世界，从而理解到生命之美。

相比较而言，愉悦耳目是直觉性的、感性的认识，限于审美客体的形象结构特征；而娱心悦意则是以理解为前提的审美感受，主体在观察时处于一种和谐自由的想象和理解的状态，"精骛八极，心游万仞"，超乎具体形象之外，把握其中蕴含的深广意味，作为感性与理性的交融，更有利于维持审美主体的审美情趣，也有利于提高主体审美欣赏的境界与能力。

3. 价值层次 审美客体对主体有调节和引导作用，它能帮助主体达到一个更高的人生境界，这都是在审美主体对客体领悟的价值层次所实现的。作为审美感受的最高层次，它不再只是一种"花瓶"的存在，或是获得主体的情感理解，而是反作用于审美主体。以音乐艺术为例，《义勇军进行曲》《黄河大合唱》和《走进新时代》等音乐作品，唤起和感召着不同时代的人们向歌曲中的目标迈进。审美客体富有的时代激情鼓舞着人心，能激发人们的情感，增强人们的意志，甚至对社会发展与进步也起到一定的积极推动作用。又如，面对即使伤心也坚持不懈、不向疾病低头的患者，感受他们表现出来的乐观、强大的意志能使这种具有悦神悦志层次的人感受到一种奋发搏击的精神，从而激发审美主体自己努力奋斗的进取之心。

悦神悦志价值层次的审美体验是审美主体心灵的自我超越与人生价值的充填，是审美主体重新审视世界、审视自己而进行的哲学思考与精神上的升华，它是一种超越自我的精神力量，是一种灵魂上的感触与震撼。

在护理实践中，我们看到的大多是生理上、心理上遭受挫折的人，护理人员不仅是人类身心健康的卫士，更是许多患者的心灵寄托，护理审美给予其的支撑和鼓励是不言而喻的，在现代医疗护理越来越注重人的整体健康的条件下，护理审美承担着更加艰巨的任务，因而具有更丰富的内涵和价值意义。

（二）护理审美的目标

护理美学作为美学与护理学的交融学科，是美学原理在护理学领域中的运用，它既遵循美学原理，又以护理学实际应用为基础。护理学研究的重点是如何实施整体护理，以达到最佳医疗护理效果；而任何艺术美都是人的社会生活的结晶，美学离开了人便毫无意义。因此，无论护理或是美学，它们的工作都主要围绕人进行，维护和促进人的健康是护理审美的核心。

人类对自身健康长寿及提高生活质量的追求从未停止，它们不仅仅是人的最基本、最高的审美理想，也是医学护理追求的目标。护理是以维护和促进人的健康和完整为目的的一门科学艺术，人体健康美是护理实践追求美的最终目标。

护理审美从一个人刚来到这个世界上就已经开始了，人的健康美这一目标贯穿于人生命的全过程，它也是人的美最为直接的表现。如在孕妇待产期间的常规护理中，保持一定的营养和愉悦的心情是保证胎儿能在母体内健康发育的关键；在产妇产后的护理中，乳房护理和会阴护理不仅关系到婴儿的哺育和母体的恢复，也关系到母亲日后的康复美；新生儿一出生，在经初步护理后展现出来的红润、柔嫩的肌肤，健康、明亮的形象便是最初始的健康美。

在人随后的几个发展发育阶段，婴幼儿期、学龄前期、学龄期、儿童期、青少年期、成年期、老年期的护理中，无不体现着以人体健康美为目标的护理活动的宗旨。例如，幼儿在腹泻期间，应保持皮肤的完整性，避免红臀、湿疹的发生；老年人在患病期间应适当地使用栏杆床以免坠床发生骨折等意外；当患者疾病已无法治愈，即将走向生命中最后一个阶段时，护士应通过临终护理提高患者的生命尊严……这些问题都关系到人的健康，体现着人的美，护理审美的实施是维持人体各个系统功能的完整、自我形象的健全的重要保证。在实施整体护理的过程中，护理人员必须考虑如何使服务对象身心和谐，全心全意帮助他们，选择对其健康最有利的方案，从生理、心理、社会、文化等方面满足服务对象身心健康的需要，其追求美、欣赏美、创造美的过程本质上是为了逐步使其重新建立人体健康、完整的美，从而获得最佳的护理效果，重视护理美的应用，以达到护理审美的目标。

四、护理审美标准

（一）护理审美标准的含义

美是没有形状的，每个人心中都有自己的尺度来衡量审美对象的美。护理审美对象的审美价值在主观上由审美主体具体把握，只有满足护理审美主体的审美需要，引起审美主体对其产生相应反应的对象才会被主体认为具有审美价值，具有护理美。在实际评价中，任何有关美的事物总是有规律可循的。这种能体现护理审美对象审美价值，护理审美主体从护理实践中归纳和总结出来的用以衡量的尺度便是护理审美标准。

（二）护理审美标准的特性

1. 主观性与客观性　护理审美是由审美主体依据自己的审美趣味、审美理想等对审美对象进行评价的过程。一方面，不同的审美主体对审美对象的理解有一定的偏差，因此，审美客体是否具有护理美及其护理美素质的高低在某种程度上是护理审美主体意识的反映，衡量的尺寸不同，标准就相应会有差别，体现了护理审美标准的主观性。另一方面，护理审美主体与审美客体之间的审美关系是客观形成的，在护理审美主体千差万别的审美感受中，客体的审美属性、审美价值是客观存在的。而且，护理审美标准积淀着厚重的历史，是不以人的主观意识而转移的客观存在。美是经过实践检验的结果，例如，虽然"环肥燕瘦"属个人喜好，但是，随着医学科学的普及，人们逐渐意识到太胖会引起体内代谢的失衡，导致高血压、高血脂等一系列疾病；而太瘦容易造成营养不良，身体虚弱，不能胜任社会劳动，因而，标准身材的美才是公认的美，它是与人的生理习性息息相关的，体现了审美标准的客观性。

2. 相对性与绝对性　护理审美标准不是一成不变的，具有相对性。随着人类社会的发展与变迁，不同时代的人有着不一样的审美思想和观念。可以看到，不同的护理审美标准在新、旧时代所受到的褒贬是有区别的，这些都体现了审美标准的相对性。而在一个特定的年代，护理审美标准反映的是与人们生活息息相关的审美需要，是处于这个时代的人们护理审美观念、审美趣味、审美理想的集中体现。如"三寸金莲"曾是中国封建社会对缠足妇女的小脚的美称，到了近代中国，民众意识兴起后，这个颠倒"美丑"的恶俗则成了"过街老鼠"。

在历史的潮流中，无数的相对性的护理审美标准汇流成真理的大海，从总的方向来看，人们追求美的目标总是相同的，这便是审美标准的绝对性。因此，护理审美标准是相对性与绝对性的辩证统一体。

（三）护理审美标准的内容

所谓审美标准，无非是评价者即审美主体以一定的标准对审美对象进行剖析、判断、定位并估量其审美价值的高低。护理审美标准也是一样，只不过评判的标准多了一份对人体健康的期盼，少了一份艺术美的广阔。当然，护理审美标准也不是以一板一眼的、有条有理的规则来限制人们的审美创作，不是天马行空，随便怎样都是标准的形式；它不是科学，没有精确的公式来描述它必须怎样，而是徘徊于理性与感性、规则与自由、形式与表现、实用与审美之间。因此，从某种意义上来说，审美是一种主观色彩很强的心理活动，护理审美并不存在一个绝对机械的、固定不移的审美标准，但这并不排除这种审美是有相对稳定性的，有着因时而变的客观标准。

在历史长河中，无论时代发生怎样的变化，人们都有着相似的人生理想，虽然努力的方式不同，但最终的愿望都是类似的，他们对美的追求也存在着一定的交集。在漫长的岁月中，前人亦积累了不少可供后人借鉴的审美经验，总结了不少对护理审美标准的认识。从审美客体的现实审美价值及主体的审美感受出发，护理美的种种表现，都是真、善、美在护理实践中的和谐统一。

1. 对"真"的护理审美需求　真是指护理活动要真实地反映客观事物，美感是客观事物的审美属性引起的人们情感上的愉悦，唯有审美对象是真实的客观存在，人们才能有机会认识美、了解美、感受美。护理美的真是审美主体在享受愉悦的情感体验的同时也认识到了审美客体的本质，可以说，"真"是一切美感的产生基础。

在对护理美追求的整个过程中，其一切活动其实都是围绕着"真"而发生、展开的。①护理人员在进行护理评估、护理诊断、制订护理计划、具体落实各项操作并进行评价时，都应以"真"为审美指导思想，达到维护、修复、促进患者身心健康的目的。例如，护士在收集病人病情、病史等资料进行评估、判断时，其正确性的依据便来源于资料的真实性，只有资料真实，才能保证护理的对症实施，保障患者的健康美，因此，这种对现实真实的反映才是美的。②护理审美评价对"真"的要求是一种心理体验，它既没有实化成需要探讨的机制，也可以漂浮于现实之外，比如，医护人员在感受其服务对象逐渐好转时，会自然而然地产生这种审美愉悦感，同时可能浮现对其未来康复时情景的憧憬，这时候产生的心理上的愉快虽然超越了客观现实的"真"，但又建立在现实的基础上，所以说，"真"无时无刻不围绕着护理审美活动的进程，是护理审美的基础。

2. 对"善"的护理审美需求 "善"是指人在与客观物质世界的现实联系中，客观对象对人的功利价值。美以"善"为基础，"善"是美的灵魂，通常情况下，凡是美的事物都是对社会、对人类有利而无害的，一切损害社会利益、阻碍人类发展的事物都不可能是美的。美的本质是能满足人的心理需要但不以利益为目的，它能超越眼前的直接功利价值提供给人巨大的精神财富。在护理审美中，"善"就是一心一意对患者负责的责任心与爱心。只有具备了这种"善"，才能使患者体会到护理服务为他们带来的体贴的话语、悉心的服务，建立和谐的护患关系，因此说"善"是护理美的标准，也是护理审美的前提。在护理实践中，护理人员仅具备外在的形象美与精湛的技术是不够的，这种美感是缺乏生命力的残缺美，无法得到人们的赞美和欣赏。只有将"善"融入其中，才能真正展现出良好而全面的护理形象，使人感受到护理事业的崇高。

虽然美是超越现实功利性的，但这并不否定美具备实用性、功利性等价值。例如，从护理操作的角度上说，其本质是满足操作目的，实现操作本身价值的一种行为，只有满足了患者的护理需要，实现这种实用性价值，它才具有审美价值。

在一定意义上，护理审美对"善"的要求，集中体现在护理的目的及护理人员的职业道德上，只有对服务对象确切地负责，才能有美的存在。

3. 对"美"的护理审美需求 护理工作的特殊性，要求护士内在美与外在美融合统一，并创造出美好的环境，使患者产生美感，享受美，感受到生命与生活的灿烂，从而增强战胜疾病的勇气与动力。

美离不开真与善，也不能违背真与善，但同时美也有其自身独特的内容。这种美的可感性不同于真与善的心灵美，更多地体现在外在美的特征上。例如，在护理工作中，患者对护理人员美的第一感受就是外在美，护士的外在美能给患者带来愉悦之感，端庄优雅、大方得体的美能让患者将其与工作性质相联系，体现出护理工作的严谨与专业性。

护理的形象美不仅是人与护理环境和谐统一的需要，它也是护理审美对象属性的直接表现。形象美既包括着装、外形及环境等静态美，又包括举止行为、语言沟通等动态美。对审美主体而言，能激发美感的形象应具有如下特点：①形象的完整性。完整统一是一种和谐美；它不仅代表审美客体本身的完整，也包括其与环境融合的协调美。主体在观察审美客体的同时，往往是把眼前的事物当成一个整体来欣赏的，并且与其所处的环境相交织、衬托，互相影响。在适宜的环境中，可实施恰当的举措，保持环境与审美客体的统一性。例如，在静脉穿刺时护士能做到一针见血，在手术过程中与医生的配合准确、敏捷、协调，能更加凸显客体的美，引起审美主体的审美快感。护士精湛顺畅的护理技术、有效切实的护理结果、端庄优雅的仪表、亲切温柔的态度和大方得体的举止，便是一种整体和谐的状态。因此，在护理人员进行实际护理活动时应给予重视。②形象的独特性。独特是指不同于一般普通事物的特质，独特的事物能吸引人们的眼球，这也是人们追求创新，创造新事物的体现。就好比"万绿丛中一点红"，独特的事物能给予人们突然的惊喜，让人感觉眼前一亮，而千篇一律则往往会引起人的审美疲劳。但是这种独特也需在一定范围内，在主体能接受的条件下，才能迸发光芒。③形象的创造性。护理既是科学，又是艺术，护理美通过创作与发展，能从各个方面完善、提高其审美形象，赋予其更高的审美价值。

除了形象上带给主体美感之外，美的事物还能引导人们之间心灵的沟通，带给人们精神的力量。因此可以说，这种精神力量的特性是护理美本质力量的体现，是评价护理审美价值的重要因素。

在医学模式向生物—心理—社会方向转变的同时，护理模式也向以人为中心的提供整体护理的模式发展。在新的护理模式下，只有实现真、善、美的完美和谐才可能达到护理美的崇高境界，这种对护理美的追求便构成了护理审美的标准。

五、护理审美心理

护理审美离不开感觉、知觉、记忆、想象、思维等心理活动，也离不开注意、兴趣、动机、情绪、意志等心理倾向性和能动性，同时还与每个审美主体的性格、气质、能力等个人心理特征相关，总之，护理审美过程是一系列复杂的心理活动的过程。

（一）心理因素

1. 感知与表象　感知就是感觉与知觉的总称。感知是一切认知活动产生的心理基础，也是引发审美感受的心理基础。在审美过程中，审美主体通过对客体整体特征的把握，形成对审美客体的完整认识与评价。因此，感知是审美反映的初级心理活动形式，是整个审美欣赏活动的基础。

感知是一个连续的过程，人通过本身的感觉器官将外界事物的外在形式摄入脑海中，依靠初步知觉对其进行分解与进一步的理解。总体来说，感觉是不假思索的，是符合人体生理结构的一种本能反应，是客观事物的个别属性通过对感觉器官的直接刺激在人脑中的反映，其不需要后天的培养来获取；相对而言，审美知觉则具有一定的选择性，是审美主体在长时间实践中获得的一种能自主地将审美客体发出来的信息进行有选择的加工的能力，它随着审美主体的主观意识而变化，并且把审美客体的所有属性融合成一个整体来感受，这个时候，它已不同于初步感觉阶段，不是在意它每个外在属性的特点，而是进行更深入的了解，从而做出一个整体的反映，并将对主体而言最关键部分的印象予以强化，这也可以称为知觉的整体性。感觉是审美主体与审美对象的客观联系，是审美对象固有属性的真实反映，而知觉是主体对客体的主观把握，更有情感色彩添加其中，也让审美客体更加具有人性美。

感知不仅仅是对外界信息的单纯录入，也是个体审美心理中关键的桥梁过程。例如，当我们观看电影《弗洛伦斯·南丁格尔》时，会欣赏她无私奉献的心灵美，对人的生命呵护与照顾的感性美，心里面会不由自主地涌起对这种美的喜爱、钦佩、向往之情。

表象是指储存在记忆中的客观外在事物的形象，或者说是存在于人脑中的对曾知觉过的事物的意识形象。表象可作为审美经验不断积累起来，在人们没有直接与外界事物发生接触时其仍可以发挥作用，提供审美感受。

表象是主体在原有感知的基础上，对存在于脑海中的事物进一步加工的结果，以使其较长久地保留对审美主体的审美知觉。因此，表象是审美主体对客体多次感知的结果，具有概括性和总体性，依赖于主体对客体的把握程度，通过回忆的方式展现出来。此外，表象还具有可塑性和变异性，记忆中的表象可能会随着时间的变迁而发生一系列变化甚至遗忘。因此，在临床中，针对小孩的药物一般颜色比较鲜艳，包装盒图案符合儿童的喜好，既能吸引患儿审美注意，帮助减少其对药物的恐惧感，又能帮助患儿记住哪种药是什么时候该吃的，增强对药物的表象记忆，有利于审美客体发挥作用。

表象是人类认识事物过程中的一个重要的环节，它独立于实物而存在的特点使得人们可以依据以往的审美经验甚至以后的经历而发生改变，它也是评价个体审美能力的一个重要标志。

感知与表象同为主体认识审美客体的基础，它们既有相同点，也有各自不同的特点，但其都是个体审美感受的先决条件。

2. 想象　想象是人的大脑在一定刺激物的影响下，以通过感知得到的储存在记忆中的回忆的表象为材料，通过分析、加工、综合等形成新形象的心理过程，它是个体的一种感性思维活动。

想象使理性的实际内容和现实形象及感性的、充满生气的情感融合在一起，依托于客观现实的感知形象，以已知为前提是它的本质要求。当然，一个人的想象力也在很大程度上取决于其与现实生活接触的广度和深度，一般来说，拥有丰富人生经验、文化程度和艺术修养高的人，会有更好的发挥想象的能力。审美想象的直接结果是审美创造，没有新事物的产生，便不能称之为想象，如"神""佛"等的产生，创造性想象给予自然更广阔的空间。例如，在人们的心目中，护士常被比作白衣天使，一个以良好形象并能够给予患者优质服务的护士能带给患者美感，激发其战胜疾病的信心，给予患者正能量。

审美想象能促进审美理想的形成，还有什么比想象和创造更美好的生活更让人着迷的呢？另一方面，审美活动的进行需要想象作为辅助，没有激发审美主体想象的对象是空洞而无趣的，人们通过审美想象从客观的事物身上找到主观的乐趣，例如，从一幅静止的水墨画上看到山林间的美妙，通过阅读文学作品在头脑中形成一系列生动的画面。因而可以说，想象是审美生命力的保障，在审美过程中占有重要地位。

3. 联想　联想是审美主体在感受某一事物的同时，另一未呈现在面前的事物在脑海中浮现的一种心理活动。联想也指个体在审美想象中唤起的存在于脑中的诸多事物的经验联系，是想象的一种表现形式。

审美联想对于诸事物的经验的联系，往往表现了渗透着审美主体主观态度的选择性，包含着丰富的内含，而思想内含是支配和影响选择性的一个重要方面。如毛泽东在读及"余江县消灭了血吸虫"这一消息后，便由血吸虫联想到了华佗的无奈，又由这份无可奈何联想到"万户萧疏"等，从而揭示社会的进步与人民的创造等深刻的思想意蕴。当然，这种联想有时是出于意识与潜意识的影响，有时是受现实主义的支配，有时是出于审美意识的主观目的。

根据事物间前后相互联系的关系不同，联想可分为接近联想、相似联想和对比联想。

（1）接近联想。这是个人因经验与经验之间在空间或时间上的接近而在脑海中浮现的联想，如当故地重游时而产生的对往事的回想，这种形式的联想便是空间性的接近联想；"秋风生渭水，落叶满长安"，由秋风想到落叶，是因为秋风与落叶在发生时间上相接近，这便是时间上的接近联想。

（2）相似联想。相似联想包含着两层含义：①在性质、形态上有着相似特点的事物间的联想，是事物共同点的联系的体现。例如，护士对患者无微不至的关怀和照顾，使其回忆起与亲人相处的情景，对护士产生由衷的感激和敬意之情；文学作品中常用的比喻、拟人、类比的手法，把风筝比为游子，长长的线比为父母的牵挂等，则是在性质上的相似点让人把它们联想在一起；当看到圆圆的月亮时联想到蛋黄，是因为两者形象上有相似的地方。②由于审美对象的意境与审美主体的心情相似，而有所触动。若思恋爱人时读到李白的《长相思》，则会在感慨作者的悲凉的同时，联想到自己的"思"与"愁"，这便是相似联想。

（3）对比联想。简单地说，就是由一种事物联想到与它相矛盾、相对立的事物。它既反映事物的共性，又反映事物相对立的个性。有共性才有对立的个性，因为两者处于同一矛盾体中；而对比更突出地显示了两者的个性，使得彼此在同一现象中分离出来，更加鲜明。如由秦桧想到岳飞，由西施之美想到东施之丑，由富人想到穷人等，在对比联想中通过事物的对立比较，使得事物各自特殊的品格更加一目了然。艺术创作中经常出现的对比、反衬等手法便类似于对比联想，如"朱门酒肉臭，路有冻死骨""去年今日此门中，人面桃花相映红；人面不知何处去，桃花依旧笑春风"，对比联想能使感情得到深化，帮助审美者明辨是非曲直。也正因这种对比，当美丑形成对比联想时，加剧了人们对美的追求和依赖。如当一个人受到委屈而伤心时，走过来安慰他的人在他心目中的形象便会与之前遭遇到的种种不开心的事情形成对比，强化他对这个关心他的人的喜爱与依赖，因此，在护理实践中，护士作为守护和照顾患者的主要人士，也应理解患者的这种依赖性，并帮助患者尽早走出阴霾，重获健康。

4．理解　审美理解是审美主体借助过去的审美经验与美学知识对审美对象内容、形式、事物间联系及其规律的认识把握。离开了审美理解，不仅审美情感等因素失去了依托，而且对美的感受也流于肤浅。在审美活动中，审美理解是使审美感知、审美想象、审美情感获得深刻印象的关键心理因素，审美理解引领审美主体进入审美意境，领略更深层次的美。

当然，审美理解具有很强的主观性。所谓"有一千个观众就有一千个哈姆雷特"，不同的欣赏者可以从同一审美对象中看出多种含义。但审美理解既是理性的一种形式，也具有客观性。理解的逻辑方式和人类需求的共同性特征，使其也有对事物共同的理解。事实上，人类对事物的审美判断在很大程度上是基本一致的，例如，泰山、金字塔、泰姬陵的美是世界公认的，这也体现了审美理解的客观性。审美理解是对形象的一种"心领神会"的直观性的把握，有可言不可言的非概念性特征，审美主体无须深思熟虑，无须概念性的言语，仅凭自我"感觉"便可将这种思想情感展示出来，它是非实在的。理解是一种寓理于情的非逻辑性的感受，在审美活动中，理性消融在形象与情感之中，就像康德说过的"美是不凭借概念而普遍令人愉快的"。

审美理解分为三个层次，分别由浅入深，帮助主体揭示审美客体的本质所在。①区分现实与虚幻。这是理解的基本步骤，譬如在看戏剧时，不要把剧情当作真实的，清楚审美世界与现实世界之间的"虚""实"之分，在欣赏时保持清醒的思维，才能从容地进行审美。②主体对审美对象形式的理解。各类事物都有自己独特的技巧和程序，主体掌握一定的审美知识才能欣赏到不同形式的美。如观看京剧，需要了解它的艺术技能和表现手法等，形式是内容的载体，不了解形式就不能深刻理解审美客体。③主体对审美对象内涵的理解。意涵是深层次的美，是审美客体美的精髓。例如，在读古诗时，它的每一个字都是经过反复推敲的，"会当凌绝顶，一览众山小"两句不仅描绘的是泰山的壮丽雄魄，也是作者个人远大抱负的体现。

审美理解还应包括在实际应用中的理解。在临床上，护患应彼此互相理解，作为护理人员，无论是对患者还是其家属，都应保持真切的态度。如面对刚失去亲人的处于悲伤中的家属，护士除了做好应有的尸体护理外，也应注意审美应用，体面地帮死者做完最后的护理工作，既是对死者负责也是对死者家属的慰藉。

审美理解是浸透着情感、想象和意志的高级心理活动，也是审美主体真正了解审美客体的内在美、品位外在美的阶梯。如在对护理人员着装服饰的欣赏中，若只停留在工作服的整洁、色泽等感性形式上，便不能深刻体会服饰与职业、环境的默契，难以理解到护理工作的高尚意义。

5. 情绪与情感　情绪与情感都是人在进行各种活动的过程中所获得的主观体验，是人脑独特的产物。在审美活动中，情绪是不以客观审美对象为感受客体的主体实际状态，其主要和无条件反射相联系；情感是主体接受事物刺激作用，在大脑内所引发的神经反应的一系列过程，是对审美对象与主体之间的某种联系的主观反映。审美情感以情绪为基础，情绪在很大程度上影响主体对审美对象的情感认知，例如，一个觉得自己在众人面前丢了面子的人，面对旁人的安慰、微笑，可能怀疑别人是否在嘲笑自己，而在其他人看来，这只是一个温暖的、支持的笑容。情绪不同，个人的感受就不同。

在审美活动中，情感因素是一种内驱力，影响和制约着其他的心理因素，同时也是审美主体审视美、创造美的动力。正是由于对生活、对美的事物的热爱，人们才会不停地开拓另一番美景，这是推动人们创造美的动力，同时，只有浸透了丰富情感的审美对象才是更有动人魅力的，这份情感既是创造者们创作的灵感，也是创作的基础。情感的产生使个体审美情趣变成一种审美需要，具有强大感染力的审美客体能使主体不论在审美感受还是在审美能力上都有所满足与提高。人们对美的事物的欣赏离不开对它的认识与理解，只有主体与审美对象在情感上达到共鸣时，他才能深切地体会到美。另一方面，在医疗活动中，照顾到患者的情感是医疗道德的基本要求，如在临床中因胸部、腹部或四肢部位瘢痕畸形而要求整形手术的病例不少，其中相当部分是患者于接受急诊手术时，因为急救需要，医生对这些部位的手术没有美学考虑造成的，虽然生命得到了保障，但是却对患者造成了情感上的伤害。可见，审美对客体的情感影响及客体对审美行为的反作用是息息相关的，在护理实践中，不能只注重伤口的愈合和病情的恢复，更要注意服务对象的审美情感需要及其情感变化，将疾病治疗与患者审美情感需要有机结合起来。

总之，在审美实践中，感知、想象、理解、情感等心理要素是彼此有机统一的整体，相互渗透、相互依赖，共同完成复杂的审美活动。感知中有想象混合，想象中有情感参与，情感中有理解规范，理解中又有情感主导，它们是密不可分的。感知起导向作用，想象是美感的翅膀，理解为审美提供方向，而情感则是审美活动的动力，只有在各项技能都达到的情况下，审美活动才得以进行。

（二）护理审美心理过程

审美活动是一个动态的心理过程，具有一定的时间性和阶段性，每一个阶段都有其特定的状态，按照时间发生的先后顺序，审美心理过程大致分为准备、实现、效应三个阶段。

1. 准备阶段　准备阶段即初始阶段，包括审美需要、审美态度、审美注意、审美期望在内的一系列心理活动，是主体进行审美活动和与客体相互作用的最基本要求。审美需要与审美心态是主体进入审美活动的必然要求，只有在某一时空中，审美主体的自身准备已达到状态，从现实生活中脱离出来，主体才会自觉或不自觉地对面前的客体进行审美。而外在事物通过与主体的相互作用，来吸引主体的审美注意，这时，主体才能离开其他有干扰性的事物而特定、清晰地反映被观察的客体。如在夜空中看星座，在花园里赏花，主体的注意力是有限的，对审美客体的集中感受是继而进行审美的关键。审美期望推动主体进入审美，并促进审美主体的心理调节与完善，以进入下一阶段。

2. 实现阶段　实现阶段是审美活动最主要的部分，在这一阶段，主体通过审美感知、想象、理解、情感等多种因素的相互作用，得出总体评价，获得审美体验、感受及心理上的愉悦与精神上的满足。当然，这个过程不是一次性完成的，而是经过多次信息的获取、分析、综合感受而来的。

3. 效应阶段　审美心理过程并不是伴随着审美程序的完成而结束，审美主体对审美客体的有限时空存在和内涵的升华不仅是审美活动的组成部分，也是审美活动的意义所在。个体随着审美经验的积累，逐步形成自身的审美观念，孕育审美理想，每次美感的获得，都是一次审美技能的进步。审美心理过程中，从审美注意到审美体验再到审美升华，是一个从外部现实过渡到内心精神体验的过程，也是一个从接触到再创造的过程，这也是审美对社会、对社会中的人的积极作用。

以护理教师教学生铺床为例，一张洁净、舒适的床是审美的需要，示范的过程中，教师以轻盈的身姿推着护士车进入学生的视野，以熟练敏捷、姿势优雅的动作完成铺床操作的时候，便吸引了学生的审美注意，同时学生们作为审美主体通过一系列的审美心理活动感受操作过程中的护理美，得到一种宁静而不烦躁的愉悦感，体会动作的姿态美，床单位的整洁美，感到观看老师操作是一种美的享受，从而激发了学生的求知欲，也提高了学生的学习兴趣。

在整个护理审美心理反应中，一方面，审美主体不仅受到了外界美好事物的熏陶，有了一种强大的精神力量，更重要的是，能将这种无形的力量落实到生活中，落实到每位服务对象身上。另一方面，护理审美活动对主体心理的冲击、丰富，能提高护理人员的审美能力，丰富审美经验，培养其健康的审美趣味与审美理想，对护理人员整体素质的提高起到推动作用。

第二节　护理美育

"爱美之心，人皆有之"，美是人的一种本性需求。在医院中，优美的环境和护理人员良好的仪表、语言、行为不仅给患者以美的熏陶，而且对患者的康复有着积极影响。为了获得系统化、理论化的审美经验，提高自身的审美能力，护理人员必须学习一些美学理论知识并建立正确的审美观，护理美育便是护理人员完善自我、优化护理工作的必然要求。

一、护理美育的含义

美育是审美与教育结合的产物，护理美育则是由护理审美与护理教育结合衍生而来的。护理美育通过传授美学基本知识和进行审美素质培养，使护理人员树立正确的审美观，提高审美感受力、审美鉴赏力和审美创造力。

（一）美育

美育即审美教育，是培养人建立正确健康的审美观和审美情趣，提高人感受美、鉴赏美、创造美的能力的教育。美育一词，最早出现在近代德国诗人席勒《审美教育书简》一书中，他提出："若要把感性的人变成理性的人，唯一的途径是先使他成为审美的人。"我国近代著名教育家蔡元培曾说："美育者，应用美学理论与教育，以培养感情为目的者也。"也就是说，美育是运用一切美的形式而进行的美化身心的教育。

（二）护理美育

护理美育即护理审美教育，是指通过一定方式、设施，培养护理人员正确健康的审美观和审美情趣，提高护理人员感受美、鉴赏美、创造美的能力的教育。也就是说，护理美育是指对护理人员美的素质的培养和教育。

从内容体系上说，护理美育包括一般审美教育和护理审美教育两部分。

1. 护理美育中的一般审美教育　护理美育中的一般审美教育，是运用美学基本理论，借助自然美、社会美与艺术美的形式，对护理人员进行情感教育，使其全面发展。它通过探讨美的形式、特征和本质，使护理人员提高美学修养，形成稳定的审美意识，并按美的规律塑造自身。如美术教育中，欣赏罗中立的油画《父亲》，可启发护理人员铭记父母，以感恩之心面对生活。这种优秀艺术作品引发的情感共鸣，使护理人员的审美观和审美情趣向着正确、健康的方向发展。

2. 护理美育中的护理审美教育　护理美育中的护理审美教育，是在普及一般审美教育的基础上结合护理美的要求，对护理人员美学素养的培养和教育。它在美育的基础上，围绕特定的护理环境，通过一定的方式、设施，培养护理人员正确健康的护理审美观和护理审美情趣，提高护理人员感受、鉴赏、创造美的能力。

（1）护理审美基础知识的教育。这部分内容包括一般的和具有护理专业特色的审美基础知识，但更侧重于后者。如在探讨美的特征时，除了分析美的一般基本特征外，更注重解释护理学科自身美的特点和规律。护士工作时熟练的动作及优美的体态，体现了护理工作的美学内涵，在进行各项护理操作时做到动作娴熟、协调、轻巧、准确无误，就会使患者感到心里踏实稳定，从而对护士心悦诚服，主动配合并支持护士的工作。

（2）护理审美观的教育。护理审美观指人们对护理活动中美与丑的基本观念和态度。护理审美观的教育倡导健康向上的审美观，坚持真、善、美相统一。优秀的护理人员不断追求最佳的护理效果，并带给服务对象愉悦的感受。

（3）护理审美能力的培养。护理审美能力指护理审美主体感受、鉴赏和创造护理美的能力。护理审美能力的培养具有重大价值，它振奋人心，促进护理人员在护理工作中感受、鉴赏和创造美。如在铺床操作中，娴熟优雅的动作、省力的姿势和整洁的床单，激发护理人员追求护理操作的精确美和艺术美，并且付诸实践。

二、护理美育的本质

法国雕塑家罗丹曾说，"这个世界并不缺少美，而是缺少发现美的眼睛"，深刻地提示了美育的意义和重要性。美育是人们按照美的规律认识和改造世界的重要手段。

（一）美育思想的来源

对美育进行过论述的代表人物很多，这里仅仅介绍中国古代的孔子、近代的蔡元培和西方近代的席勒、现代的马克思等的美育思想。

孔子是中国美学理论最为重要的奠基人，他的美学建立在仁学的基础上，即"里仁为美"。"子谓《韶》，尽美矣，又尽善矣"，孔子在中国美学史上第一次明确区分了美与善，提出美与善应和谐统一。他在教育中主张以礼教（即德育）为目的，以诗乐（即美育）为手段，去培养完善的人格。

蔡元培首创了中国近代美育体系，他提出"以美育代宗教"的思想，还对美育的本质、内容、作用和途径做了系统的考察。蔡元培注重美育，认为美育能使人脱离现实中的离、合、福、祸、生、死，忘记喜、怒、哀、乐、悲、恐、惊之情，滋养灵性、陶冶情操。

席勒的美育思想具有划时代的意义，他认为纯粹道德的生活用理性压制感性，把生活变得拘谨枯燥，而在美的艺术中，感性和理性却能融洽地自由结合，这种状态被席勒称为"美的心灵"。按照席勒的观点，审美活动能为人的智力活动提供高尚的情操，使人在不知不觉中接受道德观念。继席勒之后，欧洲各国相继提倡学校与社会的艺术教育，开展审美教育理论的研究。

马克思奠定了现代美育思想的理论基础，其美学思想的核心是"人也按照美的规律来塑造物体"。这个"塑造"的过程包含着人自身全面、和谐的发展，而美育的根本目的就在于促进人的全面、和谐发展。

（二）美育的本质

美育的本质，即美育的本体存在及其特殊质的规定性。关于美育本质的认识，较为有影响的主要有四种观点：

1. 从属论观点　"从属论"认为美育从属于德育、智育、体育，即美育包含在德育、体育、智育之中，不必另提。周冠生曾说，"如果有人要在个性发展中硬塞进美育，岂非是画蛇添足"，认为个性发展中不可能有美育的位置。关于"从属论"还有另一种解释，即认为美育为德育服务、以德育的目的为目的，是德育的一部分。苏联的奥夫相尼柯夫和拉祖姆内主编的《简明美学辞典》认为"审美教育"是"劳动教育、思想教育、政治教育，特别是道德教育的一部分"。很明显，"从属论"把美育归于德育、智育、体育的内容之中，从根本上忽略了美育的独立地位和特殊作用，现在坚持这一观点的人已为数不多了。

2. 娱乐论观点　蒋孔阳在《谈谈审美教育》一文中提出，美育"应该首先是一种娱乐教育"。他认为，美育的内涵很丰富，既是爱美的教育，又是情感和品德的教育，还是艺术的教育，但却以娱乐教育为先。美育通过"审美方式打动人的情感，对人进行教育，使人在心灵深处受到感化和感染"，是一种快感，一种享受。但是，把美育的本质定位在娱乐层面上，却是值得商榷的。

3. 情感论观点　"情感论"认为美育以陶冶人的情感为目的，是一种情感教育。康德把人的心理分为知、情、意三部分，而美学是研究情感的学科，因此美育被视为情感教育。滕守尧在《审美心理描述》中提出："美育，归根结底是一种感情教育，它所要得到的，是一种使人格变高尚的内在情感。"曾繁仁也在《试论美育本质》一文中指出"将美育的本质归结为'情感教育'的基本思想是可取的"。可是，把美育的本质界定为情感教育这一观点并没有得到所有人的认可。因此，笼统地将美育认定为情感教育是不妥的。

4. 感性论观点　在"感性论"中，"感性"有着多方面的含义：①感性意味着生存的个体性，即要尊重个体，充分强调和发挥个体的主观能动性。这是美育作为感性教育最基本、最重要的宗旨。②感性意味着人的"肉体性"。此处的"肉体性"不是单纯的生理学范畴，而是人性、人格中与生理活动有着直接或间接联系的方面，如感觉、想象等。③感性意味着生命活力。感性以人的本能冲动及情感过程为特征，它的发达意味着生命活力的充沛。"感性论"的典型代表是樊美筠，她在《美育作为感性教育初探》一文中指出，"美育作为一种感性教育，是以人们对对象的直接感知为基础的，也是以人的感性不断敏感和丰富为目的的"，道出了美育是感性教育的本质。感性，同生命本体、人的生存意义及人类前途命运密切相关，赋予了美育深刻的内涵和丰富的意义。美育是感性教育，它通过培养人的审美能力来发展人的感性，促进感性与理性的协调发展，以塑造完美的人性。

（三）护理美育的本质

护理美育是针对护理人员进行的审美教育，它培养护理人员的审美能力，发展其感性，并促进护理人员感性与理性的协调发展，以其塑造完美的人性。但是具有特定环境的护理美育，又具有不同于美育的特有本质。

1. 特有的教育对象　美育的教育对象是整个人类，包括护理专业的人员和其他任何行业的人；护理美育的教育对象则仅指护理专业的人员，包括在校护生、临床护理人员和其他护理行业相关人员。系统地实施审美教育，最直接的方法就是将其融入学科教学之中。护理美育的教育应从护理专业的学生入学即开始，使其明确职业形象美的内容和要求，培养职业意识，获得职业美的体验，由表及里地塑造美好的白衣天使形象。

2. 特有的教育内容　护理美育不仅包含美育的一般教育内容，还包括基础护理知识、护理审美观和护理审美能力等内容。根据审美教育的含义和护理专业特点，在教学中实施审美教育就是以护理知识和美学知识为载体，借助护理学科本身存在的美学要素，通过教学活动，让受教育者充分感受和欣赏护理活动的美，受到职业美的熏陶。如在灌肠操作的学习中，教育者不仅要求操作者仪表端庄、语言恰当和操作技术规范、熟练，而且要求操作者合理应用护理心理学、护理沟通学等专业知识分析患者心理状态，并与患者合理沟通。

3. 特有的教育手段　护理美育的教育手段，除了课堂讲授、小组讨论、知识竞赛、艺术陶冶、角色扮演和社会实践等美育的一般教育手段外，还有临床实习、南丁格尔模范教育、护理授帽仪式等独特的教育方式。这些特有的教育方式是一种职业体验式教育，也是对护理事业这一神圣职业精神的传承，在知识、能力发展的同时，提高自身的审美素质，从而陶冶高尚的情操，塑造健全的人格，得到个人素质的全面和谐发展。

4. 特有的教育目的　教育的目的在于培养人才，美育的目的在于培养美感、发展感性。护理美育的目的不仅在于培养人才和发展感性，更重要的是让受教育者将美应用于护理实践，在实践中发现美、创造美，以优化护理工作的全过程。如在护理语言美的学习中，不仅要求受教育者掌握护理语言美的相关理论知识，学会欣赏和感受护理工作中的语言美，而且需要把美带到护理实践中，用恰当、通俗、文明、温馨、富有感情的语言与患者沟通，使患者更好地配合护理工作。受到良好美育教育的护士在护理职业活动中，显示出的品德美、姿态美、技术美等多方面的综合素质，既有助于实现诊疗目的，又符合人的生理、心理需求，可促进患者疾病的治疗与机体的康复。

三、护理美育的特点

护理美育始终围绕护理工作，指导护理人员在实践中应用美学理论，美化护理环境，美化护理人员的形象与内心，创造人与环境、人与健康的和谐。它不仅具有护理鲜明的职业特色，同时包含客观性、感染性、深邃性和创造性的特点。

（一）职业特色

鲜明的护理职业特色是护理美育最重要、最独特的特点。护理美育紧紧围绕护理活动这一特定环境，从"人与需要""人与环境""人与护理"的各种关系出发，探讨如何在护理实践中应用美学理论，美化护理人员与护理环境，优化护理过程，创造人与人、人与环境、人与健康的和谐。护理美育离不开护理活动的大背景，护理美便体现在护理工作的细微之处，护理职业美是护士不断提高修养的过程，在护理实践中，护士对患者细心的观察与照料，使其在和谐的环境中得到治疗，从而促进患者早日康复。而护理过程的优化又有赖于护理美育培养的护理人才，通过不断加强职业道德修养，塑造护理人员美的心灵，使其拥有美的情感、情操及健康的人格，确立对人，特别是对患者的正确态度，使自己的内在美与外在美有机地结合起来，以提高整体护理质量。

（二）客观性

护理美育寓于形象之中，具有客观性。美的事物都是客观存在的，它们以具体、鲜明、生动的形象来感染人，引起人的美感。护理美育从客观而具体的形象入手，激发护理人员敬业奉献的工作精神，置身于社会美；引导护理人员欣赏秀丽山河，感受自然美的本质力量；促使护理人员陶冶于艺术作品中，体验艺术美。如护理人员救死扶伤、无私奉献的品质是社会美在护理领域的体现；医院环境的绿化是自然美在护理领域的体现；护理人员优美的姿态，病区的色彩装饰是艺术美在护理领域的体现。护理美育让护理人员在赏心悦目中，丰富知识，升华思想，净化心灵，以达到优化护理过程的目的。

（三）感染性

护理美育寓于情感之中，具有感染性。感染是通过某种方式引起他人产生相同的情绪和行动，是情绪的传递与交流。护理美育以美感人，以情动人，通过美的事物激发护理人员及服务对象的情感，从而引起情感共鸣。如护理活动中，护理人员整洁大方的仪表、亲切温馨的语言、优美娴熟的操作均能使服务对象感受到护理工作的动态美，通过情绪的传递，使得他们热爱生命，与疾病作斗争。

知识拓展

人的全部情感的表达=7％的言语+38％的声音+55％的表情。

表情在人与人之间的情感表达中具有非常重要的作用，护士在工作中与患者交往时，要面带坦诚的微笑，留给患者美好亲切的感觉。

语言是一门心灵的艺术也是护理的手段，是医护人员与患者沟通情感的最佳桥梁，护患沟通的语音要清晰、语气要温和、语意要准确。

（四）深邃性

护理美育寓教于潜移默化之中，具有深邃性。护理活动中美的事物，对人的思想和情感会产生深远的影响。护理美育给护理人员以美的熏陶，使其逐步形成完善的心理结构和心理定向，将外在的影响逐步内化为自身的素养和信念，影响其精神生活。这种潜移默化的作用是持续存在的，它将使个体的审美修养和个人情操不断走向深入。如"提灯女士"——南丁格尔，作为一名护士，在克里米亚战争中以"燃烧自己，照亮别人"的无私奉献精神拯救伤员，成为后世之典范、现代护理之先驱，在潜移默化中影响着无数的护理人员。

（五）创造性

护理美育寓于护理实践之中，具有创造性。护理美育过程中没有强制性成分，受教育者是自由的、主动的，并具有个人的独特性和创造性。护理美育在实践中以美的事物感染受教育者，使其在轻松而舒畅的心境下，获得情感的满足。护理美育的培育目标是个性化和个人创造性，倡导符合护理审美规律的独特的审美活动，在实践中训练受教育者独特的眼光、感受、思维、表达和创造。如吸氧操作的训练中，护士小张发现吸氧管的玻璃接头易碎，且不易预防；冥思苦想之后，小张想到了用剪掉帽头端的注射器帽代替吸氧管的玻璃接头的方法；按这方法试过之后，不仅解决了问题、效果良好，还给医院节省了不少成本。

四、护理美育的原则

护理美育是教育学的一个分支，必须遵循教育学的科学性与教育性相结合、理论与实际相结合、直观性、启发性、循序渐进、巩固性、因材施教等一般性原则；而具有鲜明职业特色的护理美育，还要贯彻它特有的原则：协调性原则、场效性原则、引导性原则和阶段性原则。

（一）协调性原则

护理美育的协调性原则是指在护理美育的实施过程中，为了达到美育与其他教育之间的协调，必须注意与德育、智育、体育等相互关联。它们之间的协调性体现在美育与德育、智育、体育相互促进、相互依存、相互渗透、相辅相成却又不能相互替代的和平发展的关系上。正如王朝闻所说："德育、智育、体育与美育的关系不是一种加法，而是一种化合，前三育离不开美育，美育的作用渗透在前三育之中。"

护理美育协调性原则的实施要求既要客观认识护理美育与德育、智育、体育三者的区别，又要充分利用护理美育与德育、智育、体育三者的联系。

1. 客观认识护理美育与德育、智育、体育三者的区别　德育的目的在于培养受教育者高尚的品德，使其趋善避恶，是"善"，属于道德伦理范畴。智育的实质在于育智，讲求知、辨真伪、寻真理，是"真"，主要传授科学文化知识，训练专业操作技能，培养与发展职业能力。体育则是通过运动和锻炼促进人体的正常发育和功能发展，提高受教育者的健康水平，是"健"亦是"美"。而护理美育是"真""善""美"的有机结合，它通过美的事物所特有的魅力，潜移默化，以诱发、感染、培养等方式诉诸受教育者的审美情感，培养与发展其正确健康的审美情趣，使其乐善好为。因此，护理美育以"美"引"真"，以"美"导"善"。

2. 充分利用护理美育与德育、智育、体育三者的联系 王国维在《论教育之宗旨》中提出："完全之人物不可不具备真善美之三德，欲达此理想，于是教育之事起，教育之事亦分三部，智育、德育、美育是也。"可见，德育、智育、体育、美育相互联系、密不可分，在教育事业中是一个不可分割的有机整体。

护理美育寓思想品德教育、科学知识教育、体态教育于美的形象中，培养个体的审美情趣，使其拥有高尚的道德情操、敏锐的思维能力和健康健美的身体素质。德育是护理美育的基础，护理美育是德育的深化；智育中渗透着美育，护理美育里包含着智育；体育是"健"与"美"的结合，护理美育是体育的"孪生姐妹"。只有充分重视护理美育与德育、智育、体育三者的联系，才能顺利完成护理美育的教育和培养。例如，护理人员在观看英雄护士冒死在余震中拯救伤员的视频时，心中的激动之情和崇高之感油然而生，这种潜移默化的熏陶让护理人员对护理美有了充分认识和深刻体会；对护理人员进行护理技能技巧的训练和智力的开发，既是对护理人员的审美教育，又是智育的范畴；每天进行适当的体育锻炼，如慢跑、球类运动等，有利于护理人员保持健康的身体、愉悦的心情，以更充沛的精力和体力投入到护理工作中；此外，护理技能比赛等护理美育活动也能提高护理人员的审美能力，促进其对健美的认识，提高自身的健美素质。

（二）场效性原则

护理美育的场效性原则是指在实施护理审美教育的过程中，必须注意各方面、各环节、各要素之间的相互影响和相互作用。护理美育渗透在护理理论和实践教学活动的各方面、各环节、各要素的相互联系中，并形成一个完整的护理审美活动场。因此，护理美育场效应原则的实施既要充分应用护理理论教学活动，又要合理利用护理实践教学活动。

1. 充分应用护理理论教学活动实施护理美育 受教育者从踏入护理专业学校的大门之日起，就应接受职业道德美的培养，以形成热爱护理事业、积极进取、一丝不苟、无私奉献的职业道德品质。在护理理论教学活动中，教育者要引导受教育者尽可能地发现、理解护理学科知识中的理性美、智慧美和内涵美等审美因素，使其在愉悦、积极的心态下学习。如讲授护理程序的内容时应让受教育者明白：实施护理程序的过程就是一个护理人员帮助服务对象解决健康问题的过程，它包括生理、心理和服务对象的特殊照顾等多方面的内容。此外，优美的教学环境，教育者的仪表、语言、行为的美，课件、板书布局的美，和谐的课堂气氛等也能产生良好的美育效果。

2. 合理利用护理实践教学活动实施护理美育 多种多样的护理实践活动，如护理技术比赛、美学专题讲座、护士节演讲比赛、校外公益活动等均能激发受教育者欣赏美、追求美，并提高护理审美能力。在护理实践教学活动中，教育者规范、准确、娴熟、精湛的操作示范，将护理技术之精与操作艺术之美融为一体，给学生以职业特有的美感，并激发学生对护理职业形象美的渴望，从而塑造美的护理职业形象。如静脉输液示教时，教育者对服务对象需求的关注、严谨的查对、沉着冷静的心态和一针穿刺成功的技术会带给受教育者一种赏心悦目的职业美感，激发其学习护理专业技能的兴趣，体验创造护理技能美的过程与价值。

（三）引导性原则

护理美育的引导性原则是指护理美育不是灌输和说教，而是引导、启发受教育者产生深切的情感体验，唤起内心强烈的兴趣和主动性，自觉自愿地投入受教育过程。这一原则的实施，需要注意以下几点：

1. 受教育者是护理美育的主体，是护理审美活动的参与者　护理美育的主体是受教育者，教育者要发挥引导、指点、鼓励的作用，让受教育者积极投入到护理审美活动中。也就是说，要引导受教育者参与护理审美活动的全过程，体验护理审美的无限乐趣。如护理美育活动中，采取课堂讨论、角色扮演、社会实践、模拟实验、临床实践等形式，引导和激发受教育者亲身参与护理审美活动，获得亲身体验，激起情感上的共鸣和对护理审美的追求。

2. 以多样化的教育方式激发受教育者的学习主动性和积极性　灵活而多样的教育方式，如交谈讨论、实地参观、实践活动、小组合作、模范教学等，从多层次、多方面、多渠道影响受教育者，激发其对护理审美的浓厚兴趣，并主动投入到该活动中去。审美活动会随着社会审美形态和审美心理的改变而改变，因此，护理美育还应具有时代特征和生活气息，使受教育者的审美观、审美情趣和审美能力与社会发展同步。

3. 根据受教育者的个性特征因材施教　"培养、教育人和种花木一样，首先要认识花木的特点，区别不同情况给以施肥、浇水和培养教育"，这就是说，护理美育要培养出各具特点的审美个体，必须先发现受教育者独有的个性特征，再进行审美指导。如在护理美育活动中，教育者根据受教育者各自的优缺点和兴趣爱好，将受教育者分成不同小组，性格活泼、喜爱表演的小组进行角色扮演，擅于探索、勇于实践的小组进行实地参观和临床实践，而能理性看待问题的小组则通过讨论分析来学习，以灵活多样的教育方式培养具有独特个性的护理审美主体。

（四）阶段性原则

个体的审美发展是一个动态的过程，从婴幼儿、儿童、青少年、中年到老年，在不同时期有不同的身心特点，审美发展也呈现出阶段性。因此，护理美育过程中，教育者要按照个体审美发展各个阶段的不同特点采取不同的教育方式，实施不同内容的审美教育。如受教育者在校学习基础理论期间，通过审美教育活动使他们接受并理解相关的美学理论；实习期间，受教育者则应在临床护理实践活动中感受美、体验美；独自承担护理工作时，护理人员要将护理美学理论与实践相结合，在工作中应用美、创造美。

另外，护理美育的阶段性原则强调有序性和渐进性。有序性是指护理美育各阶段是按照个体身心发展的梯次有序构成的，其位置和前后关系不可倒置。护理美育应从简单到复杂、从感性到理性、从理论到实践等。渐进性则是指个体的审美能力是逐渐发展和提高的，只有达到前一阶段的基本目标，才能过渡和上升到更高的阶段。护理美育的受教育者只有在掌握美学基础知识，树立正确的审美观后，才能具有感受美、欣赏美和鉴赏美的能力，进而应用这些能力在实践中创造美。

思考题

1．认知练习

学生进行分组自由讨论，依据本章所学知识，探讨形象、语言、态度、行为等方面体现的护理美。

2．实践练习

（1）如果有一位因即将进行心脏搭桥手术而极度焦虑的患者，而你是他的责任护士，你会怎么做来减轻他的心理负担？

（2）在一名宫外孕大出血患者的抢救中，护士小李连续两次静脉穿刺失败，但她不仅没有惊慌失措，而且急中生智在穿刺部位上下扎两条止血带使原本不明显的血管变得充盈，成功地为患者埋下了静脉留置针。其他护士知道后，也争相效仿，解决了静脉穿刺难的问题。请分析上述事例中所体现出的护理美育的特点。

3．知识运用

如何在导尿操作的示教中体现护理美并贯彻护理美育的原则。

第四章　护士人体美

学习目标

1. 掌握人体美的概念、特点、基本特征。
2. 熟悉人体美的组成要素。
3. 了解人体美与健康的关系。

情境导入

儿科病房收治了一位患有先天性心脏病的5岁小女孩，弱小的身躯、枯黄的头发、大大的眼睛使每位见到她的人都心生怜爱。长期的病痛折磨使小女孩形成了自卑、害羞的心理。这时，身着白衣的护士姐姐走近了她，除了为她医治疾病，还在工作闲暇时给她讲动人的故事、有趣的见闻，教她唱好听的儿歌，一点点为小女孩打开了通向希望的大门，不仅使她树立了战胜疾病的信心，而且激发了她对生活的期望。某日，小女孩许下一个愿望：等自己长大了，也要像护士姐姐一样，穿上圣洁的白衣、带上美丽的燕帽，像天使一样向人间播撒爱心，为病人解除疾苦。

第一节　人体美

几千年来，人体一直被人类作为美的对象来认识、研究、和表现。而人体美（physical beauty）并非是一个新创的词组，可以说自从人类有了艺术以来，探索人体美便成了一个重要的主题。

人类对人体美的发现和研究可追溯到公元前6世纪，当时毕达哥拉斯学派就从人体美中得出了带有普遍性的科学抽象，与此同时出现了非常多的关于人体的雕塑。公元前400年左右，古希腊人开始从理论上阐述人体美，著名的卡洛斯和塞纳比亚人体美学思想就是这个时期形成的。文艺复兴时期，达·芬奇又十分精确地研究了人体美的比例。认为人体是完美的，人体的各部分与三角形、正方形、圆形等几何图形相吻合，这种符合数学的基础法则的人体比例才是美的。

一、人体美概述

人体美(physical beauty)是指人体作为审美对象所具有的美，有广义和狭义之分。广义的人体美是人的外在美和内在美的有机统一。外在美包括形体美、容貌美、行为美、风度美和语言美，以及作为附着部分的修饰美（包括着装、发型和化妆等）。人的外在美很容易让人直接地感受到。内在美包括蕴含于内在的性格、品德、思想和情操等内在的美感结构，主要包括心灵美和性格美。内在美对一个人的素质起着决定性的作用，体现了人的积极方面的本质美，美最根本的特点就在于它体现了人本质的力量。人的美只有在外在形式和内在本质达到统一、和谐时才是真正的、完整的最高形式的美。狭义的人体美多侧重于人的自然属性，主要是指人的容貌和形体，其注重的是人的形态学特征。这些外部结构特征往往会受形式美法则的制约。而人体美则充分体现着这种结构之美。

（一）人的外在美

人的外在美是人们不断追求的目标。随着社会的不断进步和发展，人类的社会实践活动也不断增加，人际交往日益频繁，人们愈注重自身的外在形象。人们的外在美逐渐成了一种生存和社交的资本，有利于人际交往及形成和谐的人际关系，在择业及婚姻方面会带来更多的机遇。但是人的外在美同样也具有短暂性、浅显性及易见性等特征，因此要通过内外兼修、形神兼备的修养，将外在美提升为整体美，增添人的动人魅力。

1. 语言　高尔基说："语言是人们思想感情的衣裳。"语言是人们在社会生活实践中广泛运用的一种沟通工具，人们通过语言传递信息，沟通感情，协调人际关系；"言为心声"，语言也是一门心灵的艺术。从语言中可以反映一个人的知识素养和精神面貌。语言的和蔼可亲、谦逊豁达、诚恳可信是尊重他人、有文化素养、感情真挚诚恳、品格高尚的标志。

虽然今天已不再沿袭古人的一整套礼貌语言，如"鄙人""阁下"等，但是"请""谢谢""对不起"等礼貌语言却是全人类共同的，体现了人与人之间的相互尊重、相互合作、相互体谅的关系。

语言之美是个体综合素质的集中体现，有口语方面的，有书写方面的；有内容方面的，有形式方面的；有文字方面的，也有声音方面的。每一个人在生活中都要和语言打交道，因此应该注意追求语言美。

2. 姿态　姿态主要指人体在空间中活动变化的样式。姿态美往往容易被人们所忽略。人们对形态的认识比较直观，只对脂肪的多与少、身材的苗条与否很敏感，而对姿态美的认识却不够。歌德曾经说过："行为是一面镜子，在它面前，每一个人都显露出各自的真面貌。"其实，姿态的优美最能表现一个人的精神面貌和气质的高雅，姿态是人的仪态的重要构成。姿态美的人，举止大方优雅、优美脱俗，表现出极高的艺术品位，给人以赏心悦目的感觉，令人赞叹。姿态丑的人，动作粗鲁庸俗、生硬木讷，缺乏文明，令人生厌。姿态美一般通过动作和语言体现出来。对语言的要求是语言应得体，用标准语，注意语速和语调等；对动作的要求是站有站相，坐有坐相，举止得体、有礼等。姿态和风度不是与生俱来的，而是长期学习和实践的结果，因此只要持之以恒就能塑造出美的姿态。

3．风度　风度是指人的容貌、形体、动作、言谈举止、修饰打扮、表情神态等所体现出的一种美，是人的风采、胸襟、气质等给他人和社会的一个综合印象。良好的文化修养、渊博的知识、精深独到的思辨能力是构成风度的内在因素，通过言谈举止、服饰装扮、态度和作风自然地转化成外在的形式。风度美比形体美更内敛、更含蓄，其注重修养和内涵，是内在美的自然流露，因此刻意雕琢、故作姿态是很难形成风度美的。良好的风度是在社会生活实践中不断地培养磨炼而成的。

周恩来总理在南开学校读书的时候，在大立镜旁糊了一面"纸镜"，上面写道："面必净，发必理，衣必整，钮必结，头宜正，肩宜平，胸宜宽，背宜直，气象勿傲勿急，颜色宜和宜静宜庄。"毋庸置疑，多年后，他在从事外事活动中所显现出的大方、庄重、彬彬有礼的人格魅力，和他时时刻刻注意自己的仪表、风度是分不开的。

（二）内在美

内在美是指人的内心世界的美，因此也可称为心灵美，是人的道德、理想、品德、情操、才识、性格等心理文化素质的具体体现；崇高的道德、远大的理想、高尚的品德、睿智的才识、良好的性格，构成一个人的内在美。如果说外在美是人的形象外观，是动态物质活动的感性显现，那么内在美则是前者的心理基础和内在依据。

作品赏析

一个男子在纽约街头卖气球。无人光顾生意较差时，他就会放飞一个气球。当气球在空中飘浮时，就会有一群新顾客聚拢过来，这时他的生意就会好一阵子。他每次都放不同颜色的气球，起初是白的，接下来是红的、黄的、绿的。过了一会儿，一个黑人小男孩拉了一下他的衣袖，冲他笑了笑，问了一个有趣的问题："叔叔，如果你放一个黑色气球，会不会上升？"卖气球的男子看了一下这个小孩，以一种智慧和亲切的口吻说："孩子，是气球内所装的东西使它们上升的。"

1．道德美　周国平在《人与永恒》里提到："美是人的心灵的一个幻影，道德是人生存的一个工具。人是注定要靠药物来维持生命的一种生物，而美就是兴奋剂，道德就是镇静剂。"

道德美即道德行为、品质和境界的美，指一个人具有自觉的思想道德意识、高尚的道德行为和道德品质。道德美的核心是善，其受人生观的指导和制约，通过人们的一言一行、一举一动表现出来。基础道德也是社会公德，是维系社会及家庭存在和发展的基石，如文明礼貌、尊老爱幼、爱护公物、乐于助人等；职业道德是指在职业生涯中应遵循的基本原则，如诚实守信、奋发进取、爱岗敬业、勤政廉洁；共产主义道德就是要讲无私奉献、勇于牺牲、先人后己、敢于坚持真理。人的道德观是世界观的表现，先进的道德观是推动历史前进的动力，也是人的内在美的核心。

2．理想美　理想美指人具有科学的人生观、远大的理想和坚定的信念。正确的人生观和人生理想是人内在美的核心。有人说："人生是短暂的，随时有可能是终点，因此，要利用宝贵的时间做最有意义的事情。"人生最有意义的事情是实现个人价值的最大化，报效祖国、造福人民，只有这样，人生才能绽放出最灿烂的光彩。

3．才识美　才识美指人拥有聪明的头脑、丰富的学识和睿智的才干，这是人的内在美所不可缺少的组成部分。知识与才知是双胞胎，知识基础不够深厚，就不会有闪光的智慧；学识越渊博，才智越高。在当前知识经济时代，科学技术迅猛发展，才识对人越加重要。对于一个知识贫乏的人来说，他的精神世界也必定十分贫瘠，即使他有过人的相貌，也很难得到别人的尊敬、仰慕。只有具备一定的文化积累，才能使自己更加光彩照人，其内心世界也是美的。

人的美是内在美和外在美的有机结合：外在美是人的美的形式，内在美是人的美的内容。欣赏一个人，既要欣赏他的外在形象，也要注重他的内在表现。一个真正具有美感的人，应该是内在美和外在美高度统一、协调一致。

二、人体美的基本要素

（一）人体的色彩美

色彩美，是个人肤色和衣料搭配颜色的协调感体现出来的美感，它包括固有色彩和人体装饰色。固有色主要表现在人的皮肤和毛发上。人的肤色有人种的肤色之分，如欧洲的白色皮肤、非洲的黑色皮肤、亚洲的黄色皮肤。除此之外，一般还可从水色、气色、血色三个方面进行评价。对人体的色彩的审美要求主要是：在水色方面，皮肤要滋润、柔嫩、细腻、光洁、透晰；在气色方面，精神状态在容貌上应表现出喜悦、满足、健康等；在血色方面，应外观红润、微泛红光、透出红晕。一个人如果具有好的水色、气色、血色，那一定会使其显得精力充沛，光彩照人，自然会给人一种美感享受。毛发的色彩具有鲜明的地域和种族的差异，如东方人乌黑发亮的黑发，西方人的卷曲金发，各有各的独特魅力。

人体的色彩美除了自然的固有色之外，还有人工修饰的装饰色。不同的化妆、各异的服饰修饰和点缀都会产生不同的效果。

（二）人体的线条美

人体线条美包括人体轮廓线和人体动态线。人体线条由直线和曲线组成，以直线为中轴，在求得稳定的基础上，与这样或那样的曲线发生种种关系。曲线给人的直觉比直线更为明显。直线偏于稳定，在理性上偏于冷漠；曲线偏于热情，给人以律动感。直线偏于阳刚，像是男人的"潇洒气魄"；曲线代表柔美，像是女人所特有的"恬静优美"。人体的线条变化十分丰富，刚柔相济。

人们对于男性的审美标准从古至今一直没有太大的变化，魁梧高大，粗狂强悍，呈倒三角形，上宽下窄，充满力量的象征，而这种美的表现在西方更加明显突出。如文艺复兴时期伟大的艺术家米开朗琪罗雕刻的大理石名作《大卫》（图4-1）。他那张弛有力的胸部肌肉和起伏的肋骨，紧实的臀膀和结实的大腿，无不显示着大自然赋予男性的自然属性和阳刚美。

女性的线条美则突出女性的纤巧、秀丽、柔美。女性人体曲线起伏，线条柔和，呈正三角形，上窄下宽，平和稳定，体现出阴柔之美。如法国新古典主义画家安格尔的《泉》（图4-2），浑圆的肩膀、饱满的乳房、纤细的腰身、丰满的臀部，展现了少女的青春活力和完美的曲线。当然，女性也不只有柔弱的一面，其力量往往表现在耐力和韧性上。

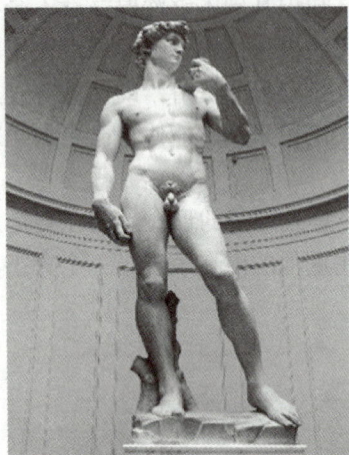

图4-1　《大卫》

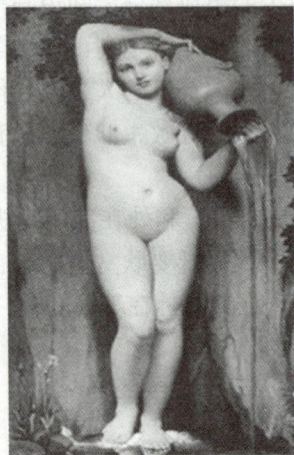

图4-2　《泉》

（三）人体的结构美

1. 容貌美　人体的容貌美是人体美的主要内容。容貌即容颜、相貌，指人的面部与五官的形态。容貌美不仅是生命活动的表现，也是内心活动的外化形态，体现人体美的个性，是人体审美的核心部分。《诗经·硕人》里有"手如柔荑，肤如凝脂，领如蝤蛴，齿如瓠犀，螓首蛾眉，巧笑倩兮，美目盼兮"句，算是最早对女子容貌的描写，也可看作那时的审美标准：手要纤细柔软，皮肤要白嫩光滑，脖颈修长，牙齿整洁，眉毛弯弯，浅笑盈盈，眼睛黑白分明、顾盼生波。

容貌结构美主要包括眉、眼、鼻、唇、颊、耳等结构的美。

（1）眉部美学标准。眉毛常被称为"七情之虹"，对眼神起到强烈的衬托作用。屈原说"娥眉曼睩"；诗人李白则夸赞眉毛"长干吴儿女，眉目艳星月"。眉毛，眼眶上缘的毛，是眼睛的"卫士"，是眼睛的一道天然屏障，对眼睛有保护作用。眉毛是一种短毛，不会像头发那样长得很长。如果把眉毛全部剃掉，还可重新长出。但若半年以上坚持每月拔1至2次，则会破坏毛囊，使眉毛不再生长。

眉毛位于上睑与额之间的眶上缘，自内向外呈弧形。眉毛内侧称眉头，尾部称眉梢，最高点称眉峰。上睑缘与眉弓的距离约为20mm，男性的眉毛粗而稍密，常形容为浓眉大眼；女性的细窄而稍稀，多比喻为柳叶弯眉。眉毛"内密外稀"，中内侧较密而圆，外侧较稀疏。眉毛内1/3的生长方向一般与眼水平线呈70°～80°角，而中外侧则呈10°～30°角，甚至呈平行生长。

　　眉与面形也有十分重要的关系，有的人两眉间隔太近，给人以愁眉不展的感觉；眉梢上吊，会给人以聪敏过人的感觉。不过吊眉吊得太厉害，就会使人感到凶恶了；下垂的眉毛则有愁眉苦脸之感。还有的人的眉毛比头发颜色淡得多，显得很没精神、两眼无光。这些都需要修描。方形脸的眉形不宜眉峰过高或过纤细，宜有一定棱角，比例适中。菱形脸的眉形不能下斜，以圆弧形眉为好。三角形脸的眉形更不宜呈三角形，此种脸形宜配以微上挑的圆弧形眉。倒三角形脸的眉不可棱角太明显，宜呈圆弧形。圆脸形不宜配长而平的眉，宜配微上斜的眉形。长方形脸的眉形不宜呈弧形或眉峰过高，适宜横向形眉。

　　（2）眼部美学标准。眼睛是容貌美的重点，也是一个表情器官，眼睛是心灵的窗口。黑格尔说："如果我们看一个人，首先就看他的眼睛，就可以找出了解他的全部表现的根据，因为全部表现都可以用最简单的方法从目光这个统一点上体会出来。目光是最能充分流露灵魂的器官，是内心生活和情感的主体性的集中点。"一般来说，美的眼睛应该是能表述心理活动和情绪变化的。眼的形态千差万别，有圆眼、细长眼、丹凤眼、吊眼、三角眼、垂眼等，但眼球的大小则基本是一样的。决定眼睛外形的重要因素是上睑与下睑的开合程度，内外眼角的形态，睫毛的长短和形态。

　　眼与面部有一定比例，古代美学家将人脸分为三庭五眼，上庭从额部发际到眉间中点，中庭从眉间中点到鼻翼底部，下庭从鼻翼底部到下颌缘，双眼应位于中庭上方，三庭的高度应相等，人脸的宽度在眼的水平位等分为五个眼距离，即眼的宽度（左右各一）、眼间距及外眦至耳宽度（左右各一）。

　　上下眼睑边缘都生有睫毛，排列呈半弧形。睫毛能显示眼睛的轮廓，增添眼睛的神韵。上睫毛多、密而长，100～150根；下睫毛短而少，50～80根。睫毛有阻挡雨水和灰尘的作用，以黑亮、浓密、微翘者为美。

　　（3）鼻部美学标准。鼻子有着"定位"的作用，所谓"五官端正"，鼻子在面部的最前端，有左右对称性。若鼻子不正，那可能就会使五官看上去发生偏斜。鼻子结构分为鼻根、鼻梁、鼻尖、鼻翼。理想的鼻子长度，接近于面部长度的1／3；理想的鼻宽度（两个鼻孔外侧缘的距离），为一眼的宽度。外鼻长于这个理想的长度为过长；短于这个长度为过短；宽于这个宽度为过宽；窄于这个宽度为过窄。鼻子在面部起着承上启下、平衡左右的作用。

　　外鼻形态被人类学家称为"人种说明书"，作为种族分类的重要依据。鼻面角，是前额至门齿的垂直线与前额至鼻尖的倾斜线所形成的角度。此角度在白色人种为30°～40°，多为细高型；黑色人种多为阔扁型；黄色人种为25°～30°，居两者之间。鼻唇角，是鼻中柱与唇人中之间的夹角，大多数的正常人都呈90°夹角。

　　鼻底为一等边三角形。鼻中柱的长度应为三角形高度的1／3，并等于鼻尖的长度。鼻中柱的宽度应与鼻孔的宽度相同。

　　（4）唇颊美学标准。唇在容貌美学中的重要性仅次于眼，有时甚至胜过眼睛。嘴唇，在面孔中属于性感的象征性标志。达·芬奇的著名肖像画《蒙娜丽莎》，其重点就在口唇。唇因此被称为"面容魅力点"和"爱情之门"。

　　美的上唇从正面看，呈弓形状态，有一个红色的边缘，称朱缘，又称红唇。朱缘中部的弓形更为明显，称朱缘弓，西方画师称之为"爱神之弓"，认为它蕴藏着极大的魅力。

朱缘弓的正中有一条纵形浅沟,称人中,是人类特有的结构。人中下方的红唇呈结节状,称朱唇珠。从侧面看,上唇较下唇略松且薄,轻轻盖在下唇之上,并微微突出、翘起。

颊占据面容的大部分。在颊部笑肌的位置(外眼角的向下垂直线与口角水平线相交处),有些人可见笑窝,也称为酒窝,并呈现美感,女性多见。女性的"粉面桃腮"以及"笑靥",成为花容月貌的重要因素。

(5)颏部美学标准。颏,即人们所说的下巴,位于下唇下方,微微突出、上翘,是人类面部容貌特征之一。颏部过于前突或后缩,都会影响脸形的完美。从侧面看,下唇皮肤与颏部皮肤相交处最低点至颏前点的水平距离,称为颏唇沟深度。中国人颏唇沟较深,男女分别向前13mm和7mm。下颏美学标准如下:颏宜适度前突;下唇与颏之间有明显凹陷;颏颈之间宜有明显角度;闭口时,唇前缘位于鼻尖与下巴前缘连线以内。

(6)耳部美学标准。耳廓,无论从美学认识还是使用价值来看都有着重要的意义,是容貌不可缺少的部分,但它却很少被人们注意并加以赞美。双耳位于头部两侧,其上端与眉上的水平线齐,下端位于经过鼻底的水平线上,左右两侧对称。耳长62~65mm,耳宽(从耳屏至耳轮结节的距离)30~33mm。耳廓长轴与鼻梁线平行。耳美观的基础是清洁、卫生、定期修剪耳毛。

有关耳廓的美学观,随时间不同、地区不同,一直在不断变化着。早期艺术作品中,耳廓形态常被夸张或风格化,如中国佛像的耳朵均较大。在东方,大耳朵(招风耳)被认为是成功、幸福的标志,而西方人却很忌讳。

2. 形体美 形体是指人体的外在表现,只有头部、颈部、肩部、胸部、腰部、臀部、四肢等部位的结构合理配合,才能显示出姿态美、体态美、线条美和外部形态与内部情感的和谐统一美。美的体形可用16个字概括:身高适度、比例匀称、线条流畅、内涵饱满。

(1)头顶隆起,五官端正。头顶微微隆起,构成的圆弧与全身的线条保持流畅和谐,与端正的五官显得协调,长宽适度。

(2)颈部曲线流畅,与肩线、背线连接顺畅、柔和。

(3)两肩平正对称而圆润,男宽女圆。女子的肩膀圆润,可以展现其曲线美,男子的肩膀宽阔,可以显示雄壮威武的气概。耸肩、垂肩或缩肩便失去美感。

(4)胸部近似圆锥形的支架。女性的胸部应乳房丰满、肌肤细腻、富有弹性,呈半球形或小圆锥形。男性的胸部应体现发达的胸大肌以显现出伟岸之气。

(5)腰部呈扁圆筒形,是连接上下躯体的纽带,可屈伸扭转。女性的腰柔软纤细,从侧面看,胸部、腰部、臀部构成婀娜的体态,显示出女性特有的优美曲线、凹凸有致。男性的腰部结实饱满,蕴含着无穷的力量。从古到今很少有人以腰粗为美,我国高山族、景颇族、阿昌族、独龙族等少数民族在青少年时期就用竹篾将腰部扎紧,以便于奔跑和劳动。

(6)臀部肥厚圆润,结实而富有弹性,皮下脂肪适中,构成两个对称的半圆球面,其轮廓弧线微微挺翘,流畅自然。女性臀部略大于男性,臀围大小与胸围、腰围应符合一定比例。男性臀部较小,略成方形,皮下脂肪较少。

(7)四肢均匀,整体曲线流畅。双臂均呈圆棒状,上臂肌肉紧实、曲线柔和。上臂外展时无皮肤软组织松弛下垂。手部大致呈菱形,手指修长灵巧。双腿皆为柱形,上粗下细，浑圆适度。腿部的肌肉群比较多，其功能也相对较多，因此腿部显得灵活。男性下肢皮下脂肪较少，健壮挺直，小腿肌肉饱满，隐约可见肌肉的轮廓。足部呈三角形，脚跟结实，足弓高。人体最下端的足虽不起眼，但却有26块骨头、24条肌肉及114条韧带默默支撑着身体的全部重量。踝部细而圆，踝关节相对细小，活动灵活；足弓高，行走时富于弹性，可减少对脚部的压力。

（四）人体比例美

人体的比例是人体各个器官间和各个部位间的对比关系。如眼和面部的比例关系，躯干和四肢的比例关系等。美的比例是实现人体各部分和谐的根本。由于时代、种族、地域的不同，时至今日并无绝对统一的人体比例标准。西方较有影响和代表性的学说有达·芬奇人体比例学说、费里奇人体比例学说、巴龙通人体比例学说及蔡沁克的"黄金分割"比例学说。他们都给出了许多符合黄金分割律的比例关系。

黄金分割律，在公元前6世纪由古希腊数学家毕达哥拉斯所发现，后来柏拉图将其称为黄金分割，即把一条线分为两部分，此时长段与短段之比恰恰等于整条线与长段之比，其数值比为1.618：1或1：0.618，也就是说长段的平方等于全长与短段的乘积。0.618，以严格的比例性、严谨性、艺术性、和谐性，蕴藏着丰富而珍贵的美学价值。为什么人们会对这样的比例本能地感到美的享受？据研究，从猿人到现代人的进化过程中，骨骼方面以头骨和腿骨变化最为明显，躯体外形由于近似黄金矩形而变化最小，人体结构中有许多比例关系接近0.618，于是黄金分割律作为一种非常重要的审美经典规律，世代传承下来，直至今日。

近年来，在研究黄金分割与人体关系时，发现了人体结构中有14个"黄金点"（物体短段与长段之比值为0.618），12个"黄金矩形"（宽与长比值为0.618的长方形）和2个"黄金指数"（两物体间的比例关系为0.618）。

黄金点：①肚脐：头顶－足底之分割点；②咽喉：头顶－肚脐之分割点；③、④膝关节：肚脐－足底之分割点；⑤、⑥肘关节：肩关节－中指尖之分割点；⑦、⑧乳头：躯干乳头纵轴上之分割点；⑨眉间点：发际－额底间距上1/3与中下2/3之分割点；⑩鼻下点：发际－额底间距下1/3与上中2/3之分割点；⑪唇珠点：鼻底－额底间距上1/3与中下2/3之分割点；⑫颏唇沟正路点：鼻底－额底间距下1/3与上中2/3之分割点；⑬左口角点：口裂水平线左1/3与右2/3之分割点；⑭右口角点：口裂水平线右1/3与左2/3之分割点。

黄金矩形：①躯体轮廓：肩宽与臀宽的平均数为宽，肩峰至臀底的高度为长；②面部轮廓：眼水平线的面宽为宽，发际至额底间距为长；③鼻部轮廓：鼻翼为宽，鼻根至鼻底间距为长；④唇部轮廓：静止状态时上下唇峰间距为宽，口角间距为长；⑤、⑥手部轮廓：手的横径为宽，五指并拢时取平均数为长；⑦、⑧、⑨、⑩、⑪、⑫上颌切牙、侧切牙、尖牙（左右各三个）轮廓：最大的近远中径为宽，齿龈径为长。

黄金指数：①反映鼻口关系的鼻唇指数：鼻翼宽与口角间距之比近似黄金数；②反映眼口关系的目唇指数：口角间距与两眼外眦间距之比近似黄金数。

0.618，作为一个人体健美的标准尺度之一是无可非议的，但不能忽视其存在着"模糊特性"，它同其他美学参数一样，都有一个允许变化的幅度，受种族、地域、个体差异的制约。

　　我国学者也对人体比例进行了许多研究与探索，研究发现我国成年人头长与身高比例一般为7～7.5个头长，女性略矮一些。从头顶到颏下为1个头长单位，少年身高的比例一般为6个头长，年龄越小头所占的比例就越大。

　　《维特鲁威人》（图4-3）是达·芬奇依照维特鲁威定律所作的一幅钢笔素描，画在一张135×95英寸的纸上，现藏于威尼斯一美术馆。素描的上面和下面都是手写的小字，画中描绘了一男子，他摆出两个明显不同的姿势，这些姿势与画中两句话相互对应。第一个双脚并拢、双臂水平伸出的姿势诠释了素描下面的一句话："人伸开的手臂的宽度等于他的身高。"另一个叠交在他身后的姿势是将双腿跨开，胳膊举高了一些，表达了更为专业的维特鲁威定律：如果你双腿跨开，使你的高度减少1/14，双臂伸出并抬高，直到你的中指的指尖与你头部最高处处于同一水平线上，你会发现你伸展的四肢的中心就是你的肚脐，双腿之间会形成一个等边三角形。

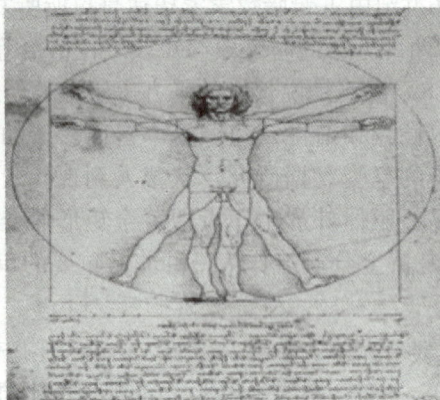

图4-3　《维特鲁威人》

三、人体美的基本特征

（一）集形式美法则于一身

　　和谐整一是人体美的显著特征。亚里士多德认为，美要依靠体积安排，太长太大不能一览而尽的东西不可能是美的，太小的难以感知的东西也不可能是美的。他强调大小适度和能看出它的整一性才是美的观点是可取的。审美对象，即人体是否适度，审美主体最容易判断，"感觉是一种对应"。人体就是各具不同形状和功能的部分有机结合而成的统一体，它的大小长短与审美主体相等，最便于建立和谐的对应关系。

　　人体美集各种形式美法则于一身，对称、匀称、均衡、整体性、节奏、主从、和谐、对照、黄金律和多样统一等形式美法则无不全方位地反映于人体。一般正常人体都表现出左右对称、比例均衡、线条柔和、体形匀称、动姿协调、眼神炯炯等美态，美的形式所表现的秩序、匀称、比例等因素也都体现在人体上。例如，一张小脸配上很大的鼻子就很不和谐，有的人五官，一个一个地端详并不怎么美，但是组合起来看却给人以美感。人的头颅、躯干、四肢、臂与肘、掌与指、灵活的腰、丰满的臀，以及健壮修长的腿脚，每一样都是必不可少的部分，它们和谐适中，配置适当，各自有着特别的用途，施展起来非常富有效率。有人认为，人的美只需有个漂亮的脸蛋就足够了，甚至有的艺术作品也往往只注意面孔如何，这是十分偏颇的。波里克勒特有句名言，"艺术作品的成功要依靠许多数的关系，而任何一个细节都是有意义的"。

人体是一种"和谐统一的整体"。它在整体与局部、局部与局部、躯体与环境、躯体与心理等对应关系上都是协调和谐的。假如某人不幸发生了车祸，大腿骨折，这虽然是个局部的伤害，但不仅患部会出现变形、出血、肿痛等一系列症状，而且也会出现全身冒汗、休克及身心失衡等全身性表现，这也就破坏了人体的和谐统一美。

（二）美的形式、内容与美感效应高度统一

事物之所以美，关键在于美的特定内容与形式的统一，且有三个特点：一是动态的。例如，一个婀娜多姿的少女，她的美一方面体现在俏丽的脸庞、匀称的身材上；另一方面体现在那种健康的朝气蓬勃的青春活力上。二是相对易逝的。例如山、水、草、木、花等形态的变化。三是鉴赏者不仅可直接通过自己的直觉性产生美感效应，有时还可能在社会伦理范围内，促成和增进其美感与快感的综合性效应。这是一种美的内容和美的形式，乃至美的效应的统一，一种高层次的特殊的统一。

（三）以生命活力美为核心

人体美的魅力就在于具有生命力。一具完美的人体，仅仅具有形式的美是不够的，它还必须具有活力才能够打动人们的心灵。生命力本身就是一种美。普洛丁说过："所以我们必须承认，就连在人体方面，美与其说在对称本身，还不如说在通过这对称而放射出光辉来的某种因素，正是这种美才显得可爱。否则为什么活人的面孔上显出更多的美的光辉，而死人的面孔尽管原形还未腐损，却只剩下很少美的遗痕呢？为什么画像也是愈生动愈美，而形状倒不一定要端正方整呢？为什么一个活的人毕竟比一个美人的雕像要美，尽管他不如雕像那样匀称？这当然是因为活人是更可爱的，其所以更可爱，是因为他具有生命，具有活的灵魂。"这段话充分说明了生命对人体美的意义。

当然，我们也应看到生命的局限性。在一般生命过程中，都要经历生长、发育、生殖、衰老和死亡等阶段，生命不会永恒。生命能使人光彩照人，也能使人暗淡无光。健康使人体美增色，疾病和衰老使人体美减色。无论是病理性还是心理性的改变，都会使某些器官、生理系统的结构和机体功能发生异常，从而损害人体美。衰老也会使人皮肤松弛、失去弹性，动作缓慢、反应迟钝，皱纹增加、肤色暗淡，从而失去健美的体态。

人体美的展示要受时间的局限，任何人都不可能长生不老。死亡是每个人不可逃脱的终点，也是人体生命活动的终结。人体美也会随着生命活动的终结而消失。

四、人体审美标准

自从人类有了审美观念，就在不断执着地追求人体美。由于人们所处的时代不同，文

化背景、受教育程度、社会经历、职业、性别、年龄、民族等的差异，人类对人体的审美标准都有着各不相同的看法。但从古至今千百年来，人们所喜爱的女性面孔大多是这样的：额头饱满、鼻子高挺、嘴唇丰厚、颚骨短小和下巴尖细等。理想的男性容貌是：双眉粗浓、下颚阔大、下巴坚厚等。但若论吸引力，容貌恐怕无法同形体美相比，现代形体美衡量标准如下：全身骨骼、关节发育正常，无异常和畸形；体型为正力型，肌肉发达，体内脂肪适量；身高与体重适宜；男体型背宽腰细呈倒三角形，具阳刚之美，有动感；女性皮下脂肪适量，体型呈梯形，具有稳定、阴柔之美；背面观脊柱呈直立，侧面观弯曲线正常；女性侧视有明显曲线，下腰部呈圆而细柱状，腹部呈扁平状；男性腹部肌肉呈垒块隆起，臀部圆满适度，腿长，腿部线条流畅柔和；双肩对称，稍宽微圆，略显下削，无耸肩或垂肩之感。

总之，人体美是健、力、美三者的有机结合与统一，它包含了健康的躯体、发达有力的肌肉、优美的人体外形和健康向上的精神气质。如果说男性人体犹如一首交响乐，那么女性人体就是一首小夜曲。

第二节　护理中的人体美

一、人体美与健康

人类一切活动的基础是健康，对人体美来讲，也是以健康为基础。健康是人体美的前提条件，人体美又是健康的最直接的表现。

（一）人体美与生理健康

人体之所以美，是因为人体符合美的规律。而其中健康是人体美的首要条件。从生物医学观点看，人体各器官发育良好、功能正常，体质健壮，精力充沛就是健康。人体有八大系统，包括神经系统、运动系统、内分泌系统、循环系统、呼吸系统、消化系统、泌尿系统、生殖系统。这些系统协调配合，使人体内各种复杂的生命活动能够正常进行。神经系统起主导作用，是人体功能的主要调节系统，调节和控制着各系统的生理功能。运动系统具有运动、支持和保护的功能，各部形态和比例均衡构成体态美的重要因素。内分泌系统的功能与人体美的关系更为密切，不同的内分泌腺分泌出具有不同功能的激素，对人体产生不同的影响。循环系统是生物体内的运输系统，血液在人体心血管系统内不断循环流动，起着沟通机体内、外环境和联系机体各部分的作用。其中任何系统出现异常，都会导致人的健康出现问题。例如，内分泌系统与人的生长发育关系密切，脑垂体分泌生长素，若分泌过多人就会发育成"巨人症"，若分泌过低则会发育成"侏儒症"。这些没能按正常生长规律发育的体型，很难使人产生审美的愉悦。只有各系统发育良好，才会促进人体各器官功能正常，使人体的肤色、发质，以及第二性征正常生长发育，最终构成健美的体形，显示健康的美。

健康还有一个重要内容就是人体各个系统、各个器官功能正常。这也是人体美的必备条件。若腿部患病，行走时腿部僵直，步履艰难，何谈美感？而面神经损伤时，可出现眼不能闭合、顺纹消失、异唇沟变浅、口角歪斜、流涎等，使容貌因失去了对称、改变了五官之间的比例关系而呈现丑态，美感消失。因此，只有各个器官功能正常，才能显示出人体之美。

一个健康的机体，首先必须具有健全的身体结构，各器官系统具有健全的机能，健全的神经体液调节机能，能够自如地调节、代偿和适应体内外环境的变化。一个健康人应表现为脸色红润、眼睛炯炯有神、步伐矫健、性特征明显等。健康使人增添艳丽的色彩，增强人体之美。

（二）人体美与心理健康

心理健康同人体美密切相关。古医书《长生秘诀》里说："人之心思，一存和说，其颜色现于外者，俨然蔼美。"心理健康、心情舒畅，才是青春焕发的秘诀，这是再昂贵的化妆品都无法替代的。健康积极的情绪会使人心理保持平衡，对整个生理系统有良好的调节作用；而消极的情绪会对人体美产生损害。正所谓"笑一笑，十年少；愁一愁，白了头"。许多医学科学实验证明，一个人的情绪波动对其身体机能有很大的影响。因此当心理状态长时间低落时会导致机体的功能提早退化。时常忧虑、悲观的人，会使衰老提早到来。而精神上经常保持愉快、乐观的人，就不易衰老。烦躁、易怒、有攻击行为；或悲观失望、睡眠质量差；或孤独、冷淡、多疑、自卑、自负等，都会在生理功能上引起心跳、脉搏、呼吸、胃肠蠕动、血液循环等一系列的变化，可见，心理健康关系着人体各个器官的健康。

消极情绪可诱发许多疾病，如内分泌功能的失调、免疫能力的降低；各种各样的不良情绪及心理障碍像无形杀手一样扭曲着人体美，如失眠症患者双眼眼圈发黑、目光呆滞、反应迟钝。而乐观的情绪是一个强大的抗体，可以增强人体免疫功能，若能保持积极乐观的情绪和心态，就会使人拥有健康的人体美。陆游生性豁达，即使在穷困潦倒之际，也浩歌不已，他自称"书痴"，又道："老人世间百念衰，惟好古书心未移。"他的意思是人们要想不得心理疾病，则不能过度追求名利等个人的东西。

那么，什么叫心理健康呢？心理学家将心理健康的标准描述为以下几点：有适度的安全感，有自尊心，对自我的成就有价值感；适度地自我批评，不过分夸耀自己也不过分苛责自己；在日常生活中，具有适度的主动性，不为环境所左右；理智、现实、客观，与现实有良好的接触，能容忍生活中挫折的打击，无过度的幻想；适度地接受个人的需要，并具有满足此种需要的能力；有自知之明，了解自己的动机和目的，能对自己的能力作客观的估计；能保持人格的完整与和谐，个人的价值观能适应社会的标准，对自己的工作能集中注意力；有切合实际的生活目标；具有从经验中学习的能力，能适应环境的需要而改变自己；有良好的人际关系，有爱人的能力和被爱的能力；在不违背社会标准的前提下，能保持自己的个性，既不过分阿谀，也不过分寻求社会赞许；有个人独立的意见，有判断是非的标准。

因此，要成为一个真正的健康者，不仅要躯体无病，而且要精神愉快，心理健康。尤其在物质生活已极大丰富的今天，人们应该更加重视心理健康。

二、护理实践对人体美的维护

(一) 人体美是护理审美对象的核心

护理美学是护理学与美学相互交叉、渗透和结合的一门新兴学科。它从护理角度研究人们在维护和塑造人体美的活动中体现出来的护理美的现象及护理审美规律，是近年来护理学科不断发展的标志之一。护理学为人类的健康服务，而护理美学可为人类的健康增添绚丽的色彩。随着医学模式的转变和护理事业的发展，健康之美已越来越成为人们追求的目标之一。

护理实践是以人为核心的活动。护理的任务是维护、保持和促进人的健康，即维护人体美；对于已出现健康问题者，提供积极有效的护理，即恢复人体美；对于病危者，奋力挽救生命，即挽救人体美；对于临终者，维护其尊严，使其安逸走完人生最后一段路，即保护最后的人体美。人的一生离不开护理，护理的审美核心也离不开人。

(二) 人体美是护理审美实践的目标

护理的最终目标是维护、促进人的健康，而人体美是健康的最直接的体现。护理美学始终是为了人能拥有完整的人体美而服务的。护理审美从人的出生开始，清理口鼻内的分泌物，通畅气道，清洗血渍、羊水、胎脂，使其保持清洁，最初的人体美就这样展露出来了。直到人走完最后一段路进行遗体护理，对人体美做最后的保持。在护理实践过程中，面对不同的人群、不同的环境、不同的病症，护理人员采用的护理服务方式都会各有差异。无论实施哪种护理方式，目的只有一个，即重获人体美。

(三) 人体美是护理审美的主要标准

凡是预防疾病、维护和促进人的健康的护理活动，即是维护人体美。这是护理实践工作的主要标准。具体的护理工作过程中蕴含着护理审美标准。

1979年，美国护理协会制定了八项护理实务标准与目标，当护理活动能够达到这些标准时，服务对象的健康与美就得会得以实现。该标准的具体内容如下：

1. 系统、持续地收集与服务对象健康状况有关的资料。
2. 以对患者健康状况资料的分析为依据，确定护理诊断。
3. 根据护理诊断拟订护理计划，其中包括护理目标。
4. 护理计划应包括护理问题的优先次序和达到目标的措施。
5. 提供促进、维持和恢复健康的护理活动。
6. 护理活动以协助个人发挥其最高的健康潜能为宗旨。
7. 健康目标的达成，取决于护理人员和服务对象双方的配合及努力。

以上这些目标，可以协助服务对象恢复健康，达到身心和谐，因此，健康的人体美便是护理审美的主要标准，恢复和重现健康更是护理审美的重要标准。

思考题

1. 认知练习

学生分组进行讨论，运用本章所涉及知识，讨论评价现代社会对于人体美的重视和追逐，加深对本章所学内容的理解。

2. 实践练习

（1）作为一名护士，在护理工作中要如何体现出人体美？具体包括哪几个方面？该如何做？

（2）涉外病房里收治了一位患者，如果你是病房的护士，从维护和塑造人体美的角度，你会如何表现出护理美的现象和护理审美规律，你会怎么做？

3. 知识运用

按照内在美与外在美的要求，进行基本护理操作的工作训练。

第五章 护士形象美

通过本章的学习，理解护士形象美的重要性，能够将护士仪容美、体态美、服饰美、行为美、语言美运用到护理实际工作中。

1. 掌握护士形象美的内涵。
2. 掌握护士行为美的内涵。
3. 掌握护士服饰的基本要求。
4. 掌握护士化职业妆的基本程序。
5. 熟悉护士形象美的形成与发展。
6. 熟悉面部护理的内容。
7. 了解护士化妆的用具和用品。

情境导入

小时候，由于身体弱我经常到医院打针。记得有一次到医院打针时，有个护士阿姨先给我一个拥抱和一块儿香甜的大白兔奶糖，然后抱着我给我讲一个"勇敢的公主"的故事，之后摸摸我的头，温柔地说："你是不是个勇敢的小公主呢？"看着她美丽的眼睛我坚强地回答："是的。"之后那个护士阿姨用那双温暖的手慢慢地帮我脱掉裤子给我屁股打针，我忍着痛没有掉下一滴眼泪。最后护士阿姨摘下口罩，看着她那双充满爱意的眼睛，我笑了，忘记了疼痛和恐惧。

长大后，我的脑海中仍然记得这位护士阿姨，一个身着整洁护士服、体态优雅、仪容端庄、面带微笑、眼含爱意、言语温柔的形象。

护理是门艺术，工作中包含着美的韵律。护士形象美是护士品德修养和知识素养在言谈举止中的自然流露，是护士内在美与外在美的整体表现。随着社会文明程度的不断提高，如何更好地完善护士形象美已成为护理美学与礼仪研究的重要课题之一。

第一节 护士形象美概述

"白衣天使"给人以真、善、美的圣洁印象，表达了社会对护理专业形象的赞美和崇高的期望，也赋予护士美丽、温柔、善良的专业形象。

一、护士形象的内涵

形象是客观事物具体存在的一种空间形式，"形"是指事物的具体可感的外在形态，体现出客观实在性；"象"是指这种具体形态在大脑中形成的特定的印象、认识和评价，受人的思维方式、价值观的影响，具有主观能动性。形象作为内容和形式的统一体，是一个多层次的立体结构。它的感性形态既包括客观事物的色彩、线条、形状、音响等外在形式，也包括客观事物的生命力、气韵、精神等内在气质，具有客观性、主观性、稳定性、综合性、传播性和可塑性等特点。

形象美是一种综合的美，是一个自身良好素质和职业相关知识完美结合的典型化过程。护士职业形象，是指护士内在美和外在美的有机结合，是一种具有典型性格、典型意志、典型情操的本质力量，是护士在护理活动中表现出来的外表、思想、语言、行为、知识、能力等。这种形象不仅影响患者在接受护理服务时的生理、心理状态和疾病的康复，也影响社会对护理职业的评价，对护理专业的发展起着至关重要的作用。

护士职业形象美是护士内在美和外在美的有机结合和呈现，是护理职业内容与形式美的和谐统一。"诚于中而形于外"，护士的思想、情操、旨趣等内在美都是通过护士的仪表、行为和语言等外在因素表达出来的。自从19世纪中叶护理成为一门专业以来，其专业形象便开始塑造并不断完善和修整，经历了一个漫长的历史过程。从南丁格尔时代开始，护士便通过自己辛勤的工作，在大众心目中树立了"白衣天使"的形象。随着医学模式和人们健康观念的不断转变，护理专业服务领域也在不断扩大，人们对护理专业服务的需求在不断提高，护理专业形象的内涵在不断扩展，并被赋予了丰富的时代特色，主要体现在以下几个方面。

1. 物质上的表现 工作条件和工作环境越来越好，工作设备和设施的科技含量越来越高，工资待遇不断增加等。

2. 社会形式上的表现 护理专业队伍的学历结构不断提高，本科和研究生学历所占比例不断增加，使得护理专业队伍理论知识整体水平不断提高，科技成果也随之不断增多。随着科技的发展和知识的更新，护士通过继续教育等形式不断拓展知识，熟练掌握并灵活运用现代化的治疗手段，加之先进的护理设备和先进的服务理念，使得护理质量得到了很大的提高，从而更好地改善了护患关系。新概念、新模式的引入，增强了护理管理工作的现代化，使护理工作的开展更具科学性。护理专业建设和护理服务质量的不断提高使得护理学这门专业也越来越被社会所认同。

3．精神形式的表现　护理专业"以人为本"的思想更加巩固，既体现在理念上，又体现在具体的工作中。如在与患者进行沟通时不再仅考虑患者的躯体健康，还会考虑患者的心理健康和反应，处处体现出"人性化"的护理模式。广大护士始终以患者的利益为中心，以充满爱心、细心、耐心和责任心的态度对待每一位患者，以通过自己的专业服务让患者尽快恢复健康为荣誉和幸福，通过每一位护理专业人员的努力共同塑造护理专业形象。

二、护士形象的形成与发展

护士职业形象美的形成，先后经历了四个时期，即最初的护理行为产生阶段、中世纪护理阶段、南丁格尔时代和当代护理专业学科体系基本确立时期。随着社会与护理学的不断发展，人们对护理服务的需求不断增加，护理专业的范畴不断扩展，护士形象的内涵也在随之扩展。

（一）护士职业形象的形成阶段

"护理"一词来源于拉丁文"nutricius"，其原意是养育、保护、营养、维持生命和对老弱病残的照顾等行为。护士的英文表达"nurse"源于拉丁文词根"nutrix"，即养育、照顾之意。护理行为主要是为了保存生命、维护健康，又因女人的天性或母性均与养育幼小和照顾病弱有关，所以承担这一工作的多为女性，慈爱的母亲形象便构成了护理形象的最初内涵。

19世纪以前，世界各国均无护理职业，医院也很少见。人们患病时，或是由家人照料，或是求助于宗教，请神甫治疗，修女护理，那时的"治疗或护理"多是生活上的照顾和精神上的慰藉，修女们认为自己的行为是"上帝"赋予的使命，照顾患者是对上帝的忠贞，这使得那个时期的护理职业形象带有圣洁与仁慈的宗教色彩。

（二）护士职业形象的发展阶段

1．南丁格尔时代护士形象美的发展　19世纪中叶，在克里米亚战争中，南丁格尔以崇高的献身精神、善良的心灵、渊博的知识救护了大批的伤病员，在世人面前树立了美好的"提灯女神"形象。这个时期，以南丁格尔为代表的护理人员开创了护理专业，国际上称这个时期为"南丁格尔时代"，这是护理职业划时代的转折，也是护理专业化进程的开始。

南丁格尔出身于英国上层社会的贵族家庭，受过高等教育。她认为，护士必须具备一颗同情的心和一双愿意工作的手，护理工作必须由心地善良的妇女承担，护士对患者的照顾不仅表现在表面的语言和行为上，还要表现在细致入微的体贴与关怀上，患者可通过护士的言行举止感受到护士"天使"般的情怀。南丁格尔塑造的护士形象给人的感受是护士要以呵护生命和维护人类的健康为己任，以患者的利益为自己工作的出发点，以丰富的专业知识和操作技能为基础，从身心两方面对患者实施护理并令其满意。而她所提倡的护士必须具备同情的心、精湛的护理技能和献身精神也成为这一时期护士职业形象的内涵。

2. 当代护理职业形象美的发展 随着社会与护理专业范畴的不断发展，人们对护理服务的需求和要求也不断提升，现代护理工作不仅要运用扎实的专业知识和娴熟的专业技能去减轻患者的躯体痛苦，还需做好心理护理，通过沟通提供更完整、更全面、更系统和更富人情味的护理服务，满足患者心理、生理和社会多方面的需求。因此，护士形象美的再塑造应与社会的发展同步前行。一方面，有利于塑造良好的护士职业形象的内容和方式要继续保持和发扬，如护士的爱心、细心和耐心，护士的善良与诚实，护士的优雅举止和无私奉献的精神等。另一方面，从表现形式上则应赋予更多的时代特征，以体现护士良好的精神风貌，如护士的知识层次和技能水平、护士的仪表仪态和沟通能力、护士展现和创造美的能力等。只有护士职业形象美的内涵日益丰富，才能满足患者对护士形象的需求，才可从护士的身上感受到生活的美好和对健康的渴望。

第二节 护士形象美的内容

护士形象是指护士群体或个人在护理实践中的思想、知识等的外在体现，包括有形的外在形象和无形的内在形象。它不仅体现在护士的仪表、言谈举止、行为、着装和姿态等外在形象中，而且反映了护士的职业道德素养、知识、理念、心理状态等内在素质。护士形象美应是护士的内在美与外在美有机结合而呈现出的整体美。孔子认为"质胜文则野，文胜质则史"，即只强调外表的华丽文饰，会使人显得虚夸浮饰，但没有了外在美的形式，内在美也将无法完整表达。护士的职业形象，不仅是决定医院整体形象的关键因素之一，更直接影响着社会对护士职业的评价，影响着护士在社会中的地位。因此，护士有必要学习怎样塑造形象美，以维护良好的职业形象。

一、仪容美

仪容，常指人的外貌或容貌。在人际交往中，每个人的仪容都会引起交往对象的关注，并影响着他人对自己的整体评价。

（一）仪容美的含义与特征

1. 仪容美的含义 仪容美并非单纯意义上的容貌美，更重要的是良好的仪容形象所体现出的个人气质和精神面貌。仪容美常包括如下三层含义：

（1）自然美：即仪容的先天条件。如果拥有一副先天美好的容貌，无疑会令人赏心悦目，但不论是天生丽质，还是貌有瑕疵，一个人容貌的形成多是遗传因素所致，后天自然发展很难改变。

（2）修饰美：指依照个人条件及美化规范，对仪容进行必要的修饰维护，以塑造良好的个人形象。俗话说"三分长相，七分打扮"，主要指的就是修饰。

（3）内在美：指通过努力，不断提高个人素质及修养，培养高雅气质与美好心灵。

"惠于中、秀于外"是仪容美的最高境界。容貌是德行的外在表现，但容貌并不是被动地从属于德行，它也可以反作用于德行。容貌不庄敬，就会伤于德。因此，保持合乎于礼的容貌，有利于保持或养成内心良好的德行。

真正的仪容美，是内心美与容色美的高度统一与和谐。

2. 仪容美的特征　仪容美是人体审美的核心，也是展示人的心灵、情感和个性的窗口。"美永远是特例，永远是特别的，这也是它之所以使我们感动的原因。"不同时代、不同地域都有着不同的审美标准，因此，仪容美并没有一个绝对的标准，这也正成为人们追求其美的原因之一。在修饰仪容时，要注意仪容美的特征，即适度性、协调性和个体性。

（1）适度性：修饰仪容，无论在修饰用品、修饰技巧和修饰程度上，都要把握分寸，自然适度。修饰贵在无痕迹，成功的修饰是精心为之而又浑然天成的，切不可给人以刻意修饰的印象。

（2）协调性：指在修饰时必须与自身的整体及外在的环境相协调。与自身的整体协调，主要指修饰要与自身的年龄、身份、职业及穿着的服饰等因素相一致；与外在的环境协调，主要指修饰要与季节、场合相一致。例如，护士工作时以淡妆方显大方得体，而参加晚宴时晚妆更显个性美。

（3）个体性：修饰要把握自身特点，扬长避短，表现个性魅力，体现内在气质，突出自己的风格，塑造适合个性特征的形象。例如，胖脸型的人打腮红时的效果以显瘦为宜，而瘦脸型的人以显丰满为宜，否则，胖脸型越显胖，瘦脸型越显瘦。

（二）护士的仪容修饰

护士在工作岗位上，应对自己的仪容进行必要的修饰与维护，重点放在面部修饰、肢体修饰、发部修饰、化妆修饰四个方面。下面介绍面部修饰，其他三个方面将在本章的第三节论述。

在人际交往中，面部是最容易引人注意的地方。护士在进行面部修饰时，既要注意经常修饰、打扮自己，又要自觉地维护并保持自己经过修整、打扮的容貌状态。整体修饰时应注意洁净和自然。另外，还应特别重视几个局部问题：

1. 眼部　眼部是他人注意最多的地方之一，因此护士需重视眼部的美观、清洁和保养。修饰眉形时要遵循扬长避短的原则，根据个人脸形及眉形轮廓特点设计；应及时去除眼部分泌物，注意预防和治疗眼病。佩戴眼镜的护士选择眼镜时除款式外，还应考虑职业特点，并做到保持眼镜的清洁。护士在工作时不宜佩戴墨镜和有色眼镜。

2. 耳、鼻部　要保持耳、鼻部美观与清洁，及时清除耳部污垢和鼻腔，但不可当众清洁。

3. 口部　可通过早晚刷牙、饭后漱口保持口腔卫生。忌吃蒜、葱、韭菜等刺激味较大的食物。男护士若无特殊宗教信仰和民族习惯，不应留有胡须。护理操作时应佩戴口罩。

4. 颈部　修饰颈部，除保持清洁卫生外，还要防止颈部皮肤过早老化而与面容产生较大反差。

二、体态美

体态语言学大师伯德惠斯戴尔的研究成果表明，在人际沟通中有2/3的信息来自体态语言，并能表达出有声语言所不能表达的情感，可见体态语言的作用之大。因此，护士在工作中要时刻注意体态美，给患者以良好感受。

（一）体态的含义和作用

体态指人的身体动作和姿态，是一个人精神面貌的外在体现。不同的体态可传递不同的信息，可显示人们的精神状态和文化教养，可反映一个人的素质、受教育的程度及可信度。心理学家研究认为：一个人的体态表现和他的心理状态有着极大的关系，它可间接反映出一个人对自己、对他人、对生活、对工作的态度。在日常交往中，人们常用"站如松、坐如钟、行如风、卧如弓"来规范一个人的基本体态，说明了优美的体态能使人在动静之中展现出气质、修养、品格等内在美。

（二）体态美与护理

护理行业是能展现力与美的职业，它既需要丰富的专业知识和技能，又需要一定的体能，是脑力劳动与体力劳动的结合体。护士因工作需要可能会较长时间保持一种姿态或重复一种动作，因而在精神上或体力上会产生疲劳，此时这种疲劳感与护理工作的规范要求会形成矛盾。因此，护士在工作时应遵循力学原则以减轻疲劳，遵守工作要求。工作中，护士应尽可能将自己的身体动作调整至最佳位置，以优美的体态语言，展现护士娴熟的技能，传递给患者积极的情感信息。优雅的体态反映了护士的整体素质，例如护士在与患者站立沟通时，双腿并拢，挺身、抬头、收腹，下颌微收，面带微笑，目光平视，可以向患者表达关注、认真的心态，使患者于细微之处感受护士给予的关爱。因此，护士要更好地学习优美的体态，并在工作中保持体态美。

三、服饰美

服饰，是衣着和饰品的统称，是仪表的重要组成部分。它的基本功能是御寒遮体，同时还可反映一个人、一个民族、一个国家的文化素养、文明水平及经济程度。孔子云："人不可不饰，不饰无貌，无貌不敬，不敬无礼，无礼不立。"莎士比亚曾说："服饰往往可以体现人格。"这些话表明了服饰的作用，服饰作为一种无声的语言，可传递一个人的思想和情感，显示一个人的审美意识、文化品位和生活态度。当服饰与穿戴者的年龄、身份、职业、气质、时间、环境协调一致时，服饰美就可充分体现。

在医疗卫生服务行业，护士规范的着装，可反映出个人良好的职业形象，更体现所在单位的整体形象及其管理规范化的程度。护士在工作时多是着护士服，护士服属于职业服装的一种，与工作性质相符，具有显示职业身份、便于护理工作的风格特点。由于护士岗位、所在临床科室、具体工作内容以及职责的不同，对护士服的功能要求也不不尽相同，这就形成了不同种类、款式及颜色的护士服。

（一）护士服

1. 普通护士服　普通护士服，适用于普通门诊、病房及社区服务。通常有中长外衣式、护士裙服和上下衣裤套服式三种款式。穿着时可随季节、所在科室、工作职责及个人爱好的不同而略有不同。如冬季多穿中长外衣式，夏季女性护士多选裙服，急诊室、重症监护病房为工作方便多选上下衣裤套服式，等等。工作中，护士不仅要穿护士服，还要戴护士帽，操作时还要戴口罩。

2. 特殊护士服

（1）手术服：由手术内衣、内裤和手术外衣组成，多用于手术室和分娩室。为防止交叉感染，手术外衣应为无菌，无菌手术服外衣分为一次性和非一次性。一次性手术外衣大多在应急情况下或有特殊感染的患者手术或分娩时使用，使用后按一次性医用垃圾焚烧处理，一次性手术外衣成本较高且透气性较差。非一次性手术外衣为棉质，可通过高压灭菌消毒处理后重复使用，透气性好，穿着舒适。穿手术服的同时要佩戴口罩和圆帽。口罩和圆帽也有一次性和非一次性，其性能特点及用后处理方法和原则，与手术外衣相同。

（2）隔离服：为中长大衣后开歧，袖口和衣服宽松度调节。多用于护理传染性患者。穿隔离服时，通常要佩戴口罩和圆帽。

（3）防护服：又称特殊隔离服，为衣帽连体式，由特殊材料制作，不透气，可防水，可阻止病毒通过。多用于护理特殊传染性疾病患者，在接送、观察、治疗和护理患者时，可起到防止空气传播和接触性感染的作用。若防护级别达到二级，在穿防护服时，还必须戴特制的医用防护口罩、防护眼镜、鞋套、手套等；若达到三级防护，还应加戴全面型呼吸防护器。此外，应严格执行防护服及防护物品穿戴脱卸规定流程。

（二）服饰美的要求

1. 护士着装的基本原则

（1）工作时应着护士服：护士的服饰美不仅关系到个人形象和医院形象，而且还关系到国家医疗机构的形象，因此护士工作时应统一着职业装，即护士服。

（2）应佩戴工作牌：工作牌标明护士的姓名、职称、职务及科室，其既可起到便于患者辨认和询问的作用，又可时刻提醒护士自己处于工作状态，约束自身的言行。因此，每位护士上岗时都应自觉地将工作牌佩戴于胸前，且正面朝前。

2. 护士着装的具体要求

（1）护士服：按相应岗位和季节，着不同款式护士服。整体要求长短要适宜，宽松适度，清洁平整，无污渍、血渍，全部衣扣扣好且扣齐，衣兜内忌塞过多物品。护士服以长袖至腕部、身长刚好过膝为宜，腰带平整，不外露内衣，下着同色护士裤或肉色丝袜。寒冷季节可外穿毛衣，毛衣领不应高出护士服的衣领。

（2）护士帽：护士帽分燕帽和圆帽，有些国家也用三角巾，在某些国家和地区对护士佩戴燕帽并不做要求。在我国，普遍认为护士帽是护士职业的象征，是一种荣誉，更是一份使命与责任，因此要求护士上岗时必须佩戴。

（3）护士鞋袜：根据季节选择袜子。夏季，女护士穿着裙式工作服时，可选肉色连裤长袜；穿护士裤时可选肉色短袜。冬季，可选肉色或浅色棉袜，忌选用反差较大的黑色或其他深色的袜子。切记，无论男、女护士，不可赤脚穿鞋。

护士鞋要与整体着装协调，选择时可遵循以下原则：样式简洁大方，以平跟或小坡跟软底为宜，颜色以白色或乳白色为佳，要注意防滑、保暖和舒适。护士鞋要随时清洁与保养以维持整洁状态。

（4）口罩：佩戴口罩时要将口鼻完全盖住，位置高低适宜，既不可太高影响视野或使眼镜出霜，又不可太低露出鼻孔。不用时，应将口鼻侧朝里折好放入干净的口袋中备用，不可将口罩挂于胸前。一次性口罩使用后放到指定位置，纱布制口罩应注意清洗和消毒。

（5）其他饰品：饰品分为装饰类饰品和实用类饰品，护士工作时应尽量少佩戴装饰类饰品或是不戴，男护士更是如此。但实用类饰品，如表，工作时一般多选胸表，因其在不动手的状态下可直接观测时间，减少了污染机会。其他装饰类饰品：①戒指。工作时护士不应戴戒指，它会影响护理操作的正常进行，又增加细菌污染和存留机会，同时也不利于戒指的养护。②耳饰。工作时护士不应戴耳环、耳链、耳坠等，可戴耳钉。③项链和挂件。工作时护士一般不宜佩戴项链和挂件，如要佩戴，最好将其放于工作服内，不宜外露。④手链、手镯、脚链等，工作时护士不宜佩戴。

四、行为美

（一）行为美的内容

1. 行为　行为由个人意识所支配，有一定的内在动机，由有目的的动作组合而成。其影响因素可分为内在因素和外在因素，内在因素主要指人的各种心理活动和生理环境因素，如人的价值观和身体状态等；外在因素指客观存在的自然环境和社会环境，如地震时护士业余时间抢救伤员。对人的行为具有直接支配意义的主要是人的需要与动机。

2. 行为美　行为美是人在行动中通过所作所为表现出来的美，是心灵美的表现形式之一，它反映着心灵的内容。它与姿态美既有区别，又有联系。行为美主要是在表情神态、行动举止、待人接物中体现出来的美。它不同于品格、情操，它既属于感性的、外露的美，又偏重于个人的内在修养；它不仅包括了一个人的外在的风度举止美，而且更侧重于与道德意义的"善"相联系。正如培根所说："相貌的美高于色泽的美，雅秀合适的动作美又高于相貌的美，这是美的精华。"

3. 行为美的评价　评价一个人行为的美与丑，主要看是否符合社会道德规范。当人们的行为表现出大方豁达、不卑不亢、谦虚谨慎、自尊自爱，当善良的心在人们的行为中得到充分的显示时，行为便焕发出了美的光彩。

曾经有一位妇女，当她被家人送到医院时已经奄奄一息。急诊科的医生、护士们立即投入到紧张的抢救工作中，空气中弥漫着守护生命的紧张。一天一夜过去了，所有的努力最终没能挽留住患者的生命，但她的家属却向在场的医护人员深深地鞠了一躬，他说："原来我最尊重的是老师，现在我知道了，你们更是应该受到尊重的人，你们不仅是白衣天使，更是一群守护生命的绿衣战士。"一句话，湿润了所有医护人员的双眸，质朴的情感在这里描绘出了最美的画卷。

(二)护士行为美的体现

护理行为是指护士在护理工作中的行为表现。"促进健康、预防疾病、减轻痛苦"是护士的基本职责，也是护士一切工作行为的出发点。人的生命是宝贵的，维护生命的行为更是美好和高尚的。

1. 服务中体现护士行为美　护士的行为美主要体现在全心全意为患者服务的行动和过程之中。护士温文尔雅、落落大方的仪态，可以提高患者的情感质量，激发患者向往美好生活，树立战胜疾病的信心；良好的慎独修养，处处体现出的诚信美德，可以促使患者发挥主观能动性，改善治疗行为，提高机体战胜疾病的能力；体贴入微的照顾、发自内心的关怀，可以增进患者的社会适应能力，改善患者的生命质量。在护理工作中要不断总结护理行为对患者产生的影响，使患者在接受护理的同时感受到人性中最美的一面。

2. 人际交往中体现护士行为美　护理工作是一个有机的整体，同事之间交往时，要互相尊重、互相支持，待人处事中要体现出宽宏大度的美德，宽以待人、严于律己，谦虚谨慎、平等友爱。例如，早晨接班时先向夜班护士道一声："辛苦了!"对生病的护士问一声："你不舒服，今天的班我替你吧。"尽管在生活中，这些都是一些看似不是问题的问题，但往往正是这些细节，印证了一个人的内在修养和道德品质。

3. 细微处体现护士行为美　护士的行为美不是刻意、做作的表现，而是护士美好心灵的自然流露和在行为上的延伸，是护士职业美的体现。一位每日都要做放疗的患者，护士总是最先给他打针好让他早点去做治疗，这种微不足道的"小事"让患者感受到护士对他的关心。这种行为往往能够体现出护士的整体水平与服务意识，护士投入的耐心、细致，带给患者的是浓浓的暖意。

五、语言美

语言是人类沟通的工具和手段，沟通时使用的语言形式有两种，一种是语言性沟通，另一种是非语言性沟通。其中语言性沟通又分书面语言和口头语言，书面语言使用文字符号进行信息交流，口头语言利用有声的语言符号进行信息交流。语言美即语言的内容和形式符合特定的语境。语境是语言沟通的客观环境，包括谈话的时间、地点、场合、人物、话题及社会文化背景等。因护士语言有其特定的语境，所以其沟通的内容和形式也有特定的要求。

(一)护士语言美的意义

护士美好的语言可以给患者带来美好的心情。马克思曾说，"一种美好的心情，比十服良药更能解除生理上的疲惫和痛楚"，间接地反映出语言美对于患者的影响和作用。

1. 有利于护患沟通　护理工作除了应具备精湛的专业知识和职业技能，还处处需要人际沟通，因此，护士要了解其服务对象并给予最恰当的语言交流。护士语言美可以给患者带来好心情，提高患者依从性，使得护患沟通环境变得融洽和谐，而良好沟通环境又有利于护士准确地表达护理工作意图，更能让患者正确理解并积极配合，从而提高护患沟通的效果。因此，护士一定要注意语言的艺术修养，善于使用美好语言进行交流，使患者在好的精神状态中接受治疗和护理。

2. 有利于提高护理效果　俗话说："良言一句三冬暖，恶语伤人六月寒。"语言能通过心理反应，影响患者的情绪和行为，进而影响患者的康复。美好的语言可减轻患者心理的创伤，给患者带来温暖和幸福感，并使患者增强战胜病痛的信心和力量，起到药物达不到的效果。

3. 有利于体现护士职业形象　俗话说："言即心声。"语言可以较全面地反映一个人的知识水平、文化素养和精神风貌，也是一个人整体素质的外在表现。一位护士作为护理行业中的一员，其表现不仅代表着个人，同时也代表了整个群体的形象。

（二）护士语言美的原则与要求

语言美包括语言的内容美和语言的形式美。语言的内容美主要体现在伦理道德美方面，如诚恳、谦逊、礼貌、文雅等。语言的形式美主要体现在语言规范美与语言表达艺术方面，如准确、生动、鲜明、逻辑性强、幽默感、色彩丰富、节奏感强等。

1. 语言内容美的原则与要求

（1）诚信：诚信是做人的基本准则，也是语言应用的基本要求。护理工作是一门要求实事求是的工作，因此要求护士的语言表达也要符合客观事实，实事求是，不弄虚作假；工作中要遵守道德准则，保护患者隐私，信守承诺。

（2）安全：护理工作一切以患者利益为出发点，因此，谈话的主题离不开疾病和健康的内容。在谈话时要谨记护理工作的内容，有关诊断和治疗方面的问题要慎言，同时要注意谈话的场合和时机，对于可能对患者产生伤害的话题要委婉表达且避免患者猜疑。

（3）有效：语言是沟通的工具，沟通的最好效果是说者的表达与听者的理解一致。护理工作中常用的一种沟通方式是治疗性沟通，是一般人际沟通在护理实践中的具体应用，内容多为护理工作范畴内与健康有关的专业性内容。因此，护士在组织语言时要有科学性和可操作性，并且内容具体，避免空话和套话。

（4）礼貌：根据马斯洛的需要层次论，受尊重是基本需要，在护理工作中，表达对患者尊重的最好方式就是有礼貌，如态度礼貌、举止礼貌、言语礼貌等。

2. 语言形式美的原则与要求

（1）规范：语言规范是说者能让听者理解的基本要求。表现在三个方面：①语音规范。我国地域辽阔，每个省份都有自己的口音，甚或有些城市都有自己的口音，而护士的服务对象很可能不是自己的老乡，因此使用规范语音有利于语言交流。②用词规范。护患沟通的主题多为健康和疾病，要想保证好的沟通效果需要使用规范的语言，避免使用土话、缩略语等易引起歧义的语言，为了让患者更好地理解，应多使用通俗易懂的语言，少使用医学术语。③语法规范。语言要符合语法逻辑，避免错句、病句等易引起歧义的语句；语句长短适宜、言简意赅。

（2）艺术：语言表达是门艺术，护理语言的艺术美体现在不同的语境下语言技巧的应用，如幽默、含蓄等表达方式。

（3）生动："三分诗，七分读"，语言的生动表达是一种技巧。一句话的音调高低、语速快慢、读音轻重、停顿长短等都可传递一种信息，因此护理工作中应注意语调、语气、语速、停顿、音量、重音等问题。

（三）护士语言美的培养

护士在人际沟通中应做到口齿清晰、表达准确、礼貌诚恳，讲求语言的适应美；工作中灵活运用礼貌性语言、安抚性语言、提问等沟通技巧。

1. 加强思想道德修养　语言表达的最高境界是思想交流，因此语言可直接反映说者的思想、品德和修养。反之，一个人的思想品质、道德修养也制约着语言交际的能力和效果。孔子认为"有德者必有言"，说明语言表达和品德具有密切关系。良好的医德是护士语言美的前提条件，离开医德谈语言美是舍本逐末。护士只有树立为人民服务的高尚医德，才能在语言中体现自尊、尊重、关心、团结、谅解。

2. 提高文化素质　语言表达可反映一个人的文化修养，丰富的知识和文学修养可增强护士的语言运用能力。护士可以通过阅读和思考提升自己的文化修养。

3. 凝练生活语言　现实生活是社会大讲堂，它给人们带来了生活的感悟，护士可通过现实生活收集、学习并丰富自己的语言，提高语言表达能力。

4. 进行语言训练　可通过语言训练规范自己的语言表达，如语气、语调、语速、音量、重音、停顿等。

第三节　护士的皮肤护理与职业妆

人人都渴望拥有美丽的容颜和健美的肌肤，特别是女性，更希望能永远拥有娇嫩而亮丽的容貌。但在现实生活中没有永不衰老的皮肤，随着岁月的增长，都会不可避免地留下岁月的痕迹。因此要想美化自己，我们首先必须学会护理皮肤，其次必须学会化妆。

一、面部皮肤护理

因面部皮肤长期与外界接触，所以面部皮肤是身上最易老化的器官，若想延缓衰老，必须每日保养皮肤。

1. 充分卸妆　面部皮肤是皮肤的一部分，同样具有排泄和呼吸的功能。当化妆品长时间地附着在皮肤表面时，会影响这些功能，出现痤疮、色斑等问题，因此充分卸妆是护肤的前提。如化彩妆应用卸妆油帮助卸妆，卸妆油中的油分可溶解脂溶性污垢，便于冲洗和清洁。

2. 面部清洁　洁面是护肤中非常重要的步骤。洁面可有效清除皮肤表面的污垢和分泌物，保持腺体的分泌和污物的排出，防止微生物的污染；可使皮肤得到放松和功能修复；可调节皮肤的pH值，更地保护皮肤。洁面前先要选择适合自己皮肤的洁面用品，之后再洁面。方法如下：将适量的洁面用品置于手上，用另一手将洁面用品分别涂于额部、双颊、鼻尖及下颏部，并均匀抹开后洁面。

3．按摩　皮肤按摩具有增进血液循环，促进新陈代谢；增加皮肤弹性，延缓皮肤衰老；调节神经功能，消除肌肉疲劳的功效。面部按摩的原则是：由下向上，由内向外；方向与肌肉一致，与皱纹垂直；按摩时尽量减少肌肤的移位。

4．敷面膜　面膜有营养护肤的功效。常用的面膜有硬膜和软膜之分，家用多选软膜，也可自制果蔬、草药面膜。一般每周使用1～2次，每次敷面15～20分钟。

5．上化妆水　上化妆水是皮肤补水的有效途径之一，化妆水具有较强的亲肤性，可有效保持皮肤的酸碱值，有效地收缩皮肤毛孔，进而保护皮肤。使用方法：根据自己的皮肤选择合适的化妆水，用化妆棉或手蘸取化妆水后涂于面部并轻轻拍打，让皮肤自然吸收。

6．润肤　上化妆水后润肤。根据个人的肤质、季节和使用时间来选择合适的润肤产品。

7．涂眼霜　眼部皮肤是人体皮肤中最薄的部位，长期与外界环境接触，且使用频率较高，因此应特别保养。眼部护理的用品是眼霜，选择时同润肤用品。使用时，取适量于中指指腹，均匀涂抹于眼周，沿肌肉走向展开眼霜，使皮肤充分吸收。

8．防晒　紫外线可引起皮肤老化、日光性皮炎、皮肤癌等问题，白天的阳光中含有较强的紫外线，因此白天防晒对皮肤护理也是非常重要的。

二、手部皮肤护理

手通常被视为从事服务行业人员的"第二张名片"，护理工作离不开手。一双光泽、细腻、修长的手，给人以美的享受，在实施护理操作时可给患者带来温暖。

手部的日常护理非常重要，日晒、风吹、化学物质都会损伤手，稍不注意手就会变得粗糙。日常护理时，为保持手的清洁卫生要养成勤洗手的好习惯；为避免一些化学物质的损伤，可选择佩戴防护手套或接触后及时清洗润手；寒冷季节为防止手部冻伤、干燥，可选用保暖用品；手部皮肤同样也会被紫外线伤害，可酌情选用防晒用品或佩戴防护手套；应经常修剪指甲，以保持手部卫生和美观。

三、头发护理

每人都想有一头健康、秀美的头发，因其可展现一个人的气质和健康状态。头发护理的首要问题是如何清洁和保养。

1．科学洗发　定期清洁头发是保持头发健康的基本措施。其周期可根据环境、季节和头发的性质确定。洗发周期一般以3～5天为宜，油性头发周期短些，干性头发周期长些；水温以40℃左右为宜；漂清头发后护发，护发用品保留头发一定时间后充分洗去。

2．头发的梳理　梳理头发时可促进头部血液循环，还可间接起到按摩头皮的作用。梳理时应顺着头发的生长方向梳，动作轻柔，并及时处理断发和头屑。

3．头部按摩　只有健康的头皮才能长出健康的头发，按摩是促进头皮健康的有效手段之一。自我按摩方法如下：十指伸开呈弓形，沿发际由前额向头顶至脑后按摩；力度合适，过轻没有效果，过重刺激油脂分泌。

四、化妆

爱美是人的天性，化妆是满足这种需求的手段，可弥补缺陷、增强自信和美化容颜。化妆根据其展示空间的不同，有生活妆和艺术妆之分。生活妆可美化容颜、弥补不足、展现个性，又分淡妆和浓妆两种，淡妆多用于日间，浓妆多用于夜间。艺术妆是以表演和展示为目的的妆容，如影视妆、舞台妆、摄影妆等。护士的职业妆，无论是日间还是夜间，都应以自然、清新、淡雅的淡妆为宜。化妆后既应起到美化的效果，又不可留有痕迹。

（一）用物准备

1．化妆品　护肤品、粉底、腮红、眼线笔、眼影、睫毛膏、眉笔、唇膏等。

2．化妆用具　化妆海绵、粉扑、粉刷、胭脂刷、眼影刷、眉扫、眉刷、眉钳或修眉刀、眉剪、唇刷、棉签等。

（二）面部化妆的基本程序

1．洁面　皮肤的清洁是化妆的第一步。洁肤有保护皮肤、使妆面自然且不易脱妆的作用。

2．修眉　清洁皮肤后修眉，可减少微生物的侵害，修眉后应及时清理掉落的眉毛。

3．润肤　化妆前润肤，一方面可阻断皮肤与化妆品直接接触，起到保护皮肤的作用；另一方面可使妆面易上妆不易脱妆。

4．上粉底　上粉底在洁肤和润肤之后进行，是化妆的基础，可通过修饰、调整面部和鼻子的视觉效果，起到遮瑕和不易脱妆的作用。

5．定妆　上粉底后要定妆，即将蜜粉扑在上过粉底的皮肤上，进一步巩固妆面，可吸收汗液和皮脂，降低粉底的油光感，使皮肤显得爽滑细腻。

6．画眼影　定妆后便画眼影以确定整个妆容的色调。

7．画眼线　为保持眼线的清晰和干净，一般画眼影后画眼线。

8．涂睫毛膏　为保持睫毛膏干净，一般在画眼影和眼线后涂睫毛膏。

9．画眉　眼影和眼线画完后再画眉，容易把握眉的高低和长短。画眉时，应根据自己的面部轮廓选择合适的眉形。但也有人在化妆时习惯先画眉，后画眼影和眼线。

10．涂腮红　根据眼影的色彩和面部轮廓来选择腮红的颜色、大小和方向。

11．涂唇膏　根据眼影和腮红的颜色选择唇红的颜色。一般来说，以唇膏的颜色比腮红的颜色深些为宜，并与眼影色相协调。

12．妆面检查　完成化妆后，要仔细全面检查妆面的整体效果，如发现问题及时修补。妆面检查的主要内容有：

（1）妆面是否整齐干净，有无缺漏的地方。

（2）眉毛、眼线、眼影、唇膏等的涂抹描画是否对称、规整。

（3）颜色搭配是否协调。

（4）腮红的外型和颜色是否与面部轮廓和整体色调和谐一致。

（三）面部化妆技巧

人的面部由眉、眼、鼻、唇、颊等部分构成，若想整体协调自然，则不可忽视局部技巧。此外只介绍眉毛的修饰。

眉毛位于眼睛上方，对眼睛有修饰和映衬的作用。修眉常用的工具是眉钳或修眉刀。修眉方法如下：

1. 眉与眼的距离以一眼之隔为宜。

2. 眉头最好在鼻翼或内眼角的垂直延长线上，间距以一只眼宽为宜。

3. 眉峰处在眼睛正视时，虹膜外缘向上的垂直延长线上，约在眉长的内2/3处。

4. 眉头和眉尾以基本保持在同一水平线上为宜。

5. 眉尾在鼻翼与外眼角的连线与眉相交处。

🧑‍🏫 思考题

1. 认知练习

以生活中真实的人或事为出发点，以"护士形象"为主题，围绕本章所涉及的内容开展主题演讲活动，使学生通过评价演讲进一步认识护士形象美，加深对本章所学内容的理解。

2. 实践练习

（1）某医院一名护士值夜班时家中发水，可家中无人，正打手机联系他人帮忙处理，这时碰巧来了一位发低烧的患者要体温计，于是便起了争执。对于这件事情你怎么看？如果是你，该怎么办？

（2）重症监护室内一位新来的护士浓妆艳抹，还配有大耳环和戒指。护士长要求其卸去浓妆，摘下耳环和戒指，可她说："患者都昏迷了，又没有家属，没事的，我下班去参加一个聚会还得重新化妆，就先别洗了，反正还有3个小时就下班了。"如果你是护士长，你该怎么做？

（3）一位护士下夜班后穿着拖鞋，歪戴着护士帽，途经病房走廊去洗澡。如果你是这位护士，你会这样做吗？为什么？

3. 知识运用

请根据护士形象美内涵的要求，对所学内容开展训练活动，也可以护理实践中的具体场景为训练内容开展主题训练，如护士接诊时护士形象美的塑造。

第六章　护理环境美

📖 学习目标

通过本章的学习，理解医院各种环境美的要求，能够在日后临床护理工作中为患者营造良好的护理生理、心理、社会环境美的氛围。

1. 掌握护理环境美的内涵。
2. 掌握护理环境美的营造原则。
3. 掌握儿科、产科、急诊和手术室护理环境美的营造要点。
4. 熟悉营造护理审美环境的核心因素。
5. 了解护理审美环境的类型。

📖 情境导入

随着科技的发展和医疗需求的增长，许多医院建起了现代化诊疗大楼，配置了先进的医疗仪器设备，而宽敞的门诊大厅、整洁舒适的住院病房、温馨的医患沟通休息室以及医院内宜人的自然景观，减轻了患者就医时的紧张感，因此，在条件允许的情况下人们更愿意去条件环境好的医院就医。

与传统儿科病房相比，在新建的儿科病房里往往会布置一些卡通装饰和玩具摆设，病房中的此类改变可以使住院患儿更容易安静下来，在治疗过程中比较配合。在危重症病房的护士通过使用沉着熟练的操作、温柔体贴的话语，从而减轻患者的焦虑和痛苦，增加他们康复的信心。

良好的就医环境和个性化服务，能够促进患者身心的全面康复。护理人员应在日常工作中注重病区自然环境的营造和自身素养的提高，为患者提供优质护理服务。

环境是围绕人群的空间及其中可以直接或间接影响人类生活和发展的各种自然因素和社会因素的总称。美国护理理论家罗伊将环境定义为"围绕和影响个体或集体行为与发展的所有因素的总和"。环境是人们生活实践所依赖的客观自然条件，它为人类生命活动提供了物质前提。从心理卫生的角度来分析，环境的优美与否对人的心理健康有着极大的影响。

第一节　护理环境美概述

一、护理环境美的概念

（一）环境美

环境美是人类赖以生存和发展的周围空间条件的美，是人对环境的审美功能做出的一种主观评价。美的环境可以使人体会到生活的情趣，产生愉悦、舒适、轻松的情绪体验。对于长期生活于高楼林立的大城市里的人而言，郁郁葱葱的树林、宜人的山风、悦耳的鸟鸣，无疑能使其神清气爽，享受到生活的美好。而温馨舒适的家居，能缓解人们一天工作的疲惫，使人获得心灵的宁静。

环境美主要满足人的精神需求，提高人们生活的幸福感。狭义的环境美是指个人、家庭、社会集体生活和工作的具体环境的清洁与美化。广义的环境美包括自然美和社会美。

1. 自然美　自然环境的美分为两种：一种是未经人类加工改造过的自然环境美，如辽阔的大海、灿烂的星空、多彩的云霞、奇异的山峰等，它们所特有的自然风貌使人得到愉悦并获得美的享受；另一种是经人类进行一般加工改造或进行艺术加工改造的自然环境美，如山川绿化、江河治理、田园景色、园林景观、楼台亭榭等，人们在观赏时，感受到了蕴含其中的人类智慧与力量，从而获得了审美的愉悦。自然美的基本特征侧重于形式美，而很少涉及具体的内容。

2. 社会美　社会美包括人的外在行为、人际关系以及人类创造的物质产品和生活环境的美。社会美的真谛在于人们在相互理解的基础上和谐、融洽地相处，社会发展中的合作是人类整体生存发展的需要。社会美是自然美在人类社会系统中的延伸，它有利于人类获得彻底的精神解放。自然美与社会美两者应该统一起来，任何一个人的不良外在行为都会影响甚至破坏整体的环境美。

（二）护理环境

护理环境是护患活动的空间依托，它影响着人们的身心健康。护理环境是一个必须符合医疗卫生原则、满足患者身心需求的自然环境，同时又是一个具有特殊性质的人文社会环境。

近代护理事业创始人南丁格尔特别重视护理环境，她强调护理环境应首先考虑患者的舒适、安全、福利和卫生。她强调，良好的建筑、卫生与管理可以使患者获得更好的护理。她提出的新病房管理意见，改变了护理观念。现代护理的自然环境不仅应典雅和谐，而且更应适合医疗护理的功能，体现科学与艺术的完美结合，这不但能消除患者的紧张、恐惧心理，还提供了舒适、平静、安全、宽松的环境，也给人带来了一种美的享受。此外，病区护理单元及床单位干净整洁、室内阳光充足且温湿度适宜等都是现代医院中改善护理自然环境的重要环节。

护理社会环境主要是指人际环境，是护理人员与患者，护理人员之间，医护之间形成的一种人与人之间的关系。相对于护理物理环境，护理人际环境是一种软环境，它是互动的，而且是多变的，但就其影响力来看，要远远大于物质和空间所构成的硬环境的影响力。良好的人际关系，有助于创造良好的心理支持氛围，不仅能使医疗护理活动顺利进行，而且能满足患者的精神心理需要，对患者的康复有着不可估量的影响。

（三）护理环境美

1. 护理自然环境美　护理自然环境美是护理审美主体与护理审美客体共同构成的活动空间所表现出来的外在美感，是护理环境中硬件美的集中体现。它包括以下几个方面：

（1）护理环境布局美：医院、病房中可移动客观物体的摆放、分布状态应给审美主体带来愉悦的感受，同时还应有足够的私密空间，使患者能够保护个人的隐私，如足够的床间距、床与床之间设隔帘等。

（2）护理环境安静美：患者休息场所的声响应控制在标准范围内，尽量减少噪声所引起的烦躁、紧张等情绪。

（3）护理环境舒适美：病区色彩应柔和，避免大片强烈色彩的刺激。病室内温湿度应保持在护理对象生理上感觉舒适的水平。病区、病房以及室内物品应干净整洁，同时还应确保各种生活设施完善，方便患者的生活，能够使其保持清洁、舒适、安全的状态。

2. 护理人际环境美　护理人际环境美是构成护理人际关系的各要素之间相互协作、相互协调的和谐美的体现。护士与患者的人际关系，是为完成特定的专业任务而建立和发展的，并随任务的完成而结束。由于护士在此关系中多处于主导地位，因此，护士要与患者主动交往，关心并尊重对方，帮助其肯定自我价值，并理解对方因生理、心理问题而表现出的一些不当言行，使护士与患者间建立起和谐的关系。护士与其他医务人员也应保持良好的工作关系及人际关系，相互尊重、相互协作，这样才能为服务对象提供优质、全面的医疗护理服务。

二、生理性护理审美环境

生理性审美一般分为三个层面：一是感官的舒适性。环境对人感官的满足是多元的，人的所有感官都可以在与环境的接触中感到舒适，如清新芬芳的空气、明媚的阳光等。二是躯体的健康性。有益于健康、有益于人类生存与发展的环境是更高层次的审美环境，如饮水质量、宁静悦耳的音响等。三是居住的舒适性。既适合于居住，又具有观赏性的环境才是理想的生理性审美环境。

生理性护理审美环境着重满足人感官方面的审美需要。患者在生理舒适的条件下才会感到心理愉悦，而生理舒适与生理性护理环境的优化度密切相关。影响生理性护理环境的主要有色彩环境、光环境、声音环境、热环境等，其一方面通过感知去改善人的生理功能，另一方面通过物质供给渠道来充实身体基质，从而有利于生命活力的发挥，促进疾病康复。此外，生理性护理审美环境不仅对患者身心健康有益，而且也是医护人员开展工作、维持自身健康的重要因素。工作环境往往会影响到从业人员的情绪变化，进而影响其工作效率。良好的工作环境有利于稳定护理人员的情绪，增加其对工作的满意度，提高工作质量（图6-1和图6-2）。

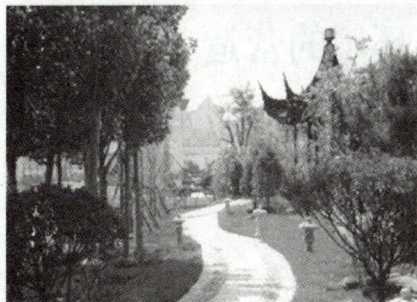

图6-1 人工景观

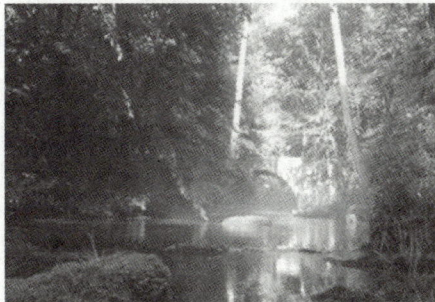

图6-2 自然景观

三、心理性护理审美环境

心理性护理审美环境主要是满足"感觉的人性"方面的审美需求，即感情和伦理方面的美感需求。它首先表现为自身具有高尚的人格；其次表现为主体产生感情、友谊和归属的需要，渴望得到亲情、友情、爱情、温暖、信任等，渴望自己有所归属，成为团体中的一员，与他人建立深厚的友谊；再者表现为医务人员美丽善良的心灵、亲切和蔼的态度、文明的语言、优雅的举止和精湛的技艺等，也表现为医院良好的工作秩序、融洽的人际关系和相互间默契的配合。这些条件能给患者良好的心理感受和美的体验，促进心境宁静，从而达到防病、治病、增进身心健康的目的。

心理性护理审美环境所反映的主要是医院内的社会条件和人际关系。加强医院的精神文明建设，是加强和改善心理性护理审美环境的基本途径。

四、社会性护理审美环境

社会性护理审美环境着重满足人生高层次的需要，即"自我实现"的需求。社会中的人，都有自尊和被尊重的需要，希望得到别人的认可和赞扬，要求在社会团体中确立自己的地位。当这些需求得不到满足时，患者会感到沉重的心理负担，自感失去了人生的意义，甚至导致多种身心疾病。因此，这种审美环境要求护理人员应尊重患者的人格，经常进行沟通，对所有患者一视同仁。同时，还要尊重患者的合法权益，虚心接受患者提出的合理化建议和意见，使患者与医院的社会环境协调一致，提高患者的治疗信心。同样，医护人员在职业活动中实现自我价值，也离不开社会和他人的支持与帮助，因为自尊自爱和被尊被爱是相辅相成的。

以上三种基本的护理审美环境，既受自然因素和社会因素的制约，也受人为因素的影响。护理美学的基本宗旨之一就是既要尽可能地发挥自然美和社会美环境在医疗、预防、保健实践中的作用，又要努力按照医疗卫生保健和防病治病的需要，在医院、社区、家庭、学校等场所为人类创造更多的美景。

第二节 护理审美环境的营造

一、护理环境美营造的原则

（一）整体美

医院内一切建筑都是为了满足社会使用需要而建造的，医院建筑必须以治病和休养为目的，全面考虑各建筑设施的内部结构安排。为了保证住院患者的休息，在条件允许的情况下，门诊部应和住院部分开。每个房屋都应具备良好的采光和通风条件。同时，医院整体的设计特点应能够使人感觉方便、舒适，在实用的前提下力求美观。此外，医院大楼周围可种植树木花草，这对改善医院的审美环境非常重要。良好的自然环境不仅给患者带来视觉上的享受，而且在精神上能够使患者感到舒适，减少恐惧、压抑的感觉（图6-3和图6-4）。

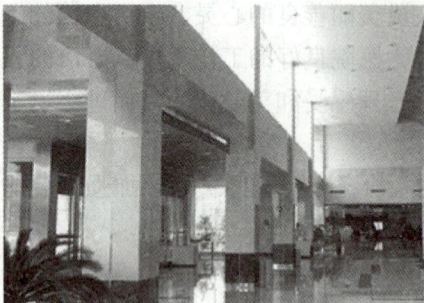

图6-3 住院大楼

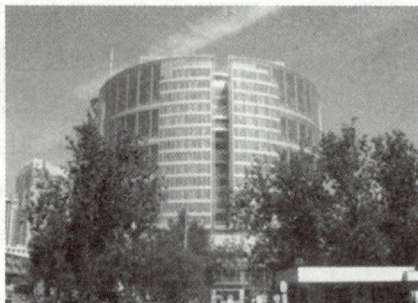

图6-4 门诊大厅

（二）布局美

医疗护理环境的布局美包括医院各大楼的位置、形态等的设计以及病房内各设施的摆放。布局美实际上是一种协调的美，各项序列及安排都应从有利于患者康复的角度出发。

1. 有序性 患者就诊基本上是一种有序的空间和时间的移动，各职能部门应按其功能层次有序地排列。同时，还应保证就诊各层级公共空间组合的有序性，若有任何一种重叠行为如往返、重复、交叉等，就会造成人流混乱、环境无序，使患者产生不平衡的心理状态，如厌恶、烦躁等（图6-5）。

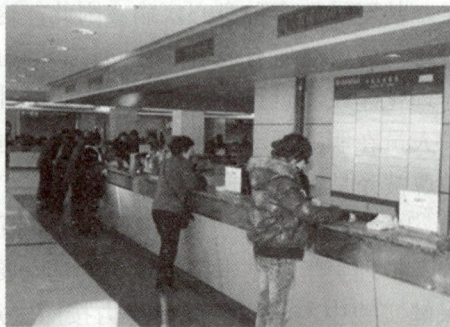

图6-5 排号就诊

2．直观性　直观性主要指在公共空间有明显的标记指示，如就诊流程图，挂号、收费、取药的窗口标志和急诊室的指示牌等，这样方便患者就诊，提高就诊效率，减少拥挤、嘈杂甚至是冲突的发生（图6-6）。

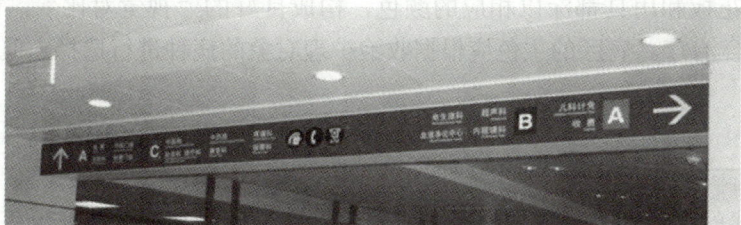

图6-6　门诊大厅的指引

3．私密性　私密空间使护理对象能够保留个人的隐私，使患者感到受尊重，缓解不适感。

足够的床间距以及床单位之间的隔帘都为患者提供了私密空间。同时，门诊部可在候诊区域设立二次候诊区，为患者提供安静、舒适的就诊环境。

（三）服务美

对于护理人员来讲，服务美实际就是医疗卫生职业道德美。护士应具备良好的修养，在做好专业技术工作的同时，还要成为一个聆听者、观察者和交谈者，在日趋复杂的医疗护理环境中，这样可以恰到好处地服务于社会地位各异、生活方式多元、价值观差异悬殊、工作性质多样复杂的患者及家属。

（四）人文美

随着医学模式的转变，人文化的服务理念越来越受到医疗护理行业的重视。良好的医德医风，和蔼的服务态度，干净整洁的着装，优雅大方的举止，为患者提供休闲娱乐的设施和场所等，都体现了"以人为本"的服务理念。

二、营造生理性护理审美环境

满足患者生理性护理环境的需要，就是要求护理环境在时间、空间、物质感觉综合结构方面的审美价值，即精神上的实用性。因此就医环境在陈设、布局、光照和色调等方面的设计与规划应符合护理美学原则。

（一）色彩

用色彩物理学和色彩心理学的规律来设计和装饰医院环境，可对患者和医护人员产生良性心理刺激作用。一般认为红色、橙色、黄色给人以热烈、辉煌、兴奋的感觉，而青色、绿色、蓝色则给人以清爽、娴雅的感觉。从医学角度看，红色可刺激和兴奋神经系统，增强血液循环；绿色可镇静神经系统，促进胃液分泌，帮助消化，并有助于消除疲劳；蓝色有降血压作用，可使脉率减慢，对消除紧张情绪，减轻头痛、头晕及失眠症状有一定效果；橙色能诱发人的食欲，有利于钙质的吸收；紫色对运动神经及淋巴系统有抑制作用，能维持体内血钾的平衡，对高血压患者及孕妇有镇静作用；黑色的压抑及凝重感，可增加患者的痛苦和绝望心理，应注意避免使用。在使用"色彩疗法"时，应将墙壁、地板、天花板和用具都涂以相应的颜色，构成良好的"视觉对比"，以配合常规治疗方法进行综合治疗。病区的主色应根据收治护理对象的病种进行选择，但整体色彩应以淡雅为主。

（二）光线

病室内光线的亮度和方向应根据服务对象的疾病、病情、性格等进行适度控制，同时还要满足医疗护理工作的需要。应充分利用自然光，发挥阳光中紫外线强大的杀菌作用。适当的日光照射，能够使照射部位温度升高、血管扩张、血流增快，改善皮肤和组织的营养状况，使人食欲增加，舒适愉快。但应避免阳光直射眼睛。另外，日光的变化可减少患者与外界的隔离感。室内人工光源既要保证工作、生活的照明，又不可影响患者的休息。

（三）声音

凡是不悦耳、不想听的声音，或足以引起人们心理或生理上不愉快的声音，均称为噪声。噪声不仅使人不愉快，还对健康有影响，严重的噪声甚至会造成听力丧失。生病时，人适应噪声的能力减弱，少许声音即会影响患者情绪，使人感到疲倦和不安，影响休息与睡眠，久而久之，会导致病情加重。减少噪声，可使患者得到较好的休息，有利于患者康复。护士应尽可能地为患者创造安静的环境，在说话、行动与工作时应尽可能做到"四轻"：说话轻、走路轻、操作轻、关门轻。护士除注意自身行为外，还要做好患者及家属的宣传工作，共同保持病室安静，创造一个良好的休养环境。

（四）温度与湿度

适宜的温度有利于患者的休息、治疗及护理工作的进行。在适宜的室温下，患者可感到舒适、安宁，能减少消耗，利于散热，并可降低肾脏负担。室温过高会使神经系统受到抑制，影响人体散热；室温过低，则使机体肌肉紧张；冷气袭人甚至会导致患者在接受诊疗护理时受惊。病室适宜的温度一般冬季为18℃～22℃，夏季为19℃～24℃。新生儿及老年患者，室温以保持在22℃～24℃为佳。

人体对湿度的需要随温度不同而不同，温度越高，对湿度的需求越小。病室的湿度以50%～60%为宜。湿度过高，有利于细菌繁殖，且机体散热慢，患者感到湿闷不适；湿度过低，则空气干燥，人体水分蒸发快，热能散发易致呼吸道黏膜干燥、口干、咽痛等，影响气管切开或呼吸道感染者的康复。

（五）安全

安全是每个人的基本需要，而护理对象易产生对安全的危机感，护士应具备安全方面的敏锐性、相关知识和防范手段。病区管理中应消除一切不安全因素，避免各种因素导致意外伤害，杜绝医源性损害，完善安全设施，如及时为患者拉起床挡，告知患者如何使用床单位和洗手间的呼叫铃，病房与护士站呈扇形格局以保证护士能够第一时间赶到患者身边处理紧急情况等。

三、营造心理性护理审美环境

患者住进医院，离开原来熟悉的家庭环境，中断其生活以及工作方式，进入一个陌生的病房环境，不但没有熟悉的亲友，还要忍受疾病带来的痛苦，甚至面临死亡的威胁，常常发生焦虑不安以至恐惧的心理。因此，在护理工作中，护士应尽可能做到消除患者的恐惧感、孤独感和陌生感，给予其归属感，被尊重感及所需的信息。

（一）归属感

患者入院后，感受最深的就是归属感的丧失。归属感可以增加患者之间，患者与医护人员之间的情感联结，有利于患者提高对医护人员的信任度，缓解其心理压力，建立良好的治疗关系。同时，护士还应鼓励患者多与病友交流，尤其是同龄病友间的交谈，助其找到共同语言，自身的内心感受得到认同。此外，护士还应与患者家属达成一致，鼓励家属在规定的时间内多来探视患者，了解患者的需求，为更好地开展护理工作提供有价值的信息。

（二）被尊重感

每一个患者，无论其病情如何，都希望得到医生、护士的尊重。在进行治疗过程中，尤其是核对时一定要喊患者姓名或者某大娘、某大姐之类的称谓，切忌直呼床号；患者因为疾病原因而在生活能力等方面会受到不同程度的限制，自我效能感下降，此时，护士对于患者的需求不应忽视或者表现出不耐烦的神情，而应耐心地、尽可能地帮患者解决问题。医院中无障碍电梯、无障碍卫生间等的设计，都使得患者可以不依靠他人而完成生理活动，满足其心理方面自尊的需求。同时，人性化的设施使患者切身感受到医院对他们的关怀，增加其康复的信心。

（三）信息的需要

患者住院期间所需要的信息包括医院生活制度、检查和治疗的安排、相关疾病的健康知识及康复知识等。当患者感到对情况有充分的了解时，会提高他们的自信，减少焦虑和不安，在医疗过程中就能更好地与医务人员合作。同时，应为患者提供获取外界信息的渠道，如病室提供电视、收音广播等，减少患者的隔离感和焦虑感。

四、营造社会性护理审美环境

（一）创造和谐的人际环境

医疗和护理活动涉及的人际关系较为复杂，有医患关系、护患关系、医护关系、护护关系等。良好的人际关系氛围可以让患者减缓焦虑感和无助感。尤其是良好的护患关系和医患关系，在治疗过程中对取得患者的配合会起到非常重要的作用。作为护士，端庄的仪态、文雅的举止以及和蔼的态度，都会给患者值得信赖的感觉。亲切的谈吐和对患者细致入微的关怀可以体现护士对患者的同理心和重视程度，容易取得患者的信任。此外，精湛的操作技能亦是良好护患关系得以建立的非常重要的影响因素。

（二）满足患者社会交往及重返社会的需求

1．满足患者人际交往的社会需求　社会需求反映为患者入院后希望建立良好的人际关系，保持原有的社会交往；需要与周围的人保持友善的关系；希望得到亲友及医务人员的支持和帮助；需要有一定的机体活动空间，如在病区设立休息室、活动室等。

2．满足患者延续社会关系的社会需求　通过家属、陪护人、探望人保持患者与家庭和社会的联系。陪护对维持患者的心理平衡、加速康复进程有重要意义。对于儿童和老年人，亲友的探望和慰问会极大地满足其社会支持的需求，增加其康复的信心。

3．满足患者重返社会的心理需求　那些事业正值高峰的中青年人或入院前具有较高社会地位的患者，重返社会的需求非常强烈，往往表现为入院期间的角色行为冲突或角色行为阙如。入院使得他们不得不中止自己的工作，他们的情绪会受到较大的打击。为此，为患者提供网络、书籍等资源，不仅可以减轻患者的焦虑感，使其安心接受治疗，还为其重返社会创造了条件。

第三节　特殊科室审美环境的营造

不同疾病、年龄阶段和性别的患者在生理、心理和社会需求方面各不相同，因而对护理环境的要求也不同。在日常护理工作中，护士应针对服务对象的特点来设置相应的护理审美环境。

一、营造儿科审美氛围

（一）儿科患者的特点

1．儿童对护理自然环境的审美特点　一般而言，儿童患者一进诊室就哭泣，甚至反抗，以致父母无法讲清病情，医护人员的诊疗操作也难以完成，致使发烧患儿体温继续升高，缺氧患儿因哭泣缺氧更为严重。儿童心理学研究表明，儿童普遍喜欢充满激情欢乐的鲜明色调，而医院的白色世界更突出了一种深沉、静谧、严肃的气氛。当患儿进入医院的第一时刻起便开始了紧张的审美活动，白房、白墙、白衣、白帽、白口罩与以往的看病经历联系起来，注射的痛感、抽血的可怕皆与周围的白色环境化为一体，简单形象思维给他的信号即"白色可怕"。由于美感中感情倾向的作用，人们常将自己所喜爱的东西称作美，讨厌的东西看作丑，因此，成年患者与患儿对白色的感受并无不同。只有随着年龄的增长和医疗效应的积累，其感情倾向在认知层面上发生质的改变，方能接受这种医学环境。所以作为医学美学环境的一个重要方面，儿科诊疗环境的色彩处理必须突破全白色的单一模式，从而取得高层次的医学美学效应。

2．儿童的语言特点　由于患儿生理机能处于发育阶段，其语言表达能力需随时间而逐渐成熟和完善，加之患儿的社会阅历及人生经验欠缺，造成许多患儿对自己的痛苦和不适不能充分和完全地表达，以致给临床护理过程带来极大的不精确性。年幼的患儿或者昏迷患儿往往不能用语言表达或不能准确地表达，所以临床上多是患儿家长代替他们与护理人员进行交流，这就会导致语言的失真，因为家长不能切身体验患儿的痛苦，并且家庭群体的复杂，家庭成员多，对患儿的病情描述不一。这种替代性造成患儿医学语言进一步失真，给护理工作带来很大的困难。

（二）儿科护理审美环境的营造

1．环境美　根据患儿特点进一步改善病房环境，病房朝南、光线充足、空气新鲜、温湿度适宜，墙壁贴上色彩鲜艳的宣传画和卡通画，使用带有卡通图案、色彩柔和的窗帘，地面铺上暖色调的地板，医护人员工作服换成浅粉色，这些都能让患儿感到温馨，减少恐惧感。此外，一定要妥善保管一切危险物品，电源插座、尖锐物品、药物、易燃易爆物品等必须远离患儿接触得到的地方，防止发生意外安全事故。

2．语言美　语言是护士与患者之间进行交流时相互传递信息的工具，美的语言给人一种美的享受，并提高人的安全感和幸福感。护士的语言美应体现在科学、文雅、谦虚、和气、善良等方面。护士在与患儿家长交谈时应做到用词得体、语调柔缓、吐字清晰，多使用礼貌用语、关切语言和耐心解释式开导语言，禁用忌语和生、冷、硬、横的语言，以满足患儿和家长希望被尊重、被关怀的愿望，这样能迅速获得信任和积极的配合，减轻患儿及家长的心理压力，拉近护患之间的距离。新生儿、婴幼儿不能表达或正确表达其痛苦和需要，因此，在儿科护理工作中非语言沟通尤为重要，我们常常从婴儿的表情、动作，特别是啼哭声调的高低、节奏的快慢、音量的大小，判断患儿是否出现某些病情变化或生理需要。护理人员在对患儿进行各项护理操作时，因恐惧患儿往往不愿配合工作。此时，应抓住患儿的性格特征，对患儿多加鼓励和诱导，如说："小朋友，你真勇敢！"。配合工作后应对其大力赞扬，如："小朋友真乖，告诉你们老师叫她在班上表扬你好不好？"。

3．行为美　护理美学是通过护理行为来实现的，主管护士应主动与患儿及家长交流、沟通，及时了解其心理状况及需求，对其各种疑虑与问题给予合理有效的答复与解决；并通过实施护理程序，力求做到护理行为的完美，以高质量、高标准让患儿及家长切身体验到美的行为。严密、精湛的护理技术是护士行为美的直接体现，护士在为患儿操作时做到细致、熟练、准确，不仅能减少对患儿的身心损害，保证工作的顺利完成，还可体现出一种自信、成熟的美感，赢得患儿的信赖，有利于护理工作的开展。护士在新生儿病房单独值班时，既没有家长的监督，也没有同事的监督，仍按照护理工作制度和技术操作规程一丝不苟地完成各项护理工作，也会体现出诚信之美德。

二、营造产科审美氛围

（一）产科护理服务的特点

1. 产科护理的心理化　一般的心理护理活动是在治疗疾病的基础上对患者实施心理护理，帮助患者建立积极心态以促进康复。产妇不是患者，但其面临生产时心理、生理受到很大压力，常处于紧张焦虑的状态，会影响分娩或引起产后忧郁。因此，产科护士应为产妇提供亲人般的关怀，站在同龄人或过来人的角度，与产妇产生同理心，鼓励和支持产妇，帮助其建立积极心态。

2. 服务对象的双重性　在妇产科护理工作中，护士不仅要护理产妇和新生儿，同时还要将产妇家属作为服务对象。因为许多家属对产妇护理和新生儿护理缺乏必要的知识和准备，往往急得手忙脚乱，这就需要护理人员在产前、产中和产后不仅要开导和护理产妇，还要对产妇家属进行必要的培训和护理教育，以提高产科护理工作效率，加强护士与产妇沟通的效果，增加产妇信心和家属满意度。

3. 产科护理的高需求性　产科大多实行母婴同室，病区中有孕产妇、新生儿情况变化快、工作预见性差、患者周转快、工作量大且烦琐等特点，容易造成工作忙乱；并且产科正常待产者期望值较高，如出现意外，极易造成纠纷，这就要求产科护士要有丰富理论知识、极强的沟通能力和敏锐的观察力，以保障母婴安全。

（二）产科护理审美环境的营造

1. 环境美　环境对孕产妇的心理有直接影响，良好的环境使人愉快。现代妇产科护理模式也逐渐扩大到提供整体护理、开展"以家庭为中心"的产科护理。欧美一些国家早在20世纪80年代就开始推广普及"家庭式产科服务"，他们认为分娩不是病患，而是家庭生活中的一部分，产妇需要的是家庭的温暖和亲人的关怀、爱护，不能将其过度地医疗化。产科护理环境的设置应既能满足产妇分娩的医疗需求，又能让产妇享受家一样温馨的环境。产科应根据自身的特点将病房的窗帘采用淡黄色印花布料；墙面挂有油画、木雕，护士工作服选用粉红色；安排母婴同室；保证室内光线充足、空气新鲜、温度适宜、物品放置有序。温馨舒适的环境不仅可以减轻入院孕妇的紧张情绪而且为产妇提供了良好的休养场所。

2. 语言美　语言能够直接影响患者的情绪，情绪又影响患者的身心健康，友好、关心、积极的语言能消除产妇的顾虑，助其减轻忧虑、树立信心，提高妇幼健康。消极不良的语言则会扰乱产妇的心理和生理功能，影响妊娠的顺利进行。孕妇在医院待产的过程也是胎教的延续，美的语言不论对胎儿还是婴儿都是一种美的熏陶，对婴儿日后的成长大有裨益。因此，掌握和发挥语言艺术是对每一个护士最基本的要求。

3. 心灵美　护士职业道德的核心是"利他"和"助人"，护理工作是奉献大于获得的崇高职业。产科护士应设身处地为产妇着想，给予抚慰和帮助，尊重产妇，以理解和同情的态度鼓励产妇，帮助产妇按摩腹部、背部等以减轻宫缩疼，耐心地向其讲解分娩时的注意事项，增强其自然分娩的信心。产后产妇身体虚弱，护理人员应协助其照顾婴儿，指导母乳喂养及新生儿护理，帮助产妇尽快进入母亲角色。

三、营造急诊科审美氛围

（一）急诊科的特殊性

1. 客观认识的不一致性　急诊的患者及家属普遍存在一种心理状态，即认为自己家人的病情最重，期望立即得到医生和护士的关注，积极地进行治疗护理工作。而急诊护士则对疾病的轻重缓急有客观的认识，在疾病严重性和处理迫切性问题的认识上与及家属有差异。

2. 护患沟通的缺乏性　急诊起病急骤，发展迅速、病势凶猛，家属常缺乏足够的思想准备，亲人面对伤残和死亡威胁时，常表现得惊恐、焦躁不安，自控能力下降。而护理人员争分夺秒地进行抢救，无暇顾及家属的心理感受，且护患双方接触的时间短，客观上缺乏足够的沟通机会，不利于建立良好的信任感。

3. 护士情绪的不稳定性　急诊的特点是单位时间内就诊比较集中，护士工作量增加，情绪波动也比较明显，常表现为服务态度不好、对家属的疑问解释不够、表情冷漠、语调生硬等，由此也会产生如争吵、投诉等纠纷。

（二）急诊科护理审美环境的营造

1. 充分展现护士职业形象的完整性　急诊护患关系的特点是建立时间短，要求高，矛盾多。如何处理好这种特殊的关系并在第一时间获得患者的信赖和尊重，就要求护士从基础的职业形象做起，包括内在美和外在美两方面。

（1）内在美是由长期的修养形成、发自内心的一种美，是"真、善、美"的具体表现。对待每一位患者的病情及生活要真实、准确，这是"真"的表现。急诊患者病情急、重，家属往往很着急，此时作为急诊护士就要有爱心、耐心和热心，对待患者及家属要温柔和善，给人一种亲切感；愿意尽其所能地解答患者及家属的询问，尽量满足其正常需求，给人以信任感，这是"善"的表现。具有敏锐的观察能力、较强的应急抢救能力、良好的心理素质则是"美"的体现。急诊护士要通过娴熟的技术操作、丰富的临床经验、敏锐的分析问题能力和较强的处理问题能力，沉着稳重、紧张有序、准确无误、忙而不乱地处理每一位急诊患者，使他们从客观认识上服从医护人员的救治安排。

（2）外在美是表现于外的各种美的视听形态，包括容貌、身材、体态、动作、语言、穿着、表情等。保持健美的体魄、充沛的精力，急救中给人轻盈、稳健的动态美；淡妆上岗，展示护士朝气蓬勃的精神面貌；自然大方、端庄高雅、举止得体则体现出一名护理人员的健康、稳重、柔和、干练、富于同情心与爱心的风范。外在美使家属在视觉及感觉上首先接纳护士，为以后的治疗及护理取得良好的配合。

2. 注重文明礼貌语言的使用　急诊患者相对集中，加之病情紧急以及家属的特殊心理特征使得沟通尤为重要。家属对急诊治疗及护理期望值很高，随之要求及问题也会增加。此时，护士一定要做到不管在任何情况下都不能与家属发生正面冲突，应认真地倾听其陈述，耐心地向家属解释问题。要学会运用各种语言形式，如礼貌性语言：根据患者的年龄、职业、职务等选择恰当的称呼，可增进护患之间的距离，消除距离感；安慰性语言：患者对自己失去信心时，应给予安慰、温暖、鼓励的语言，可使患者对护士充满信任感等。切忌语言生硬、简单、粗暴及过于专业，以免引起家属的不满和误解。护理语言的文明礼貌美有如润滑剂，当护士意识到自己的语言或行为欠妥时，应及时说一声表示歉意的话，虽然只一句话，但却表现出护士对患者的尊重，树立了护士的良好形象，有助于问题得到化解，消除误会，避免纠纷。

3. 美的行为能增加患者对护士的信任感　行为美主要包括稳重的举止、旺盛的精力、排除困难的能力，以及被患者误解甚至受指责时不与之争吵的豁达大度。急诊患者往往起病急，家属常表现出惊慌、紧张、焦虑的心情，希望得到及时的救治。这时，护士如无良好的服务态度，不能对家属的心情及过激的言行给予充分的理解和谅解，容易加深家属的不满而导致纠纷。急诊患者较多时，就诊环境嘈杂、混乱，护士的情绪难免受到影响。即使如此，因急诊护士应受过严格训练的，面对混乱的场面更应该处变不惊。美国心理学家的研究表明，语言沟通的效果=7%的文字+38%的声调+55%的面部表情。由此可见，除了文明的语言沟通外，适当的声调和面部表情非常重要。护士要做到交流语调适中、平和、温柔，面部表情亲切、面带微笑；切忌声音刺耳、面无表情。美的行为能使人愉悦，也能使自己舒心。

4. 营造宽敞便捷的就诊环境　急诊科的环境要求宽敞、整洁、便捷、安全。护士应充分应用护理美学知识为患者提供高效、安全、美观的急救环境：①按照五常法（常组织、常整顿、常规范、常清洁、常自律）严格管理急救环境及物品，急救环境要整洁、规范，急救绿色通道畅通无阻。物品要分类、定点、有序存放，不同物品之间应根据物品的应急性能和使用频率决定位置，同类物品应以失效期的近远为序排放。②严格执行急救物品管理制度，即："一专"（专人负责管理，定期检查，妥善管理，严格交接班制度，不准随意外借挪用）、"四定"（定品种数量、定位、定卡片、定消毒时间）、"三无"（无责任性损坏，无药品过期失效、变质，无器材性能失灵）、"两及时"（及时检查维修，及时领取补充），使急救物品完好率达100%。③护士熟悉环境，确保在急救过程中能迅速、准确地配合抢救，真正做到分秒不误。

四、营造手术室审美氛围

（一）护理美在手术室护理中的意义

人们通常认为，患者在接受手术的过程中只会一味追求手术质量，容易忽视护理美学的审美享受。其实，护理美学与手术质量是密不可分的。手术室护士的一言一行、手术室环境中的一物一尘都与患者的手术成功与否息息相关。患者在忍受疾病痛苦的同时承受着手术室环境陌生、手术过程复杂、治疗结果未知、离开家人陪伴等多方面的恐惧与压力。这些需要护士手术前后进行访视，等待手术时段予以陪伴，营造一个舒适、整洁、安全的环境，并应用良好的护理技能来解决。在各种治疗操作和心理护理过程中运用的是护理美，展示出来的也是护理美。护士既是护理美的创造者，又是护理美的体现者，而患者则成为护理美的发现者和受益者。手术室护士工作节奏紧张，既要稳妥、迅速地配合手术，又应稳扎稳打、按部就班，绝不可因动作迅速而使无菌操作打半点折扣。无菌是基础，安全是保障。在工作中清点各种敷料与器械都要本着实事求是、一丝不苟的精神，严防差错事故的发生。这些都体现着护士良好的职业素质与道德修养（图6-7和图6-8）。

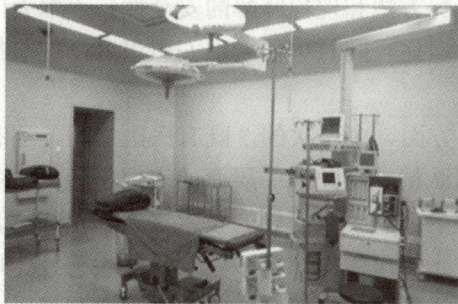

图6-7　手术室

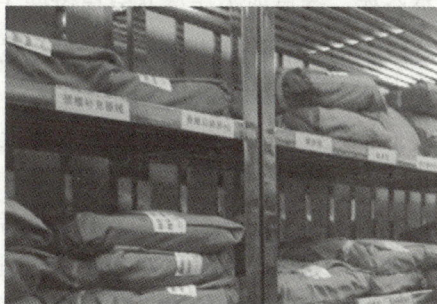

图6-8　手术室物品摆放

（二）手术室护理审美环境的营造

1. 生理性审美环境的营造　每个手术患者，对手术室环境均具有一种陌生而恐惧的感觉，当患者进入手术室后，看到一个优雅、清洁、安静、整齐的手术环境，通过感知，就能改善自身的生理功能来充实基质，从而有利于生命活力的发挥，也对手术的成功增添了信心，这便是环境美在手术室工作中的体现。手术室要有严格的清洁卫生制度。手术间墙壁最好全部镶瓷砖，色泽柔和，以乳白色或浅绿色为佳。手术床单要干净无菌，保证手术室无污染，环境清新宁静。手术室应有一个放置布局图，每个手术间按布局图仅放一般基本必要的设备，如手术床、器械台、托盘、高频电刀、监护仪、麻醉机等，应定位放置，以实用、整齐、简单为宜，给人以简洁明亮的感觉。手术间应保持适宜的温湿度，要求温度控制在22℃～25℃，湿度控制在40%～50%，保持室内空气清新，使患者呼吸自如。

2. 心理性审美环境的营造　随着护理模式的改变，手术室护士的形象、言谈、举止对手术患者的心理均可产生直接或间接的影响，所以手术室护士只有做到良好的礼仪修养和行为举止，才能唤起患者的美感而减轻对手术的恐惧。淡妆上岗是从患者的需要出发，配合手术间的浅浅的色调、素雅的主旋律，以显得手术室护士精力充沛。干净、整洁的衣着，端庄、大方的气质会给患者以信任。行为举止方面，手术室护士应保持文雅、健康、有朝气，一举一动都应体现稳重、准确、轻柔和敏捷，站立时挺胸收腹，行走时步履轻捷，显示手术室护士工作节奏的紧张和饱满的工作情绪，使手术患者产生平静和安全之感。手术室护士与患者短暂的接触过程中，主要通过语言交流来体现情感和伦理的审美需要。当手术室护士术前访视患者时，亲切地叫一声："大妈，您是×××吗？我是配合您明天手术的护士，现在来看看您，您不要紧张……"这温和的神态、美好的语言，能使患者从中获得安全感和亲切感，从而调动患者参与手术治疗的积极性，减轻对手术恐惧和不安的心理。

3. 社会性审美环境的营造　社会性审美环境主要分为两大方面，即患者的社会性和医务人员的社会性，两者既彼此独立又相互关联，而且在一定程度上呈互动关系。

　　审美的社会性在患者方面表现为患者自身和家属对手术的担心，包括身心承受能力，手术的安全性，术后是否有智力受损、身体残疾、手术疤痕影响美观以及其他一些担忧等。这些担心并不是莫须有的，它体现了患者及家属站在自己的角度对手术全过程和术后都有着极高的美学要求。术前访视是解决这些问题的方法，护士应与手术医生和麻醉医生充分合作，详尽地为病员及家属讲解手术名称、麻醉方法和现代麻醉的安全性、手术大体过程、术前术后注意事项、可能发生的并发症或后遗症，同时尽可能地安慰患者，这些都为手术顺利开展提供了必要的条件。

　　手术室美学的社会性在医务人员上的表现是多方面、多层次的，既有医医之间，还有医护之间和护护之间的美学要求，集中体现为"团队精神"。第一层面的表现是各类医务人员个体之间的相互合作、关心、体谅、体贴和理解。它要求过硬的技术素养、良好的合作精神、诚恳谦让的态度。在手术过程中，巡回护士为医生擦擦汗，就会让医生感到体贴和关怀；手术时间太长时，一句"您辛苦了"就会让大家精神倍增；在顺利完成疑难手术后，互道一声"祝贺您"，都有一种成就感。在这样的环境中工作，才是美的享受，也易忘记疲劳，让大家感觉到做手术就像共同创造一件精美的艺术品，而不是一种繁重的体力加脑力劳动。第二层面的表现是各类医务人员的上下级关系。无论在工作还是生活中，上级对下级要爱护、关心和耐心帮教，下级对上级要尊重、体贴和虚心请教，切忌态度生硬、粗暴和相互诋毁。在融洽和睦的氛围中，才能感受到工作的快意和美好。

　　此外，医务人员和患者之间的互为能动性，也是手术室美学的社会性的最终表现和实用价值。也就是说，护士对患者所关心和担心的事能给予理解和帮助，术前访视做得细致到位，患者就能积极主动地配合，为手术顺利开展创造有利条件，即使偶尔有些不满意的地方，也能互谅互让，问题亦随之解决；反之可能造成不必要的医疗纠纷。

思考题

1. 认知练习

学生自选科室，自行设计一份符合该科室特点的营造护理审美环境的方案策划书。

2. 实践练习

（1）假设你是一名急诊科护士，在同时有三名患者需要处理时，有位家属强烈要求对他家的患者先进行治疗，并且态度强硬，此时你该如何处理？

（2）假如你是一名产科责任护士，你的服务对象在入院后不能适应医院的环境，夜间难以入睡。请结合护理环境美的相关内容，提出解决方案。

3. 知识运用

请按照护理环境美的内涵和营造护理审美环境的原则，将所学内容应用于实际的临床工作中。

第七章　护理人际美与护理沟通艺术

📘 学习目标

通过本章的学习，掌握护理人际美与护理沟通艺术的基本知识，并能够灵活运用到实际当中。

1. 掌握人际关系及护理人际美的相关概念。
2. 掌握沟通与人际沟通的概念。
3. 掌握护士的语言沟通和非语言沟通特点。
4. 掌握人际沟通的类型。
5. 熟悉护理人际美的内容及要素。
6. 熟悉护理人际沟通的影响因素及护理实践中的沟通艺术。
7. 了解人际沟通的功能。

📘 情境导入

75岁的老陈突然感觉胸口有些憋气，走路有些喘，但又不那么明显，于是到门诊就诊。门诊医生告知："肺源性心肌梗死，最好马上手术治疗。"住院后等了一天，一位负责医生说需要会诊讨论治疗方案。等了两天后，医生又说需要请一位专家来加入方案讨论。终于，在入院一周后，医生跟老陈说："你也看见了，我们这么多专家一起讨论了很长时间，你的病要想治好是不可能的了，因为你年龄太大，如果手术，麻醉这关你就挺不住。"

从那以后，老陈再也不配合护士吃药了，他拒绝治疗，而且对所有医护人员的话都很反感。医护人员拿老陈没办法，不得已叫来了科护士长。科护士长来到老陈的病床边："老陈，您好，我是心内科护士长，今天来看看您，听说您遇到点小麻烦。别着急，看我能不能帮助您。肺源性心肌梗死是一种慢慢积累形成的疾病，因此您之前没觉出这个病的严重性，是可以理解的。您想马上手术，我很佩服您的勇气，但现在遇到点特别的情况，因为手术需要全身麻醉，您目前的身体情况，恐怕承受不住麻醉药对您心脏的考验。不过，老陈您别着急，手术这个办法咱们使不了，但是也可以药物治疗啊。合理地吃药，也可以让您的身体康复起来。"通过科护士长的沟通，老陈表示以后要积极地配合医护人员的治疗与护理。

第一节　护理人际美

一、护理人际美的概念

1．人际关系　"人际"是表示两个人以上的数量概念，"关系"是事物相互联系。人际关系是指人与人通过交往而产生的心理上的距离和心理上的关系。

2．护理人际美　是指护士在社会生活或职业实践中所发生的人际、人群或公共关系活动，能使关系双方都获得美的享受，形成良好、和谐的关系状态。护理人际美主要体现在医护关系、护际和护患关系中，其中以护患关系为重。护理人际关系涉及范围非常广泛，是任何护理工作者都要面对的，需要护士具备一定的知识、技能和良好的心态，以建立和谐的护患关系，营造融洽的护理工作氛围。

二、护理人际美的构成要素

（一）护患关系美

1．护患关系的概念　护患关系是一种特殊的职业关系，是指护理人员在医疗、护理活动中与患者建立起来的相互关系，即护士通过语言、思想、情感、行为等交流所创建的一种良好、融洽的相互交往的气氛，以便顺利完成医疗任务，帮助患者获得身心健康。护患关系分广义和狭义两种，广义的护患关系是指护理人员与患者及其家属、陪护、监护人的关系；狭义的护患关系是指护理人员与患者之间的关系。

2．护患关系模式

（1）主动—被动型：这是一种传统的护患关系模式，护理人员是护患关系的主体，患者在住院期间居于被动接受各项治疗、护理工作的从属地位。这种模式的弊端在于强调护士的权威性，而忽略了患者的主观能动作用。因而不能获取患者的主动配合与信任，影响护理效果，对于能够表达主观意识的患者不宜采取这种模式。

（2）指导—合作型：此种模式把患者看成具有生物、心理、社会属性的有机整体，认为患者是有意识、有思想、有情感活动的人，护患双方都具有主动性。这种模式尽管比主动-被动型的护患模式有所进步，但护士的权威性仍是决定性的，在护士的要求下患者会主动配合，包括诉说病情、反映治疗情况、提供检查方法、配合各种护理措施等。这种模式适用于清醒患者，尤其是急性期患者。

（3）共同参与型：此种模式是一种平等合作的新型模式，护理人员和患者具有同等的主动性和权威性，在医疗和护理过程中，患者能够积极参与，主动反映病情，参与医疗护理决策的实施。这种模式多用于具有一定知识水平，对所患疾病比较了解的患者。

上述三种模式在临床护理实践中不是一成不变的，应根据患者的具体情况选择相应的护理关系模式。例如，对于昏迷患者，住院期间开始时按照主动-被动型模式开展护理工作；随着患者病情好转和意识的恢复，可以按照指导-合作型模式开展护理工作；患者进入康复期，根据具体情况可采取共同参与型模式开展护理工作。

3. 护患关系的特征

（1）护患关系是帮助系统与被帮助系统的关系：在医疗护理服务过程中，护士与患者通过提供帮助和寻求帮助形成特殊的人际关系。帮助系统包括医生、护士、辅诊人员以及医院的行政管理人员；被帮助系统包括患者及其家属、亲友和同事等。帮助系统的作用是为患者提供服务，履行帮助职责；而被帮助系统则是寻求帮助，希望满足需求。在帮助与被帮助两个系统中，护士与患者的关系不仅仅代表护士与患者个人的关系，而是两个系统之间关系的体现。因此，两个系统中任何一位个体的态度、情绪、责任心都会影响医疗护理工作的质量和护患关系。

（2）护患关系是一种专业性的互动关系：护患关系不是护患之间简单的相遇关系，而是护患之间相互影响、相互作用的专业性互动关系。这种互动不仅限于护士与患者之间，还表现在护士与患者家属、亲友和同事等社会支持系统之间，是一种多元性的互动关系。因此，互动双方的个人背景、情感经历、教育程度、性格特点、对健康与疾病的看法等均会影响相互间的感觉和期望，并影响护患关系的建立与发展。

（3）护患关系是一种治疗性的工作关系：治疗性关系是护患关系职业行为的表现，是一种有目标、需要认真促成和谨慎执行的关系，并具有一定强制性。无论护士是否愿意，也无论患者的身份、职业和素质如何，作为一名帮助者，其有责任与患者建立良好的治疗性关系，以利于患者疾病治疗、恢复健康。

（4）护士是护患关系后果的主要责任者：作为护理服务的提供者，护士言行在很大程度上决定着护患关系的发展趋势。因此，一般情况下，护士是促进护患关系向积极方向发展的推动者，也是护患关系发生障碍的主要责任承担者。

（5）护患关系的实质是满足患者的需要：护士通过提供护理服务满足患者需要是护患关系区别于一般人际关系的重要内容，从而形成了在特定情境下护患之间的专业性人际关系。

4. 影响护患关系的因素

（1）护理人员学历层次低、服务意识差：随着医疗技术的进步和患者需求的不断提高，医院需要更高学历、更强服务意识的护理人员与之配伍。但目前的状况是，大多数护理人员的学历水平偏低，护理服务意识还仅停留在根据医嘱完成各项对疾病的治疗的水平上。护士的工作仍然过于机械化，缺乏主观能动性。

（2）护理人员服务态度差、缺乏沟通技巧：临床工作中，少数护理人员服务意识差，对待患者语气生硬；缺乏责任心和爱心，对患者的痛苦表现得很冷漠；甚至将患者的病情作为谈资，嘲笑患者机体的缺陷或障碍。这些不仅导致护患关系紧张、护患矛盾激化，更给患者的心理造成巨大伤害。还有一些护理人员由于在工作中缺乏或不注意沟通技巧，引起患者的误会和不理解，既影响了自己的工作又容易引发护患矛盾。

（3）护理人员技术水平和理论水平有限：现代科技的发展使医疗技术以及护理技术飞速发展，许多护理方面的新仪器、新技术进入临床。这些仪器、技术的应用不仅大大减轻了护士的劳动强度，提高了工作的安全性；更从患者角度出发，在治疗护理过程中最大限度地减轻患者痛苦，提高舒适性。但在临床工作中，由于护理人员知识、技术更新不及时，学习意识差等原因，很多先进的技术、仪器在临床中得不到推广，或不能发挥其应有的作用，客观上增加了患者痛苦，影响了护患关系的和谐。由于患者维权意识的提高，患者希望在各项检查、治疗、护理服务前，护士能更详细地为其讲解目的、方法和注意事项；但护理人员由于知识水平的局限，常常不能满足患者的需要，从而造成患者对护理人员缺乏信任感，甚至引起投诉。

（4）患者自我保护意识和法律意识的提高：随着社会人群文化程度的提高以及各项医疗法律法规的完善和普及，人们的维权意识和法律意识也随之不断提高。一旦在就医过程中个人权益受到侵害，患者就会运用法律武器保护自己。

（5）患者对护士的要求提高：随着人们生活质量的提高和健康意识的增强，传统的护理内容已远远不能满足患者的需要。患者希望护理人员除提供与疾病有关的治疗护理服务外，还能在健康知识、养生、心理疏导等方面提供科学系统的服务。另外，随着患者维权意识的提高，患者也要求护士对各项检查、治疗的方法、目的、注意事项以及费用等做出比较全面的解释。

（6）客观原因引起的护理服务不到位：现在大多数医院护理人员编制少，护患比例失调，临床护士经常超负荷工作，导致身心疲惫，难免有服务不周到之处。而多年来护理人员的社会地位、经济收入提高不明显，与劳动强度不成正比，导致护理人才流失，而护理人员工作缺乏主动性和创新性也客观影响了护患关系的和谐发展。

（7）医疗制度改革中的费用问题：医院所开的药品种类、剂量要严格根据患者的病情而定。而且根据医保类型的不同，部分医疗费用要个人承担，部分药品需要自费。再加上各种原因导致的医院乱收费、多收费现象时有发生，医疗费用成为患者与医院间最敏感的问题。而在临床工作中，催款、解释费用明细的问题多由护士来承担，这些往往会直接或间接影响正常的护患关系。

（二）医护关系美

1. 医护关系的概念　医护关系是指医生和护士在医疗、护理、保健、健康等服务活动中建立的相互关系。良好的医护关系是解除患者疾患、促进患者健康的重要保证。

2. 医护关系模式

（1）主—从型：在统医学模式的影响下，医护关系中，医生占主体地位，护士处于附属地位，护士的工作就是执行医生的医嘱，这是不合理的也是错误的，这种关系直接限制了护士的主观能动性，影响护理事业的发展。

（2）平等—互补型：是一种科学的、理想的医护关系，医生和护士的关系不再是支配与被支配的关系，而是相对独立、紧密联系、互相协作、互相补充的平等互补关系。医生主要对患者进行疾病的诊断、治疗工作，护士则侧重于患者的身体和心理的护理工作。

3. 建立良好医护关系的策略

（1）保持良好的心理状态：医护人员要特别注意培养自身积极向上的人格和稳定的情绪，努力矫正个性弱点，养成良好的行为模式，保持良好的心态，使自己能经常设身处地替对方着想。医护人员对自己的不良情绪要及时发现，随时进行疏导和矫正。

（2）树立良好的职业形象：一个合格的医护人员必须是热爱自己的职业，深刻认识、评价职业价值和意义的人。要善于培养职业道德的涵养力、情绪行为的自制力、医护关系的亲和力，医生言谈举止要沉稳谦逊，善于思考，给人一种信赖感；护士则应语言得体细腻、细致体贴，给人一种亲切感。

（3）医护配合，相互理解、信任、尊重：医护之间应相互信赖，维护团结；从人格上相互尊重、从业务上相互关心；在医疗过程中互相学习、取长补短，形成相互理解、相互支持的氛围。在相互尊重的基础上，由于工作性质的不同，还要分清各自的责任。患者的诊治过程，是一个医护协作的过程，但由于医生和护士因学科划分和担负的任务不同，各自主管不同环节、不同方面的医学任务。医护双方要理解对方的工作特点，分清医疗、护理过程中的责任，尊重对方的人格，信赖对方的能力。要善于发现对方的困难，并在力所能及的范围内给予真诚的关心与帮助。通过相互体谅与帮助，使医护关系更加默契，不断提高合作的层次。

（4）掌握沟通技巧，学会沟通方法：医护工作是否能形成你中有我、我中有你的密切型关系，很重要的一个方面是医护沟通的效果，而沟通技巧是影响沟通效果的一个因素。因此，医护双方应在尊重对方职业人格的基础上，学会艺术的沟通技巧和方法。临床上医护沟通的机会较多，虽然医护间就共同服务对象的某些问题进行沟通、交流与研讨是一件严肃的事情，但是说话语气、表达方式等还应予以注意，以便取得满意的沟通效果。

（三）护际关系美

1. 护际关系的概念　护际关系即护士与护士之间的交往关系。由于护士之间的学历、工龄、知识水平、工作态度、个性特征等不同，而具有不同的思想观念，在人际交往过程中难免会发生矛盾冲突。要处理好护际关系，建立良好、和谐、融洽的护际关系，从而提高护理服务质量。

2. 建立良好护际关系所需的条件

（1）护士之间要相互尊重、相互协作、相互帮助、相互支持。

（2）护士之间要有共同的工作目标。

第二节　人际沟通概述

一、沟通

在信息社会中，人们每天都在进行信息沟通，也都在接受沟通信息。沟通已经能成为人们社会生活中一个重要的组成部分。

（一）沟通的概念

沟通是发送者遵循一系列共同规则，凭借一定渠道（又称媒介或通道），将信息发送给既定对象（接收者），并寻求反馈以达到理解的过程。沟通的结果不但是使双方相互影响，并且能使双方建立起一定关系。

（二）沟通的基本要素

沟通应具备以下基本要素：

1．信息背景　指沟通发生的场所或环境。

2．信息发出者　指在沟通过程中发出信息的人，也称信息来源。

3．信息　指在沟通过程中所要传递和处理的信息内容，即沟通双方通过语言和非语言行为传达的思想、感情、意见、观点等。

4．途径　指信息发出者传递信息的渠道，是信息传递的手段，如视觉、听觉和触觉等。当信息接受者对信息的理解与信息发出者发出的信息含义相同或近似时，才能形成有效沟通。

5．信息接受者　指接收信息的人。

6．反馈　指信息由接受者返回到信息发出者的过程，即信息接受者对信息发出者的反应。反馈对确定沟通是否有效极为重要。

（三）沟通的过程

沟通是双向、互动、渐进的过程，在这一过程中，信息在两个或多个人之间发出或接受。信息发出者传达自己的感情和想法，这些感情和想法被接受者所理解，接受者用编码信息并传达给信息发送者，之后发送者再理解信息。

二、人际沟通

（一）人际沟通的概念

人际沟通是人与人之间的信息交流和传递，即人与人之间交流意见、观点、情况或情感的过程。

（二）人际沟通的类型

1．语言沟通与非语言沟通　根据信息载体不同，可将人际沟通分为语言沟通与非语言沟通。

（1）语言沟通：是指以语言文字为交流媒介，根据语言的表达形式，可分为口头语言沟通和书面语言沟通。口头语言沟通是指人们在社会交往中采用口头语言的形式进行沟通，是人们最常用的交流方式。包括听话、说话、交谈、演讲、讨论、小道消息的传播等。书面语言沟通是指利用书面文字的形式进行沟通。包括阅读、写作、护理文书、信件、合同、协议、通知、布告等一切传递和接受书面文字符号的手段。

（2）非语言沟通：是指通过某些非语言媒介来传递信息的方式。如人们的表情、行为举止、人际距离和环境等。

2．有意沟通和无意沟通　根据沟通过程有无意识性，可将人际沟通分为有意沟通和无意沟通。

（1）有意沟通：是指目的明确的沟通。通常的谈话、心理护理、了解病情、打电话、写信、讲课，甚至闲聊都是有意沟通。表面上看，闲聊好像没有目的，实际上闲聊本身就是目的，通过闲聊排解孤独，消磨时光。

（2）无意沟通：是指与他人的接触中无意识的信息交流。事实上，出现在我们感觉范围内的任何一个人，都会与我们有某种信息交流。如护士白天巡视病房时，发现患者睡觉了，护士就会放轻脚步，压低声音说话；护生在实验室进行操作练习时，他们都会比独自一个人练习时要认真。这些说明无意识沟通不仅经常发生，而且广泛存在。

3．正式沟通和非正式沟通　根据沟通的渠道有无组织系统，可将人际沟通分为正式沟通和非正式沟通。

（1）正式沟通：是指在组织系统内，按照组织规定的程序和原则进行的信息传递与交流。如传达会议精神（科室主任传达院办公会议）、汇报工作（护士向护士长汇报病房工作）、科室之间护理人员的来往、传达文件、发布通知、布置工作、各种会议以及组织与其他组织之间的公函往来都属于正式沟通。正式沟通的特点是沟通渠道较固定，信息传达较为准确，但是沟通速度较慢。正式沟通过程中，沟通双方在多方面都比较注意，如语言信息、沟通用词、外表、非肢体语言等方面更为符合社会规范。

（2）非正式沟通：是指正式沟通渠道之外的信息交流传递。如组织成员的私下交谈（小群体闲谈）、传播小道消息、传闻、朋友聚会等。非正式沟通的特点是沟通形式灵活、内容广泛、信息传递速度快，但又具有随意性和不可靠性等致命的弱点。因为非正式沟通不但表露或反映人们的真实动机，同时也常提供组织没有预料到的内外信息，因此现在的管理者都很重视非正式沟通。非正式沟通形式较为随便，正式沟通中不便于表达的内容可通过非正式沟通形式来表达。

4．征询沟通、告知沟通和说服沟通　根据沟通的目的，可将人际沟通分为征询沟通、告知沟通和说服沟通。

（1）征询沟通：是指以获取期待的信息为目的的沟通。如护士通过与患者对话收集患者的相关信息（健康问题、家族史、遗产史、目前的健康状况、心理状况、护理需求、患者的日常生活方式和自我管理情况等），这些信息的获得可以为护士明确护理诊断和制定护理计划提供可靠依据。

（2）告知沟通：以告知对方自己的意见为目标的沟通，告知沟通的两种主要方式是言语沟通和书面沟通。护士可通过告知沟通方式为患者提供信息，如告知患者护理计划、医院环境、检查程序、诊断结果、注意事项、规章制度等。

（3）说服沟通：是指以改变对方态度为目的的沟通。因说服沟通是以改变对方的观点、态度、思想、情感、方法等为目的，并非简单的信息传递，故难度较大，护理人员对患者的说服沟通通常以指导性交谈的形式出现。如护士向患者说明病情产生的原因、治疗和护理手段、说服患者采用有利于健康的自我管理模式等。

5．思想沟通、信息沟通和心理沟通　根据沟通内容，可将人际沟通分为思想沟通、信息沟通和心理沟通。

（1）思想沟通：是指意识形态，包括哲学观点、政治观点、法律观点及伦理道德等方面的沟通。

（2）信息沟通：是指知识的传递和交流。

（3）心理沟通：是指心理活动方面的信息传递和交流。

6．单项沟通和双向沟通　　根据信息发出者与信息接受者的地位是否变换，可将沟通分为单向沟通和双向沟通。

（1）单项沟通：单向沟通只是一方向另一方发出信息，发信者与接信者的方向位置不变，双方无论在语言上还是在表情动作上都不存在反馈信息。发指示、下命令、演讲、报告等都带有单向沟通的性质。

（2）双向沟通：双向沟通即指发信者和接信者的位置不断变化，发信者以协商、讨论或征求意见的方式面对接信者，信息发出后，又立即得到反馈。有时双方位置互换多次，直到双方共同明确为止。招聘会、座谈会等都属双向沟通。

（三）人际沟通的影响因素

人与人之间的沟通能否顺利而有效地进行，会受到多方面因素的影响，主要包括环境因素和个人因素。

1．环境因素　　环境因素对人际沟通的影响包括噪声、隐蔽性、距离、环境设计。

（1）噪声：噪声会对人际沟通造成影响，安静的环境会使沟通更有效，所以护士和患者之间进行沟通时要安排好环境以增加交流效果。

（2）隐蔽性：护患沟通过程中涉及患者的隐私时，护理人员应考虑到隐秘性对沟通造成的影响，可以采取单独和对方交谈或压低声音和对方交谈等方式，保证沟通的顺利进行。

（3）距离：护士与患者进行沟通时，要保持适当的距离，让患者既感到亲切，又不会对其造成心理压力。

（4）环境设计：环境主要包括光线、温度、色调等因素对人际沟通造成的影响。光线过强或过暗、室温过高或过低、冷色调等都会影响护患的沟通。

2．个人因素　　个人因素包括很多方面，如情绪、表达能力、理解能力、个性心理特征、沟通方式等，这些都会影响沟通效果。

（1）情绪因素：如沟通双方情绪都很好，双方交流就会顺利。否则，就会达不到预期效果。

（2）认知因素：由于个人的经历、受教育程度和生活环境等不同，个人的认知范围、深度、广度及认知涉及的领域、专业都有差异。

（3）个性因素：性格外向的人易于与人沟通，反之较难。

（4）身体因素：如果沟通双方有一方身体不适或存在永久性的生理缺陷，双方存在年龄差距大等都会影响信息的传递和接收效果。

（5）角色：人们处于不同的政治、宗教或职业角色，使人们形成了不同意识，导致了人们对同一信息可能作出不同解释，从而形成一种沟通障碍。

（四）人际沟通的功能

人际沟通具有心理、社会和决策等功能，和人们生活息息相关。

1. 心理功能

（1）为了满足社会需求和他人沟通：心理学认为人是一种社会的动物，人与他人相处就像需要食物、水、住所等同等重要。如果人与其他人失去了相处的机会与接触方式，大都会产生一些症状，如产生幻觉，丧失运动机能，且变得心理失调。但山居隐士们自愿式地选择遗世独立则是一种例外。人们平常可与其他人闲聊琐事，即使是一些不重要的话，也能因满足了彼此互动的需求而感到愉快与满意。

（2）为了加强、肯定自我而和他人沟通：沟通能使人们探索自我以及肯定自我。对于自己有什么专长与特质，有时可借由沟通从别人口中得知。与他人沟通后所得的互动结果，往往是自我肯定的来源，人都想被肯定、受重视，沟通、互动往往就能满足这种心理需求。

2. 社会功能　人际关系具有社会功能，且借着社会功能人们可以发展、维持与他人间的关系。人们必须经与他人沟通来了解他人，借由沟通的历程，关系得以发展、改变或者维系下去。如在与某人做第一次的交谈后，可能会决定和此人保持距离或者接近他抑或远离。

3. 决策功能　人类除了是一种社会的动物之外，也是一种决策者。人们每时每刻都在作决策，例如，接下来是否要去看电视，明天要穿哪一套衣服，或者是否该给对方一个微笑等。但有时可能靠自己就能决定的，有时候却是和别人商量后一起作的决定。而沟通满足了决策过程中两个功能，一个是沟通促进资信交换，另一个是影响他人以及被人影响。而正确和适时的资信是做有效决策之钥。资信可经由自己的观察得来，也可是通过阅读或传播媒体得来的资讯，还可经由与他人沟通而获得。而人们也可能借着沟通来影响他人的决策，如和朋友去买衣服，他的询问意见与你的传达意见之间的互动就可能会影响到结果。

第三节　护理沟通艺术

一、护士的语言沟通

护理工作大部分是通过护士与患者的沟通来实现的，护患间的沟通有助于了解患者的身心状况，向患者提供正确的信息，密切护患关系，减少不必要的纠纷。而沟通中最多的是语言沟通，语言沟通的主要类型就是交谈。

（一）交谈的概念

交谈是语言沟通的一种方式，是以口头语言为载体进行的信息交流。如护士向患者介绍病情、护患之间进行健康自我管理方式的交流等。交谈可以由面对面的形式、电话形式、网络聊天或微信的语音形式等来完成。

（二）交谈的特点

1. 口语化　由于交谈表达的内容往往是边想边说，因此不可能对语言进行细致的润色和加工，所以遣词用句、组织结构、语法规范等显得有些粗疏，表现出简略和松散的特点。交谈的内容简明概略，往往运用短句使意思更为清晰，有时还采用脱落、省略、隐含等形式使表达更为明了。由于交谈具有上述特点，因此在交际时应当尽量使用大众化的口头语言，使得表达更简明、更通俗、更生动、更灵活、更贴近生活，更为人所理解。

2．互动性　交谈是一种人与人之间的交际活动，一方要根据另一方的反应作出相应的反应，而且听者和说者的地位随着交流的需要在不断地转化，所以它具有"过程互动性"特质。交谈有赖于一定的语言能力，还十分重视交际者的语用能力。除了注重言语本身的表达，还应注重人际礼貌、身份协调和跨文化冲突等交际规则的领会，它是一个综合了听觉、视觉、感情、记忆、思维、评价、认识、创造等活动的动态实践过程。

3．目的性　交谈有明确的目的性，一方或双方会有意识地锁定话题内容。如对护理对象进行疾病自我管理的健康教育时，交谈者就会把话题固定在与自我管理有关的内容上。

4．并行性　交谈是一种双向传递信息的语言活动，双方互为发言者也互为听众，所以交谈者不仅要善于说，还要善于听，而且是边说边听、互换进行的。从某种意义上说，听比说还要重要，不会听话的人，往往也不善于说话。

5．灵活性　交谈有时没有明确的中心，只是自然而然地任意谈论各种话题。有时有中心，但由于时间、地点和交谈对象的变化，不得不改变话题，或者发现自己原先考虑的意见不合此时此景而决定改变交谈内容和说话方式，避免造成误会和损失。交谈的灵活多变性，要求交谈者具有灵巧的应变力，切合时宜地寻找和转换话题。

（三）交谈的类型

1．一般性交谈　是为解决个人社会的或家庭的问题而进行的言语交流，一般不带有护理专业目的性，交谈内容广泛，具有随意性。

2．治疗、护理、康复性交谈　是医护工作者与服务对象之间以患者的治疗、护理及康复为中心内容进行交谈。在这种类型的交谈过程中，应重视护患之间的支持性关系，在相互支持的氛围下，有利于患者以良好的心态面对疾病。

3．个别交谈　是在特定环境中两个人之间进行的信息交流。交谈的内容广泛、形式多样、随处可见、随时可谈。在双方对谈话内容都比较感兴趣，且"心""意"切合的前提下，方能获得成功。现实生活中诸如医患、护患、父子、师徒之间的交谈均属于个别交谈。这种类型的谈话会使双方倾吐心声，增进彼此感情，信息传递顺畅，易于达到预期目的。

4．小组交谈　是三人或三人以上的交谈。其有利于不同意见、看法、方案的交流，能够得出不同意见、看法、方案的优缺点，加强、提高小组成员之间的讯息分享，有利于增强团队精神，最大限度地实现个人价值。如科室内的病例讨论会和护士对住院患者进行的集体健康教育等。

二、护士的非语言沟通

在临床护理工作中，护患之间传递信息、讲授知识，除了使用最重要的手段——语言外，护士的非语言即体态语言也应伴随着语言进行，或者代替语言进行信息交流。恰当地运用非语言沟通，使之与语言相互渗透、相互结合、共同发挥作用，可建立良好的护患沟通。良好的护患交流能够满足患者和护士的心理需要，能对患者的心理起到良好的调节作用，对治疗疾病能起到事半功倍的效果。

（一）非语言沟通的概念

非语言沟通是指借助非语词符号，以人的仪表、动作、表情等非语言信息作为沟通媒介进行的信息传递。美国著名的人际关系专家艾伯特·梅热比认为，在人际沟通中互动双方所获得的信息大部分来自非语言沟通，人们所得到的信息总量可分为三个部分，语言占7%、语音占38%、非语言信息占55%。非语言沟通是人际交往的重要方式之一。

（二）非语言沟通的特点

1. 真实性　非语言沟通往往比语言沟通更能够表露其真实含义。人的非语言行为更多是一种对外界刺激的无意识的直接反应；而在语言沟通中，人们可以控制词语的选择。

2. 持续性　非语言沟通是一个持续的过程。从沟通开始，双方的仪表、举止就传达出相关的信息，双方的距离、表情、身体动作就显示着各种特定的关系。

3. 广泛性　非语言沟通的运用是极为广泛的，即使在语言差异很大的环境中，通过非语言信息有时也可了解对方的想法和感觉，而实现有效的沟通。

4. 情境性　非言语沟通一般不能够单独使用，不能脱离当时当地的条件、环境背景、包括与相应语言情境的配合。只有那些善于将非语言符号与真实环境背景联系起来的人，才能使非语言符号运用得准确、适当。在不同的情境中，相同的非语言符号会表达不同甚至相反的含义。如在不同的情景下，流泪可以表达悲痛、委屈、生气、仇恨等情感，也可以表达幸福、高兴、满足、感激等情感。

5. 模糊性　非语言沟通所表达的意思具有不确定性，例如微笑可以表示友善，也可能掩饰紧张；可能意味着满不在乎，也可能只是因为想到了一件愉快的事情。

（三）非语言沟通在人际沟通中的作用

1. 表情答意作用　在日常工作、生活中，人们普遍运用较多的非言语工具是目光语和手势语，目光语和手势语等在许多情况下具有语言文字所不能替代的表情答意作用。

在人际沟通中，目光语通常有以下几种作用：提供信息；调节互动；启发引导；告诫批评；表达关系。如护士在为服务对象实施护理的过程中，可对手术后的患者投以询问的目光，对年老体弱者投以关爱的目光，对进行肢体功能锻炼的患者投以鼓励的目光，而对神志清醒的不合作的患者投以责备、批评的目光。

手势是有声语言的延伸，是非言语中重要的表达方式，富有极强的表情达意的功能，表达的信息丰富多彩。一、刚入院时，护士手掌心朝上，引导患者到床边，表示礼貌；患者出院时，挥动单手表示辞别、再见；儿童接受注射治疗后，竖大拇指表示好样的、棒极了。但手势语可因民族、国家、地区的不同而表达不同的含义，因此，如医院有外宾时应谨慎使用。

2. 表达友善与鼓励　一个和蔼亲切的表情向他人传递了相互友好的关系，而一副生硬的面孔则向他人传递着冷漠和疏远的信号。在现实生活中，微笑是礼貌待人的基本要求，是心理健康的标志。微笑是一种知心会意、表示友好的笑，是在社交场合中最有吸引力、最有价值的面部表情，既悦己又悦人。由此可见，微笑对塑造自身的良好形象有着重要的作用。面部表情是世界通用的有效沟通语言，不同国家或不同文化对面部表情的解释具有高度的一致性。人类的各种情感都可非常灵敏地通过面部表情反映出来，面部表情的变化是十分迅速、敏捷和细致的，能够真实、准确地反映感情，传递信息。

3．替代　在非语言沟通中有一种有声沟通在日常生活、学习和生活中运用广泛，它是通过发音器官或身体的某部分所发出的非言语性声音而进行的沟通方式，主要表现在人们说话时的声调高低、语气强弱和抑扬顿挫的掌握上或说话的停顿和沉默上，会产生言外之意的效果。如在噪声较大的工地或停车场，人们无法听见对方的讲话，便可以用手势来指挥吊车的工作、停车的位置和距离等。

4．相互了解，增进感情　在沟通过程中，倾听和讲话一样具有说服力。因为专注地倾听别人讲话，则表示倾听者对讲话人的看法很重视，能使对方对你产生信赖和好感，使讲话者产生愉悦、宽容的心理。在大多情况下，听一番思想活跃、观点新颖、信息量大、情感波动较大的谈话，倾听者甚至比谈话者还要疲惫，这就需要积极地倾听。要求倾听者聚精会神，积极调动知识、经验储备及感情等，使大脑处于紧张状态，接收信号后，立即加以识别、归类、解码，做出相应的反应，表示出理解或疑惑、支持或反对、愉快或难受等。适当的倾听是对对方的一种尊重，可获得对方的信任。

三、护理实践中的沟通艺术

护士是医疗活动中的主要成员，是医患沟通的桥梁，护士应在临床护理中掌握沟通艺术，通过换位思考提供优质的服务，以融洽护患关系，防止护患纠纷的发生，使护患沟通得到保证；护士用自己的语言、行为与患者进行心理的沟通，有助于了解患者的身心状况及要求，有针对性地向患者提供正确的信息，满足其需求，以减轻其痛苦，提高治疗护理效果。

（一）护理操作过程中的沟通策略

护士在临床工作中应培养、提高语言表达能力和沟通交流能力，在进行护理操作前、操作时、操作后能运用沟通技巧与患者和家属进行交流，进行心与心的对话，让患者和家属愉快地接受护理操作。

1．操作前相应解释　了解和把握患者的心理及沟通环境，对患者生理、心理、社会情况，对本次操作的认知作简单、快速的评估，且使用得体的称呼语。如：对护理的要求，身体何处不适或有无伤口疼痛，意识状态，有无恐惧、害羞等心理反应等，要有针对性解释，解除患者顾虑。

2．操作中明确指导　语言要通俗易懂，避免使用医学术语，应用安慰性和鼓励性语言，转移患者的注意力、增强患者自信心，通过语言与非语言交流，了解患者的感受，并告诉患者可能产生的感受，指导患者配合，使之产生安全感。如：为女患者导尿时说：现在我为您消毒外阴，消毒液有点凉，请不要担心；现在给您身上盖的是经灭菌过的无菌巾，请配合不要动；插管时稍有点不舒服，请坚持一下，马上就好了。

3. 操作后耐心嘱咐　询问患者的感受，评估是否达到预期目标，同时感谢患者的配合。如：床上洗发后询问患者感觉累不累，拿镜子让患者照照，告诉他们清洁、漂亮多了，以增强其自信心；更换卧位后体位是否安全、舒适。

（二）多元文化背景下的沟通策略

1. 尊重病人的价值观念和传统习俗　了解患者的文化背景、宗教习惯等，有针对性地指导患者，使患者尽快接受治疗和护理。如南方人忌讳4，西方人忌讳13，因此在安排床位时应避开这些数字。不同宗教信仰的患者，护理工作者只有了解和尊重其习俗，才能更好地、有针对性地进行临床护理工作。

2. 掌握不同语言沟通的差异　沟通的效果受文化背景和文化观念的影响，语种和方言不同等会导致沟通障碍，即便是同一种语言，文化背景不同其含义也不相同。护理人员要逐步提高运用不同语言与不同患者交流的能力，避免因语言沟通障碍而发生错误和偏差。

3. 帮助患者适应医院的文化环境　帮助患者尽快熟悉医院环境；尊重患者的风俗习惯；建立良好的护患关系；寻找支持系统；尊重患者的内心感受和体验；注重价值观念的差异；遵循文化护理原则。

思考题

1. 认知练习
（1）用自己的语言准确地定义下列术语：人际关系、护理人际美、沟通与人际沟通。
（2）能正确概述护理人际美的要素。
（3）能准确简述护士的语言沟通和非语言沟通的特点。

2. 实践练习
（1）病人呼叫护士说："液体快输完了。"护士进入病房，看了一眼病人的液体扭头就走了，去为病人配制液体，配好后给病人更换了液体，但病人并不高兴。请您分析原因，并说明应该如何处理？
（2）病人张某因胃溃疡住院治疗，主治医师黄某为其开了一种进口药物，但黄某未将用药名称、用药意图以及是否报销等事项告知张某。如果你是张某的责任护士，发现主治医师黄某经常出现这种情况，你会怎么办？
（3）护士小王和小李两人同年进入科室，某天两人一起进行护理查房，小王发现患者体位不合适，立即对小李说："小李，你没有把患者的体位摆好，应该这样才对！"您认为小王的做法对吗？如果你是小王你会怎么做？

3. 知识运用
请按照护理操作前、操作中、操作后的沟通艺术，对所学基本护理操作进行训练。

第八章 护理礼仪概述

学习目标

通过本章的学习，了解有关礼仪的基本知识，通过学到的理论知识分析社会礼仪现象，并在日常生活和工作中切实应用。

1. 掌握礼仪和护理礼仪的概念。
2. 掌握礼仪的特点。
3. 掌握礼仪的作用。
4. 掌握护理礼仪的要求。
5. 掌握护理礼仪的作用。
6. 熟悉护理礼仪的特点。
7. 了解礼仪的起源。

情境导入

古代有一个人，他想要去一座寺庙，于是来到了一个陌生的城镇。走着走着，他突然发现自己迷路了，不知道该往哪里走。这时，他身边正好有一个老伯伯走过，他一把拉住老伯伯，大声吼道："喂，老头儿！快告诉我××寺庙在哪里？还有多远啊？"老伯伯望了望他，平静地说："无礼。"于是那个男人往前走了五里，可是还看不到他想去的那座寺庙。这时候，他寻思着老伯伯的话，突然明白了什么⋯⋯

中国以"礼仪之邦"享誉世界，"礼"是中国文化的根本特征和重要标志，是中国文化的核心理念。孔子说"不学礼，无以立"，荀子说"人无礼则不生，事无礼则不成，国无礼则不宁"。"知礼懂礼、守礼行礼"是树立自身形象，赢得他人尊重，获得事业成功的重要条件。随着社会的发展、医学模式的转变、护理理念的不断成熟与发展，人们沟通交往的需求逐渐增加，对护理人员的职业素质也越来越重视。因此将礼仪文化融入护理工作当中，注重护士综合素质的培养，已成为护理教育的重要内容。

第一节 礼仪

一、礼仪的基本概念

中国传统文化历史悠久，"礼仪"一词很早就被作为典章制度和道德教化来使用。现在使用的"礼仪"一词是"礼"和"仪"两个词的合成词。早期"礼"和"仪"是分开使用的。"礼"源于古代人类的祭祀活动。《说文解字》对"礼"的解释为："履也。所以事神致福也。"也就是说"礼"是祈福祭神的仪式。《辞海》对"礼"的解释为："本谓敬神，引申为表示敬意的通称；社会生活中由于风俗习惯而形成的为大家共同遵奉的仪式；泛指古代社会贵族等级制的社会规范和道德规范。"《说文解字》对"仪"的解释为："度也。"也就是说，"仪"是法度、准则。《辞海》对"仪"的解释为："礼节、仪式；礼物；法度、准则；仪器；倾心、向往。"将"礼仪"一词合并使用始于《诗经·小雅·楚茨》："为宾为客，献酬交错，礼仪卒度。"中国古代的"礼仪"从本质上讲是道德教化。礼仪是道德的重要内容，也是道德的重要表现形式。

在西方，"礼仪"一词，最早见于法语，原意为"法庭上的通行证"。但它一进入英文后，就有了礼仪的含义，即"人际交往的通行证"，主要有三层含义：谦恭有礼的言辞和举动；教养、规矩和礼节；仪式、典礼、习俗。

礼仪的本质是一个地区、民族、国家为维护安定和谐的人文环境，在复杂的人际交往中，应共同遵守的习俗与社会规范。因此说礼仪是法规、制度、公共道德在人际交往中的体现，受到社会生活的影响和经济制度的制约，集中反映了一定范围内人们的政治、经济、文化的发展水平以及共同的心理、文化和习惯。综上所述，礼仪是指一个人、一个组织或一个国家和民族内在的精神文化素养的表现，也是协调人际关系的约定俗成的行为规范。

二、礼仪的起源与历史演变

礼仪与人类文明相伴而生，具有悠久的历史，同语言、文字等文明表现形式相同，是人类逐渐认识世界、改造世界、摆脱愚昧、走向文明的体现，只有了解礼仪的起源、发展、变化才能全面正确理解礼仪的丰富内涵，以便更好地指导礼仪实践。

（一）礼仪的起源

早在原始社会就出现了礼仪的萌芽，促成礼仪产生的因素很多。首先，礼仪是对神灵的敬畏。在原始社会，生产力水平低下，人类处于蒙昧的状态，无法解释千变万化的自然现象和突如其来的自然灾害，从而对自然产生崇拜感和恐惧感，认为鬼神是主宰世界的力量，由此形成了人类早期的宗教和祭祀活动，以此表现对神灵的敬畏，祈求神灵祖先的保佑。因而有了"礼立于敬而源于祭"的说法。

其次，礼仪是对家庭成员言行的规范。父母要抚养、关爱子女，子女要赡养父母，兄弟姐妹也要相互关心、相互照顾。"尧舜之时，五礼咸备"，即父义、母慈、兄友、弟恭、子孝。

再次，礼仪是人际交往沟通的需要。原始社会，面对强大的自然界，人类共同居住、共同劳作，利用集体的力量对抗自然，维持生存。同一部族成员在共同采集、狩猎、日常生活中使用的习惯性语言和动作成为人们日常劳动和生活方面的礼仪。不同部落的成员彼此间为求得信任、谅解、协作而经常使用的一些语言、表情、体态，也逐渐成为人们对外交际的礼仪。如在远古时代，人类以打猎为生，人们在路上相遇，便主动丢掉手中的石块或利器，并让对方触摸、检查手掌，以表示对对方的友好和信任，这样的礼仪逐渐演变成现在的握手礼。

另外，礼仪是维系等级差别的需要。随着社会的发展，人们在生产和生活中的分工越来越细，产生了领导者与被领导者，出现了尊卑有序、男女有别的现象，又引出了政治方面的礼仪，这些都不断为礼仪增添新的内容。

（二）中国礼仪的历史演变

从历史发展的脉络看，古代中国的礼仪演变过程大致分为五个阶段。

1. 古代礼仪的孕育时期　礼仪起源于原始社会，即公元前21年的夏朝之前。古代尧舜时期，原始礼仪初具雏形，其中以敬神礼仪最为突出。新石器时代晚期，半坡遗址和姜寨遗址的考古发掘资料表明，当时人们在交往中已经注重尊卑有序、男女有别了。在家庭中，成员按照长幼男女席地而坐。长者坐上边，年少者坐下边；男子坐左边，女子坐右边。在当时，人们用两根中柱把主室分为两边，左边中柱是男柱，右边中柱是女柱，男女成年时在各自的柱子前举行成年仪式。炎黄五帝时期，礼仪的内容逐渐丰富，因此有"礼理起于大一，礼事起于燧皇，礼名起于黄帝"之说。尧舜时期已经有了系统规范的成文的礼仪制度。典籍中有"五礼"（吉礼、凶礼、军礼、宾礼、嘉礼）和"五典"（父子有亲、君臣有义、夫妇有别、长幼有序、朋友有信）。郭沫若先生说："大概礼之起源于祀神，故其字后来从示，其后扩展而对人，更其后扩展而为吉、凶、军、宾、嘉的各种礼制。"

2. 古代礼仪的形成时期　原始社会形成的礼仪，经过夏商周三代的总结和推广而日趋完善。在这个时期，礼仪被打上了阶级的烙印。为了维护自己的统治地位，奴隶主将礼仪制度化，把原始的宗教礼仪发展为符合奴隶社会政治需要的"礼制"，形成了典章制度和刑典法律。在这个阶段，中国第一次形成了比较完整的国家礼仪与制度。形成了我国古代经典的礼仪专著。《周礼》《仪礼》《社礼》合称"三礼"。《周礼》又称《周官》，为典章制度之本，讲官制和政治制度。《仪礼》记述有关冠、婚、丧、祭、乡、射、朝、聘等礼仪制度，为人事、举止进退和社会的规范。《礼记》则是一部秦汉以前儒家有关各种礼仪制度的论著选集，其中既有礼仪制度的记述，又有关于礼的理论及其伦理道德、学术思想的论述。《周礼》《仪礼》《社礼》三部礼仪专著的出现标志着我国礼仪的发展已经相对系统化。

3．古代礼仪的变革时期　春秋战国时期，诸子百家争鸣，礼仪分为两个部分，一为礼制，二为礼俗。礼制是国家制定的礼仪制度，礼俗是民间形成的礼仪习俗。《管子·牧民》中有"大礼"和"小礼"之说，注释为："礼大者在国家典章制度，其小者在平民日用居处行为之间。"以孔子、孟子、荀子为代表的儒家对礼教给予了研究和发展，对礼仪的起源、本质和功能进行了系统阐述。第一次在理论上全面而深刻地论述了社会等级秩序划分及其意义，以及与之相适应的礼仪规范和道德义务。

孔子对礼仪非常重视，把"礼"看成是治国、安邦、平定天下的基础。他认为"治国不以礼，犹无耜而耕""不学礼，无以立""质胜文则野，文胜质则史。文质彬彬，然后君子"。他要求人们用礼的规范来约束自己的行为，要做到"非礼勿视，非礼勿听，非礼勿言，非礼勿动"。倡导"仁者爱人"，强调人与人之间要有同情心，要相互关心，彼此尊重。

孟子把"礼"解释为对尊长和宾客严肃而有礼貌，即"恭敬之心，礼也"，并把"礼"看作人的善性的发端之一。

荀子把"礼"作为人生哲学思想的核心，把"礼"视为做人的根本目的和最高理想。"礼者，人道之极也。"他认为"礼"既是目标、理想，又是行为过程。"人无礼则不生，事无礼则不成，国无礼则不宁。"荀子注重建立新的封建等级制度，提出了"隆礼""重法"的主张，他认为"礼"的中心内容就是区别贵贱、长幼、贫富等等级，"礼"要使每个人在贵贱、长幼、贫富等级中都有恰当的地位。

管仲把"礼"看作人生的指导思想和维持国家政权的第一支柱，认为"礼"关系到国家的生死存亡。

这一时期关于礼的思想成为统治阶级维持统治政权的理论基础，构成了中国传统礼仪文化的基本精神，对中国古代礼仪的发展产生了深远的影响，奠定了古代礼仪文化的基础。

4．古代礼仪的强化时期　从秦汉到清末，历代统治者都推崇儒家的"礼治"。礼仪成了社会道德、行为标准、精神支柱。历代统治者根据自己的统治需要，在沿袭周礼的基础上不断对礼制加以修改、补充和完善。"导之以德、齐之以礼"，让人以"礼"为准绳，不得逾越。"以礼治国"对当时的社会稳定起了重要作用。

封建社会时期，礼制的核心思想已由"尊君观念"发展为"君权神授"。强调"天不变，道亦不变。"西汉的唯心主义思想家董仲舒在儒家"仁、义、忠、信"的思想基础上提出了"三纲""五常"之说。"三纲"即"君为臣纲、父为子纲、夫为妻纲"；"五常"即"仁、义、礼、智、信"。宋代封建礼制进一步发展产生了封建理学理论，把道德和行为规范作为封建礼制的中心，提出了对女子道德礼仪的标准，即"三从、四德"。"三从"为"未嫁从父、既嫁从夫、夫死从子"；"四德"是"妇德、妇言、妇容、妇功"。封建礼仪中的"君权神授"夸大了帝王的权力；"三纲五常""三从四德"压抑了人们的个性发展，限制了人与人之间的平等交往。

5．现代礼仪阶段　辛亥革命以后，受西方资产阶级"自由、平等、民主、博爱"等思想的影响，中国的传统礼仪规范、制度受到强烈冲击。现代礼仪始于五四运动。

五四运动提出了"反帝反封建"的口号，对腐朽、落后的封建礼教进行了清算，符合时代要求的礼仪被继承、完善并得以流传，那些繁文缛节逐渐被抛弃，同时接受了一些国际上通用的礼仪形式。新的礼仪标准、价值观念得到推广和传播。新中国成立后，逐渐确立以平等相处、友好往来、相互帮助、团结友爱为主要原则的具有中国特色的新型社会关系和人际关系。改革开放以来，随着中国与世界的交往日趋频繁，西方一些先进的礼仪、礼节陆续传入我国，同我国的传统礼仪一道融入社会生活的各个方面，构成了社会主义礼仪的基本框架。许多礼仪从内容到形式都在不断变革，现代礼仪的发展进入了全新的发展时期。大量的礼仪书籍相继出版，各行各业的礼仪规范纷纷出台，礼仪讲座、礼仪培训日趋红火。人们学习礼仪知识的热情空前高涨。文明礼貌得以广泛宣传。今后，随着社会的进步、科技的发展和国际交往的增多，礼仪必将得到新的完善和发展。

（三）西方礼仪的演变

在西方，礼仪一词源于法语，转为英语后有了礼仪的含义。西方的文明史，同样在很大程度上表现了礼仪的发展历史。人类为了维持与发展血缘亲情以外的各种人际关系，避免"格斗"或"战争"，逐步形成了各种与"格斗""战争"有关的动态礼仪。如为了表示自己手里没有武器，让对方感觉到自己没有恶意而创造了举手礼，后来演进为握手。为了表示自己的友好与尊重，愿在对方面前"丢盔卸甲"，于是创造了脱帽礼等。在古希腊的文献典籍中，如苏格拉底、柏拉图、亚里士多德等先哲的著述中，都有很多关于礼仪的论述。苏格拉底认为，哲学的任务不在于谈天说地，而在于认识人的内心世界，培植人的道德观念。他不仅教导人们要以礼待人，而且在生活中要身体力行、为人师表。柏拉图强调教育的重要性，指出理想的四大道德目标：智慧、勇敢、节制、公正。亚里士多德也指出，德行就是公正。他说："人类由于志趣善良而有所成就，成为最优良的动物，如果不讲礼法、违背正义，他就堕落为最恶劣的动物。"中世纪更是礼仪发展的鼎盛时代，中世纪欧洲形成的封建等级制，以土地关系为纽带，将封建主与其附庸联系在一起；此间还制定了严格而烦琐的贵族礼仪、宫廷礼仪等。文艺复兴以后，欧美的礼仪有了新的发展，将妇女置于社交生活的中心地位，使妇女成为受尊重的对象。而后，西方礼仪从上层社会对遵循礼节的烦琐要求到20世纪中期对优美举止的赞赏，一直发展到适应社会平等关系的比较简单的礼仪规则。西方礼仪文化为现代国际礼仪的发展奠定了基础。

三、礼仪的特点

（一）继承性

礼仪的形成和完善，是历史发展的产物，任何国家的现代礼仪都是本国古代礼仪的继承和发展。礼仪经历不同的发展阶段，经过不同时期的"过滤"，逐渐形成相对固定的内容，并世代相传，经久不衰。当然，礼仪的继承是批判性的继承，传统礼仪中的那些烦琐、保守、与社会发展不适应的内容不断被摒弃，只有那些体现了人类精神文明和社会进步的内容才得以传承。如古代提倡"礼尚往来，来而不往非礼也。"；说话要"穆穆皇皇"，即语言要谦恭、和气、文雅；仪态要"步从容、立端正、揖深圆、拜恭敬、缓揭帘、勿有声"；仪表方面要"衣贵洁，不贵华，冠必正，纽必结，袜与履，具紧切"；卫生方面要"晨必浴，兼漱口"；对儿童要"教以洒扫、应对进退之礼，爱亲、敬长、隆师、亲友之道。"这些优良传统在现代依然适用。而过去的跪拜之礼复杂烦琐，表现了人们之间地位的悬殊和人格的不平等，已经由见面的握手，或晚辈给长辈的鞠躬来代替。

（二）规范性

礼仪是人们在交际场合待人接物时必须遵守的行为规范。与道德、法律一起被称为人类社会的三大规范。礼仪规范对人们在交际场合的约束性，在某种意义上说等同于法律规范，不能根据个人的意志随意改变，它已经成为人们在一切交际场合必须采用的一种"通用语言"。如果人们能够自觉地按照这种准则去做，就是符合礼仪要求；否则就是失礼的表现。比如，握手时一般都伸右手，如果伸左手就会让人觉得无礼，造成沟通障碍。

（三）地域性

不同国家、不同民族、不同地域，其礼仪的表现形式和思想观念也各不相同，这是礼仪的一个重要特点。其一方面表现出一个地域中或一个群体中具有共同的礼仪习俗，另一方面又说明一个地域或一个群体与其他的地域与群体的礼仪习俗有不同点。这种差异性使得不同国家、民族、地域的礼仪文化各具特色、丰富多彩。因此，不仅要了解、学习本地区、本民族、本国的礼仪，还应该了解不同地区、民族、国家的礼仪，以适应现代社会的人际交往需求，顺利进行沟通交流。

从地区上看，在西方，特别是欧美国家，拥抱礼和亲吻礼是十分常见的见面礼与道别礼，东方人则习惯握手礼。西方人喊人来跟前的手势是手心向下，东方人则习惯手心向上，且彼此认为对方的手势是一种无礼的表现。从民族特点看，在节庆的时候，各个民族都习惯穿本民族的服装，这是体现民族习俗最明显的地方。例如，当代的韩国人民生活比较富裕，特别是在城市，人们大都穿着时髦的流行时装，但是在传统节庆时，还是会着韩服；日本民族讲究鞠躬，而且面对不同的人，鞠躬的角度也不相同。从国家看，不同国家行政法令所规定的礼制也不相同。例如，在道路交通中，有的国家规定驾驶车辆右侧通行，有的国家规定左侧通行。

（四）差别性

礼仪作为一种约定俗成的行为规范不是一成不变的，需要在具体的应用中根据时间、环境和不同的对象，灵活变化。同一种礼仪对不同年龄、性别、不同阶层的人要有不同的方式。同是握手，男女之间、长辈与晚辈之间等握手的方法和力度并不相同。再如询问对方的年龄，面对不同的人也需要有不同的问法。由于礼仪存在差异，这就要求人们在不同的时间、场合要运用相应的礼仪来展现自己的风采。

（五）时代性

礼仪具有时代性，同一国家、同一民族的礼仪文化在不同时代的发展过程中，都会被打上时代烙印。比如古代中国礼仪中讲究"三纲五常""三从四德"，而现代礼仪讲究人人平等，尊重女性。随着时代的变迁，礼仪也在不断地变革，总的趋势是使礼仪活动更加文明、简洁、实用，更加国际化。

四、礼仪的作用

（一）有利于塑造自己良好的形象

形象是指一个人的言谈举止给他人留下的总体印象。每一个人都生活在一定的社会关系网络中，都要与他人进行交往，以一定的身份参加各种不同的公众活动，出现在不同的公众场合中。一个人不仅存在个人形象，还存在职业形象。在现代社会中，形象对一个人来讲是非常重要的，形象的好坏会直接影响其生活和工作。良好的形象不仅是个人尊严和修养的体现，也是进一步发展各种社会关系的重要条件。礼仪是建立良好形象的前提。一个人形象的确立，由他在公共场合的行为表现决定。举止得体、以礼待人，才能给人留下良好的印象，赢得公众的好感和尊重。

（二）有助于建立良好的人际关系

礼仪是人际交往的润滑剂。马克思说"人是各种社会关系的总和"，人与人之间存在着错综复杂的关系，也存在着各种各样的矛盾。礼仪是化解矛盾、增进感情的催化剂，能使人与人之间的交往和谐、融洽。每个人都有获得他人尊重的心理需求，而相互尊重是良好人际交往的根本条件。注重交往礼仪，可以消除人们彼此之间的戒备心理和距离感，为今后进一步交往奠定良好的基础。因此，无论是一般性的私人交往，还是工作中的人际交往，都要遵循礼仪规范，发扬"礼让"的美德。

（三）有利于传承文化，促进精神文明建设

各国的礼仪中都保留了各个国家、各个民族中的稳定形态的文化，包括思想观念、思维方式、价值取向、道德情操、生活方式、风俗习惯、宗教信仰、文学艺术、教育科技诸多层面的丰富内容。因此，学好礼仪、用好礼仪不仅是自身良好素质和美好品质的体现，也是对传统文化的继承和发扬。现代礼仪要求社会成员按照社会认同的礼仪标准调整自己的言行，自觉地摒弃陋习，尊重他人，营造相互理解、信任、友爱的社会氛围，促进社会秩序的稳定和融洽，促进社会精神文明建设。

（四）有助于增进国际交往

随着时代与科技的进步，人们交往的范围越来越大，世界各国的交往日渐频繁，学习各国各民族的礼仪，能够增强国际交流合作，消除民族文化差异带来的隔阂，促进各国各民族的互相信任。同时，在对外交往中，礼仪文化的学习也促进了各国礼仪文化的传播与

发展，有利于展示民族的精神，增强民族自尊心，提升国家的国际地位。

第二节 护理礼仪

随着经济的发展，社会的进步，人们生活水平的提高，服务意识的增强，各行各业对职业修养与礼仪规范的要求也越来越高，医疗卫生行业作为一个服务行业，关系着人们的生命健康，应该有较高的职业修养，遵循相应的礼仪规范。

一、护理礼仪的概念

在"生物—心理—社会"的医学模式下，护理的工作范畴得到进一步的扩展，从个体扩展到家庭和社区，从医院内扩展到医院外，从单纯的生理照顾扩展到生理、心理、社会的全方位护理。护士的角色也变得多样化，不再单纯是一个护理者，同时也是一个决策者、沟通者、管理者、教育者、咨询者等。在提供护理服务的过程中，护士的言谈举止会给服务对象的生理和心理健康产生很大的影响。因此，在护理工作中要注意护理礼仪的应用，树立护士良好的职业形象，促进服务对象的身心健康。

护理礼仪是护理工作者在进行医疗护理和健康服务过程中形成的，被大家公认和自觉遵守的行为规范和准则。

二、护理礼仪的特点

护理礼仪除具有一般礼仪的基本特征外，还具有护士专业的文化特性，是护士专业行为规范指导和协调护理行为过程中的艺术。护士礼仪在适用对象、适用范围上存在显著的专业特征。

1. 规范性　护理礼仪是护理人员必须遵守的行为规范，是在法律、规章、制度、守则等原则基础上，对护理人员在待人接物、律己敬人、行为举止等方面提供规定的模式或标准。

2. 强制性　护理礼仪中的各项内容基于法律、规章、守则和原则基础之上，对护士具有一定的约束力和强制性。在护理工作中必须遵守，对于违反者应给予惩处，以保持护理礼仪的严肃性。

3. 综合性　护理礼仪作为一种专业文化，是护理服务科学性与艺术性的统一，是人文与科技的结合，是伦理学与美学的结合。在护理活动中，体现出护士的科学态度、人文精神和文化内涵。

4. 适应性　护士对不同的服务对象或不同的文化礼仪具有适应能力。随着国际交流越来越多，护士面对的服务对象的信仰、文化、习俗也各有不同。在护理工作中，护士应与服务对象相互沟通，了解服务对象的信仰、文化、习俗，并在交往中相互融合适应。

5. 可行性　护士礼仪要切实有效、可行实用，恰当运用于护理实践，成为工作中的行为规范，争取服务对象的认可。学习中，既要把握总体原则、规范，更要注意一系列细节上的方式、方法和行为要求。

6.差异性　礼仪作为各地区、各民族礼仪文化的一种行为准则和行为规范是约定俗成的，不同地区、民族、国家的传统礼仪文化具有一定的差异性，护士在护理工作中要尊重服务对象，尊重服务对象的礼仪文化，因此在临床护理工作中要根据条件及地域的不同而表现出差异性。

三、护理礼仪的作用

良好的护理职业礼仪素质与道德素质、业务素质、文化素质同样是一个优秀护士必须具备的。护理礼仪是护士综合素质的重要体现，在临床护理工作中起着重要作用。

1.护士礼仪仪表的表达作用　在护理工作中，礼仪仪表是一种无声的语言。仪表是护患交往中最先进入对方视野的信息，患者会有意无意地根据护士的礼仪仪表以及自己所受到的礼遇来分析和判断对方的心态、情感和意向。仪表端庄的护士会在无形中让患者产生信任感。

2.护士礼仪服饰的实用作用　护士的服饰要求实用、便于操作以及美观。护士统一的服装是职业的象征，燕帽是护士职业的标志。护士服饰的干净平整、合体舒适可以给人留下美好印象。同时，护士的服饰也是维护病人安全和护士自身职业安全的重要保障。

3.护士礼仪的行为调节作用　护士礼仪是在医疗护理实践中，根据医疗的需要发展的一套具有普遍意义的行为程序，这种行为程式同时又反过来规范、约束护士的行为。护士礼仪既反映了护士的外在行为规则，也对护理活动具有规范和调节作用。

4.护士礼仪的形象作用　护士形象是护士在护理工作中形成的护士内涵和外在表现的整体形象。护士良好的形象不仅会给公众留下深刻印象，同时也是反映医院整体形象的重要内容。护士的礼仪形象还影响着社会对护士职业的评价，影响护士在社会中的地位。同时，护士在实施礼仪的过程中，也潜移默化地塑造了护士自身的良好气质、情操、理念及形象。

5.护士礼仪的服务艺术作用　护士礼仪是研究护理服务的艺术问题。不同的服务对象有着不同的护理需求，因而护理方法也应该因人而异来满足服务对象的需求，这就体现了护理服务艺术的作用，借助于护士礼仪的表现形式，可使护理更加人性化。护士的各种服务，除专业技术外，言行举止都应该符合专业行为规范的要求。在面对未来的医疗竞争和社会需求时，护士礼仪会成为这种行为规范的外在艺术表现。

四、护理礼仪的要求

护理礼仪是护士职业形象的重要组成部分，是护士素质、修养、行为、气质的综合反映。护理礼仪包括护士仪容仪表、语言艺术、人际沟通及护士行为规范。礼仪修养不是与生俱来的，需要靠后天长期的知识积累、情操陶冶和不断实践逐渐形成。因此，规范的护理礼仪需要不断学习、积累和实践。

1. **充分发挥个人的主观能动性** 护理人员的个人主观能动性是形成良好礼仪素质的基本前提，只有护理人员充分认识到护理礼仪的重要意义并愿意学习，才能坚持不懈地努力学习实践，将礼仪学习真正变为个人的自觉行动和习惯做法。

2. **注重理论联系实践** 礼仪是一门应用学科，因此在礼仪的学习中要注重实践，将学习的理论知识运用到日常护理实践中。在实践过程中，要对一些规范、要求反复应用和体验，不断进行总结，才能真正掌握相应的礼仪规范。

3. **努力提高自身修养** 礼仪不是单纯的动作表演、姿态训练及语言的规范，它必须以个人的良好素质为基础。一个人不管先天条件多优越，后天训练多严格，如果不努力提高自己的内在素质，礼仪对其而言也只是一种缺乏内涵的机械模仿。因此，护理人员必须不断提高自身的道德修养，严格遵守护理职业道德规范，注重个性的自我完善，培养健康的性格和灵活应变的交往能力，保持健康积极的心态，以体现出护理人员高尚的职业形象。

思考题

1. **认知练习**

学生分组讨论护士礼仪的作用，以护士礼仪的作用为主题，编写情景剧并进行表演，通过评价表演的效果，加深对护理礼仪的认识。

2. **实践练习**

（1）试述在你的生活学习中，因重视礼仪而获得成功和因失礼而造成失败的例子，以及从中得到的启发。

（2）谈谈如何处理本民族传统礼仪与外国礼仪之间的关系。

3. **知识运用**

结合本章内容，阅读相关资料，讨论护理礼仪在临床"优质护理服务示范工程"的开展中的作用。

第九章　护士基本礼仪

学习目标

通过本章的学习，掌握护士的基本礼仪，在今后的护理工作中，能够仪表优雅、举止端庄、服饰得体、语言优美。

1. 掌握护士的仪容、仪表礼仪。
2. 掌握护理工作中的举止礼仪。
3. 掌握护士着装、配饰礼仪。
4. 掌握护患沟通中的言谈礼仪。
5. 熟悉仪容礼仪基本原则。
6. 熟悉人际交流中着装的原则。
7. 熟悉各种手势语的含义。
8. 熟悉各种文明用语。
9. 了解各种笑的含义。
10. 了解服装的要素。

情境导入

万博士出国参加国际学术会议，会议结束回国就听妻子说母亲患糖尿病需住院治疗，心里特别着急，直接前往母亲住院的某大学附属医院。来到病房，他看到一位戴着洁白的燕帽和口罩，身着洁白护士裙、裤，穿白色软底护士鞋的护士正神情专注地给母亲测血糖。护士测得血糖后，轻柔地把他母亲的手放进被褥里，整理好床单位，微笑着用悦耳动听的声音轻声告知万母："万婆婆，今天你的血糖还有一点点高，不过比您昨天来住院时已经好多了，您不用着急，我们会精心给您治疗、护理，您有什么需要请及时告知我们，我们会为您做好一切。"随后整理好物品，推着治疗车，迈着轻盈、稳健的步伐到治疗室忙其他工作。看见这一切，万博士一颗悬着的心终于放下了，看着该医院的护士仪态端庄、举止优雅、语言温馨、训练有素，觉得医院的医疗护理质量一定值得信赖。

第一节 护士的仪表礼仪

每个人的仪表都会引起交往对象的特别关注,虽然"以貌取人"太过片面,但"质于内而形于外"。在人际交往中,仪表传达出最直接、最生动的信息,其好坏直接影响到交往对象对你的整体评价以及整个交往过程。

护士与患者的交往中,仪表美是护士职业形象美最直接的表达方式,护士整洁、端庄、自然、规范的仪容在护理工作中能得到患者更多的尊重、支持及配合。护士面带微笑、亲切自然的表情能让患者体验到友善温馨,护士善解人意的目光能使患者体会到真诚,护士从容不迫的神态能使患者感受到安全的氛围,护士积极向上、乐观健康的神情能使患者获得恢复健康的信心。

一、仪容礼仪

护理是具有很强服务性质的专业,在护理过程中,护士自然姣好的容貌,整洁简约的发式,恰到好处的化妆修饰会使患者感受到护士专业形象之美,从而心情愉悦,更好地配合治疗和护理,促进其更快地恢复健康。

(一)仪容礼仪概述

仪容礼仪是人类为维系社会正常生活而要求人们共同遵守的道德规范。仪容美是仪表礼仪的重中之重。仪容美的自然美是人们的普遍心愿,仪容美的修饰美是人们关注的重点,仪容美的内在美是人们崇高的精神追求。只有仪容的自然美、修饰美与内在美融为一体、和谐统一才有真正的仪容美。

(二)仪容礼仪原则

仪容修饰的最高境界是自然,个体需要不断地学习和实践来获得技术与艺术的完美结合。

1. 适度性原则

(1)适宜的修饰用品:仪容的修饰用品千差万别,选用时个体应根据自身的特点合理运用。比如肤色黑的人适宜选择深棕色服装;充满青春朝气的护士适合气味淡雅柔和的香水。

(2)适当的修饰程度:修饰应锦上添花、简繁得当、自然为本,不能寻求新奇、任意发挥、过分修饰,否则会弄巧成拙,给人留下庸俗、虚假的印象。

(3)适宜的修饰技巧:护士应掌握高超的修饰技巧,使自身的修饰看似漫不经心,实则精心构思、细心雕琢、人妆合一、浑然天成。

2. 协调性原则

(1)与时代相协调:不同的时代有不同的审美。比如古代以樱桃小口为美,现代以性感红唇为美。因此，个体的仪容修饰要顺应时代发展，符合时代审美流行趋势。

（2）与季节、时间相协调：随着四季的轮换，气候、温度、湿度会相应发生变化，根据季节的不同调整化妆品，方能使个体的皮肤保持湿润、细腻、健康并富有弹性。当昼夜更替，环境温度、光线也会发生很大变化，皮肤修饰及保养也需做相应调整。

（3）与环境、场合相协调：个体的仪容修饰应该与个体所处的环境和场合协调一致，这是仪容修饰最基本的要求。个体所处的环境和场合决定着其仪容修饰的目的、手段及方法，妆容有日常生活妆、晚妆、职业妆、旅行妆、舞会妆等，环境、场合不同妆容也应随之改变。如日常生活妆要简便、淡雅，晚装要高贵、大气，职业妆应高雅、富有生气，旅行装宜清新、自然，舞会装宜耀眼、夺目。

（4）与身份、职业相协调：不同的身份、职业有着不同的环境氛围，配以与之相适应、相协调的发型及妆容方能体现自己的得体及品位。如果不顾自己的职业及身份盲目修饰，只会有损自身的形象。

（5）与服饰相协调：仪容修饰与服饰搭配协调一致，才能达到和谐的整体美。仪容修饰时，必须根据服饰款式、颜色，配以相应的发型、化妆品颜色。如化妆时所用唇彩、眼影的颜色最好与服装同一色系。

（6）与年龄相协调：不同的年龄有不同的气质、不同的美。仪容修饰的目的在于体现各特定年龄段的美，如少女的纯真美、成人的成熟美、老年的端庄美。因此，仪容修饰时妆容色彩与年龄相吻合方能协调。

3. 体现个性原则　仪容修饰是对自我形象进行重新塑造，应充分体现个人的性格特点、气质修养、个性魅力。每个人的先天情况不同，体型不一，性格、气质千差万别，仪容修饰不可千篇一律、千人一面。修饰前，应对自身条件进行充分评估，了解自己的个性气质特点，在发型设计、面部化妆等方面风格力求整体统一，适合自身个性特征。

4. 外在美与内在美融为一体原则　人际交往的初期，外在的美可能会给别人留下良好的印象，但这种印象是肤浅的，经不起时间的考验。若一个人只有光鲜亮丽的外表，没有人文素养、道德修养，则有如一具没有灵魂的躯壳。如果一个容貌俊俏、时尚靓丽的少女出口成脏、举止粗俗，那她的美只能让人遗憾。而内在美是深层次的，需要长时间的接触、观察才能发现。试想一下，如果一位知识、经验丰富，心地善良、工作兢兢业业的护士不注意个人形象，上班时头发凌乱、面容憔悴，一定不会得到患者的认同。因此，护士应该不断学习，培养高雅的爱好，修炼个人的品行、性格、气质，增加阅历，让自己秀外慧中。

（三）护士仪容之发部修饰

头面部仪容是个人仪容的焦点。头发为人体之冠，从古到今，人们都十分重视头发的梳理，头发整洁、美观、大方可以体现出人富有朝气的精神面貌，也是对他人的尊重和礼貌。相对男士而言，女士的发型更为多样化，各种发饰更是美不胜收。根据个人的年龄、体型、气质、脸型、发质选择适合的发型及发饰，才可扬长避短、和谐统一，增加个人的整体美。

发部修饰反映个人的道德修养、审美情趣、知识结构以及行为规范。每个护士均应注意对自己头发的清洁、保养、修剪和美化，让整洁、端庄、典雅的发型发饰展现自己的优雅气质、职业魅力。

1. 头发的清洁与保养 社交中，无论你学识如何渊博，修养如何深厚，如果你蓬头垢面、满头汗馊、充满头屑，都会让你的形象大打折扣。通过整洁、健康、秀美的头发塑造良好的职业形象，需要从洗发、梳理、修剪、按摩、养护等方面入手。

（1）科学洗发：头发的洁净对护发是十分重要的。头发常年暴露在外，每天都会沾上许多灰尘，加上头脂腺分泌物，容易脏污。洗涤头发，是为了去除灰垢、清除头屑、防止异味、避免头发被损害。①洗发的次数：与头发的性质、环境、季节等有关。一般情况下，油性发质每周洗3～4次，中性发质每周洗2～3次，干性发质每周洗1～2次。如生活、工作环境脏污程度高或在夏季可适当增加洗发次数，但也要注意，过于频繁洗发会使头发干枯。②洗发剂的选择：根据发质选择洗发剂，油性发质者选择去污力强的清爽型洗发剂，干性发质者使用去污力强、含油脂较高的营养性洗发剂，头屑较多者选用具有抑菌效果的洗发水，不要选用劣质洗发剂。洗发剂在头发上的停留时间不可过长，如感到头发尚未洗净可重复一次。洗净头发后最好能用护发素养护头发。③洗发的水温：头皮对温度刺激比较敏感，适度的水温可以起到清洁头皮与头发、促进血液循环、消除疲劳、振奋精神的作用，一般洗头的水温以40℃左右感觉舒适为宜。水温过高，容易除去头皮的脂膜层，头发也会因热力失去柔软性，变得变脆、易断。水温过低，则使得皮脂硬化，难于溶解，影响去污、除垢效果，并可致头皮血管收缩，导致头发干枯、脱落、早衰。④洗发的方法：洗发前，先将头发梳通、理顺、打湿；再将倒上手心的适量的洗发剂涂于头发上，用手指轻揉全部头发，尤其是发根部分，要仔细揉洗，然后将头发冲洗干净，如需再次清洗则重复以上步骤；最后用干毛巾擦干，用吹风机或自然风吹干即可。洗发时应多做头皮按摩，以促进头皮血液循环，增加毛囊的营养，均匀皮脂的分泌。

（2）正确梳理：经常梳理头发除了理顺头发之外，还可以刺激头部神经末梢，调节头部的神经功能，促进血液循环和皮脂分泌，增进头发的生长。正确的梳头方法是：头顶和后面的头发从前发际开始由前向后梳理，两边的头发向左右两边梳；梳头时要从发根慢慢梳理至发梢，长头发则需要从发梢往发根梳，防止用力拉扯使头发拉断脱落。梳子要保持清洁，专人使用，防止疾病传染。不宜当众梳理头发，梳理时断发和头屑应包好放进垃圾桶里，不应随手乱扔。一般情况下，护士在上班前、换装上岗前、下班前或其他必要时需要梳理头发。

（3）精心养护：头发是有生命的，在日常生活中注意养护，使头发免受不良刺激，才能保持头发的健康秀美。①均衡膳食：头发和人体一样，需要均衡营养。想要拥有一头乌黑亮丽的头发，应多吃富含维生素、微量元素、优质蛋白质的食品，如新鲜绿色蔬菜、水果、豆类、鱼、牛奶、鸡蛋等；芝麻、麦片、香菇、海带也是美发的上佳食品。②规律作息：护士工作三班倒，经常上夜班，因此养成良好的睡眠习惯，充分休息尤为重要。③身心健康：一个身心健康、精神焕发的人，头发往往光泽、润滑。下班后做做健身操，练练瑜伽，听听音乐，出外郊游等都可使人身心愉悦。④经常按摩：要增进头皮的健康，就要经常用手指按摩头皮，促进头皮血液循环。按摩的方法是：伸开手指沿着发际线由前额向头顶，再由头顶到脑后，做缓慢环状揉动；然后再从两鬓向头顶按摩，按摩时用力均匀，要使头皮在手指的揉动下自然地活动。若按摩得法，头皮会发热且有紧缩的感觉。如果是油性头发，按摩时用力要轻，防止过度刺激头皮，使油脂分泌增多。干性头发按摩时可以使用发乳、发油等护发品，使头发光亮润泽。⑤避免刺激：头发受到过度暴晒和某些化学药物的刺激会出现干燥、分叉、变色、脱落等现象。因此，烈日下外出要打伞或戴遮阳帽，游泳前可在头发上抹适量的发油，带上不透水的泳帽，游泳后彻底冲洗干净，涂上护发素，避免海水中矿物质及泳池中消毒水的伤害。⑥烫染适度：护士在日常生活或工作中为了保持良好的形象，往往通过对头发进行烫染或戴假发来美化头发。烫发即运用物理手段或化学手段，将头发卷曲或拉直，染发是将颜色不理想或是变白的头发染色。决定烫染之前，先要了解自己的发质、年龄、职业是否合适，再选择好适合自己的发型。烫染头发应注意间隔时间，一般以3个月至半年为宜，不可过频。对护士而言，头发颜色不可过于艳丽，将头发染黑无可非议，如将头发染成其他色彩，必须慎重。⑦头发造型：运用发油、发露、发乳、发胶、摩丝等美发用品，将头发塑造成一定的形状。吹干头发时，温度不可过高，距离头发10cm左右，以免烘焦头发。头发有先天或后天缺陷者，可选择戴假发。选择假发，要注意使用方便，自然逼真。

2．发型的选择　发型是对头发的整体造型，即按照个体的主观愿望，使头发经过清洗、修剪、梳理后呈现一定的形状。美观大方、时尚端庄的发型能给人一种整洁、庄重、洒脱、文雅、活泼的感觉。女士的发型多样化，短发易于护理，给人精明能干、充满活力的感觉；长发清纯飘逸、时尚多变。无论哪种发型，选择时均不能盲目追求流行和时尚，一味模仿，必须根据自身条件以及服饰、工作性质和环境因素来决定。

（1）发型与脸型的配合：发型首先要与脸型协调。黄种人的五官轮廓不是那么突出，只有鹅蛋脸圆润的曲线易将五官的清丽、柔美完美地体现出来。但是，每一个人的脸型不可能都长得非常标准，这就可以借助于发型来修饰。①鹅蛋脸：又称"瓜子脸"，是标准的脸形，任何发型都适合。②圆脸：应避免圆形线条的过多重复，可将头顶部的头发梳高，使脸部显得长些，避免头发遮住额头；或是发线中分，利用头发遮住两颊，使脸颊宽度减少。③长脸：适合蓬松、柔软的发型。将头发梳成两边饱满的发髻，使脸型丰满；将前发剪成"刘海"，使脸蛋显得丰满；发线采用侧分。④方脸：结低发髻，有优雅感；让头发披在两颊，减少脸的宽度；发线侧分，并使发线向头顶斜伸；⑤三角脸：增加两侧头发的分量，以发梢微遮两腮，发线侧分。⑥逆三角脸：头发往上梳，显得头部稍长；增加两侧发量，尽量梳得蓬松；发线中分。⑦菱形脸：以蓬松的大波浪，增加侧面量感；让头发遮住颧骨，增加脸型柔和感；发线侧分，自眉上斜向外。⑧大脸型：使头发自然伏贴地遮住两颊，以减少脸宽；不梳过于蓬松的发型，否则脸会显得更大；将头发剪短，全部向后梳，不分发线。⑨特殊脸型：脸庞过小的人，将头发往上、往后梳理，尽量露出脸部；下巴内陷的人，将头发留长，发梢往内卷，使下巴显得丰满。

（2）发型与发质的配合：发质因人的遗传、营养、护理等而各异，根据发质理出的发式可持久不变型。①直而黑的头发：发质较硬，宜梳直发，显得朴素、清纯，但直发在显示华丽、活泼、柔和的方面远不如卷发。如果喜欢卷发，只靠"吹""做"等方法很难达到满意的卷曲效果。如要卷曲，应用油性烫发剂将头发稍微烫一下，使头发略带波浪而显得蓬松。发型设计应尽量避免复杂的花样，以简单又能体现出华丽、高贵的发型为好。②柔软的头发：适宜剪成俏丽的短发，将"刘海"斜披在额前，横发向后梳，将耳朵露在外面；也可以在耳后的发部夹一个夹子，加以点缀，这样就显得活泼俏丽。③自然卷发：留短发卷曲度不明显，长发才会显出自然卷曲的美，利用自然卷发就能梳出各种漂亮的发型。④稀少的头发：缺少弹性，如果梳成蓬松式的发型，很快就会恢复原样。但这种发质比较伏贴，适于留长发，梳成发髻，或做成轻柔、娇媚的发型。一般情况下，稀少的头发缺少质量感，可适当配上一部分假发加以修饰。

（3）发型与颈部的配合：颈部与头部相连，发型与颈部协调与否会影响仪容的整体美。颈项粗短者，不宜选择低发型和长发型，这样颈部会显得更短，应该选择高而短的发型；颈项细长者，不宜选择高而短的发型，可以选择发长至肩部，两侧头发向外舒展的发型。

（4）发型与体型的配合：发型是体型的组成部分，选择的好坏对体型有着直接的影响。人的体型有高矮、胖瘦之别，选择与之相适合的发型十分重要。①体型瘦高者：适合长发型，不能盘高发髻或将头发剪得太短。卷曲的波浪式发型对瘦、高的身材有一定的协调作用。②体型高大者：高大身材的人一般留简单的短发为好，对直长发、长波浪、中长发、束发、盘发可酌情选择。③体型矮小者：不适合长发型或蓬松的发型，适合精巧别致的短发型；盘高的发型使身材有拔高感，最适合身材矮小的人。④体型矮胖者：发型整体应有向上的趋势，以在感官上起到增加身高的作用，不宜留长波浪、长直发等发型，可选择有层次的短发型。

（5）发型与职业的配合：发型的优美、明快、生动能使人产生信任感和亲切感。职业女性梳理清秀典雅的发型，能体现持重、干练、成熟的特征。服务性行业年青女性适合梳理丰满、秀美、时尚的发型。

（6）发型与年龄的配合：在选择发型的诸多因素中，年龄也是选择发型的重要因素。青少年学生发型一般不宜过分复杂，应尽可能使发型线条简洁、流畅、粗放、富于青春活力。年长者不宜梳长发，披散在颊边的垂发更会使年长者显得憔悴而衰老。老年女性最适合的发型是花型大而简单的短发，显得利索、精神，给人以思维敏捷、头脑清晰、很有韵味的感觉。如果留长发，应盘低发髻，给人以高贵、典雅而又温婉可亲的印象。

（7）发型与服饰的配合：即使衣服、鞋袜、化妆都得体，如果发型与之不协调，也会破坏整体美，因此，发型必须与服饰相适应。如果是长发，在比较庄重的场合穿礼服时，可将头发挽成低发髻，显得端庄、高雅。着运动装时，可将头发束起，给人以活泼、潇洒的感觉。着宽大的棉麻服装时，可将头发梳理成单辫或双辫，适当加一些头饰，这样就使乡间的质朴与都市的现代感完美地结合起来。当身着彩色艳丽的宽松丝绸服装时，将头发盘起，用同色的或能与服装色彩协调的丝巾将头发包裹住，会显得有些异国情调并富有神秘色彩。

3. 护士工作发式　由于职业的需要，护士的头发长短、颜色、发型都有明确的规定。护士的工作发式既要方便进行各种护理操作，又要体现庄重、严谨的工作作风。总体要求是整洁、简练、明快、方便、自然。除发式外，普通病房护士需戴燕尾帽，特殊科室（如手术室、ICU、烧伤病房、器官移植病房、传染病房等）护士要求戴圆帽。

（四）护士仪容之面容修饰

仪容在很大程度上指的是人的面容，面容修饰在仪容修饰中举足轻重。护士在服务患者时，应进行适当的修饰，始终保持健康端庄的面容。

1. 面容修饰的基本要求

（1）端庄大方：护士容貌端庄、秀丽，会给患者带来愉悦。护士容貌虽不要求人人都是俊男靓女，但至少应当五官端正，面部没有严重缺陷。

（2）整洁自然：护士面部修饰的要点是干净清爽，无灰尘、污垢、汗渍、分泌物和异味，不佩戴饰物，不浓妆艳抹。男护士不留胡须，使面部整洁简约、庄重雅致、无雕琢，切忌追求前卫、标新立异。

（3）体现健康：面部皮肤犹如一面镜子，可以折射出一个人的健康状况、心理状态和年龄。由于受先天及后天因素的影响，个体的皮肤不可能尽善尽美，为使皮肤健康润泽，应根据个体自身的肤质采取科学的护理措施。①保持皮肤清洁水润：选择适合自己皮肤的洗面奶清洗面部，多喝水，多吃含水分多的食物，如新鲜蔬菜、水果。干性皮肤者注意使用保湿护肤品。②避免破坏皮肤膜：皮肤膜是保护皮肤的重要屏障，失去这层保护膜，皮肤会变得干燥、粗糙。因此，皮肤清洁不宜过频，更不宜频繁使用磨砂膏或酸碱性物质，以防损害皮肤膜而造成皮肤过敏或发炎。③避免外界刺激：夏日暴晒、冬日酷寒都可能使皮肤变得粗糙，这两个季节外出应采取有效防护措施。夏天外出戴上遮阳帽或打上遮阳伞，涂上防晒霜；冬天外出带上防风口罩。避免使用刺激性化妆品，及时卸妆。④保证充足睡眠：睡眠不足会加速皮肤的老化。护士的职业特点需要经常上夜班，因此，必须及时补充睡眠，保证有效休息，切不可因年轻而忽略。⑤保持乐观心态：护士在工作中会面临多重压力，容易产生急躁、焦虑情绪，因此，护士要学会如何得到家人、同事、社会的支持与帮助，及时解决自己面临的问题，调节自己的情绪与心态，保持积极乐观，养成健康的生活方式。

2. 护士面部化妆礼仪　化妆是通过美容产品或美容手段对人的容貌进行修饰，使之变得亮丽。妆容是职业人士知"礼"的外在表现。三分容貌，七分装扮。护士工作时化淡妆是护士职业行为规范的要求，既能塑造护士的良好职业形象，又能激发患者对美好事物的追求和恢复健康的强烈愿望。护士化妆应注意以下两点：

（1）体现职业特点：护士的妆容应自然真实、清新淡雅、美观靓丽、适宜得体、整体协调，体现自己不凡的气质和高雅的品位以及爱岗敬业的精神风貌。切忌化怪异、神秘、夸张的妆容，否则有损个人及集体职业形象。

（2）不当众化妆：护士应在上岗前化妆，切不可在办公室、护士站、病房化妆或补妆，必须补妆时应到护士休息室进行。

（五）护士仪容之肢体修饰

由于工作的性质，在工作中护士用肢体与患者接触的机会最多，更应注重自己的肢体修饰。

1. 上肢的修饰　护士在工作中要用手进行各种护理操作，运用各种不同的手势、手语，因此，对手的修饰比一般人更严格。

（1）手部的修饰：为避免交叉感染，护士手部的清洁及消毒尤为重要。护士在上、下班前，接触清洁物品前及处理污染物品后，无菌操作前后以及接触患者伤口前后，都应进行规范的洗手。频繁洗手对手的伤害很大，闲暇时要注意手部的保养，保持手的水润。工作时要避免用手搔头发、揉眼睛、挖鼻孔、剔牙齿等不文雅行为。因为工作性质，护士不能留长指甲，也不能染甲、做指甲贴，应经常修剪指甲，但不要在公众场合修剪。

（2）臂部的修饰：在夏天工作时，护士手臂上如果有过浓、过长的汗毛，最好采用适当方法去除，不可纹身。工作时护士不能着无袖装，也不宜穿可能会令腋下外显的服装，如服装有可能暴露腋窝，则必须把腋毛剃去或脱除。

2．下肢的修饰　随时保持脚部卫生，勤洗脚，袜子和鞋子也要勤换洗，经常修剪趾甲。在人前不能脱鞋、脱袜，更不能搔抓脚部。正式场合护士均不能穿暴露的鞋子，如镂空鞋、凉鞋、拖鞋，忌光脚穿鞋。护理工作中应穿护士鞋，并保持鞋子的整洁。不管是男护士还是女护士，忌穿短裤，最好穿长裤。女士穿裙装时应穿长筒袜，并随身携带备用袜，切忌裙子下露出破损的丝袜；如腿部汗毛过浓密，忌穿浅色透明丝袜，应剃掉或脱除腿毛，或选穿深色丝袜遮掩。

二、表情礼仪

表情即人的面部情态，是人类的面部肌肉及各种器官在神经系统的控制下进行运动、变化、调整，使面部呈现出的某种特殊的形态，主要由目光、笑容、面容等组成。美国心理学家艾伯特把人的感情表达效果总结为：感情的表达＝语言（7%）+声音（38%）+表情（55%），可见表情在人与人之间的沟通上占有相当重要的位置。表情是一种无声的语言，而且是一种世界性的"语言"，它超越了地域文化的界限，几乎可以在世界上任何地区、任何人群中通用。"喜怒形于色"，表情可反映出人们的思想、情感、反应等各种复杂的心理变化与心理活动。因此，了解这种无声语言的意义，无疑会对人类的沟通起到有声语言所不能及的作用。

（一）表情的主要规则

表情留给人的印象是深刻的，它是优雅风度的重要组成部分。通过人的表情，他人可以感受到对方愉悦、兴奋、满意、肯定或悲伤、抑郁、否定、迷惑等情绪和心理活动。社交场合中，要努力使自己表现得轻松、自然、热情、友好。在护理工作中，护士的表情要尽量让患者及家属感到真诚、友善。

1．谦恭　护理工作服务于患者，不管患者来自什么阶层，什么身份、地位、年龄，护士工作中都应始终流露和表达于人恭敬、于己谦和的表情，不可傲慢示人。

2．真诚　以诚待人是做人的基本准则。护士与患者工作中的人际关系，必须有爱心、同情心的投入。护士的表情只有出自内心，发乎诚意，才能表里如一，使患者感到亲切，赢得患者的尊重和信任。护士如果只是在表情神态上做戏，那只是一张面具脸，不会受到患者的欢迎。

3. 友善　护理工作中，无论患者是否配合，护士皆应友善对之。由于疾病的原因，有些患者及家属可能态度极为生硬，甚至不尊重护士，护士要多加理解，在与患者及家属的接触中，任何时候都要保持友善的表情。

4. 适当　不适当的表情容易导致人际关系的紧张。一般来说，护士应该热情洋溢，微笑服务，但当患者病情严重或是急救时，这样的表情就会引起患者及家属的反感。因此，护士工作中的表情不能千篇一律，要符合周围的环境氛围、实际需要。比如，面对儿童患者，表情应该亲切、和蔼；面对生命垂危的患者，表情应该凝重；面对即将康复出院的患者，表情可以轻松自然、春风拂面。

（二）眼神

眼神，也称为目光，是指人们在进行注视时，眼部所进行的一系列活动，以及在这一过程中所呈现出的神态。眼睛是心灵的窗口，在人类的感觉器官中，眼睛最为敏感，其感觉一般占人类总体感觉的70%左右。人的目光，有着深刻、微妙、奇异、富有表现力的内涵，几乎可以反映出人内心的一切情绪波澜。眼神最明显、自然、准确地展示了人的心理活动，因此，眼神是传递信息十分有效的途径和方式。

在人际交流中，借助目光所传递的信息称为眼语。泰戈尔曾指出："一旦学会了眼睛的语言，表情的变化将是无穷无尽的。"眼语的构成一般涉及注视的时间、角度、部位、方式、变化五个方面。

1. 注视的时间　交往双方相互注视的时间长短往往十分重要，人际交流时，听的一方通常应多注视说的一方。

（1）表示友好：向对方表示友好，注视对方的时间应占全部相处时间的三分之一左右。

（2）表示重视：向对方表示关注，比如听报告，面试中回答问题、请教问题或护士为患者做入院评估时，注视对方的时间应占全部相处时间的三分之二左右。

（3）表示轻视：注视对方的时间不到全部相处时间的三分之一，交谈中心不在焉、东张西望，往往意味着瞧不起对方或不感兴趣。

（4）表示敌意或兴趣：注视对方的时间超过全部相处时间的三分之二以上，愤怒的眼神表示对对方抱有敌意，或是为了寻衅滋事；兴奋的眼神，激动的表情，则是对对方发生了兴趣。

人际交往中，不宜目不转睛地长时间注视对方，那样显得不礼貌，会引起对方的不适感。若不是恋人，异性间对视时间也不宜超过10秒。

2. 注视的角度　注视的角度即目光从眼睛里发出的方向。在注视他人时，注视的角度是事关与交往对象亲疏远近的一个大问题。护士在工作时由于工作内容的不同需采取不同的角度，护士要掌握在不同场景下恰当地使用不同的注视角度，避免患者的误会。

（1）平视：即视线呈水平状态，也称为正视，一般适用于普通场合与身份、地位平等的人进行交往。注视他人时，自己的身体与对方正面相向，身体所处的高度与对方相似，视线相平。如护士在护士站坐位工作时，患者或家属前来咨询，应起身相迎或请患者及家属坐下交谈，使目光平视。

（2）侧视：是平视的一种特殊情况，即位居交往对象一侧，面向对方，平视对方。它的关键在于面向对方，否则即为斜视对方，那是很失礼的。

（3）仰视：居于低处的一方抬头向上注视居于高处的一方。它表示尊重、敬畏之意或是期待和信任，适用于晚辈面对尊长。

（4）俯视：即低头向下注视他人，一般用于身居高处之时。它可对晚辈表示宽容、怜爱，也可对他人表示轻蔑、歧视。但护士为卧床患者进行护理操作时常用俯视表示爱护。

人际交往中要避免斜着眼睛、扭过头去注视他人，更不能偷偷注视别人，这些都是不礼貌的表现。

3. 注视的部位　即在人际交往中目光所及之处。在一般情况下，当与他人相处时，不宜注视其头顶、大腿、脚部与手部，但也不能"目中无人"。对异性而言，通常不应注视其肩部以下，尤其是不应注视其胸部、裆部和腿部。注视部位的选择视交往对象距离的远近、注视场合及工作内容而定。

（1）注视对方双眼：也叫关注型注视，表示自己重视对方，表现为聚精会神。在表达问候、表示诚意、强调要点、听取诉说、劝导安慰、征求意见、向人道贺、与人道别时，皆应注视对方双眼，但时间不宜过久，以免双方尴尬。

（2）注视对方面部：在与人长时间交谈时，可以注视对方的整个面部区域，但不要盯住一处，以散点柔视为宜。不同的场合及对象，目光所及之处应有差别。护士接待患者一般宜注视其面部。①额部：注视对方额与双眼之间，表示严肃、认真、公事公办，称为公务型注视，适用于极为正规的公务活动，如谈判、磋商。②对方眼部至唇部：称为社交型注视，是社交场合面对交往对象所用的常规方法，表示亲切、信赖，容易营造和谐、融洽的气氛。

（3）注视对方眼部至胸部：注视这一区域，表示炽热的情感，为近亲密型注视，是亲人及恋人间常见的注视方式。

（4）注视对方全身：适用于注视相距较远的熟人，表示亲近、友善，故称远亲密型注视，但不适用于关系普通的异性。护士为患者站立服务时常采用这种注视方式。

（5）注视对方的局部：由于实际工作的需要，护士在注射、导尿、灌肠、查体等操作中需要针对患者的某一部位进行注视，但对非该护理操作的区域，则不宜注视，否则会引起对方的强烈反感。

（6）随意注视：对他人身上的某一部位随意瞥视。随意注视可表示注意，也可表示敌意，多用于在公共场合注视陌生人，但最好慎用。

4. 注视的方式　在社交场合中注视他人可以有多种方式，常见的有直视、凝视、盯视、虚视、扫视、睨视、眯视、环视、他视等。

（1）直视：即直接注视交往对象，表示认真、尊重，适用于各种情况。若直视他人双眼，则称为对视，表明自己大方、坦诚或是关注对方。

（2）凝视：是直视的一种特殊情况，即全神贯注地进行注视，用以表示专注、恭敬。

（3）盯视：即目不转睛地长时间凝视某人的某一部位，多表示出神或挑衅，不宜多用。

（4）虚视：相对于凝视而言的一种直视，其特点是目光不聚焦于某处，眼神不集中，多表示胆怯、疑虑、走神、疲乏或是失意、无聊。护士若用这种目光，患者会产生不信任、不安全感。

（5）扫视：即注视时上下左右反复打量，视线移来移去、漂浮不定，表示好奇、吃惊，不可多用，对异性尤应禁用。

（6）睨视：又叫瞥视，即斜着眼睛注视，多表示怀疑、轻视，一般应忌用，与初识之人交往时忌用。

（7）眯视：即眯着眼睛注视，表示惊奇、看不清楚，此种方式不美观，不宜采用。

（8）环视：即有规律地注视不同的人或事物，表示认真、重视，适用于同时与多人打交道，应不时地环视在场所有人员，目光在所有人身上停留的时间和注视频率大致相等，表示自己"一视同仁"，不会有人感到被冷落或被轻视；还可起提醒或组织、控制作用，如护理教师上课或给患者做讲座之前，先环视一下人群。

（9）他视：即与某人交往时不注视对方，反而望着别处，表示胆怯、害羞、心虚、生气、无聊或没有兴趣。它给人的感觉往往是不太友好，甚至会被理解为厌烦、拒绝，人际交往中要禁忌使用。

5. 注视的变化　在人际交往中，注视对方时眼睑的开合、瞳孔的变化、眼球的转动等都是时刻变化的。

（1）眼睑的开合：人的内心情绪变化，会导致眼睛周围肌肉的活动，从而使其眼睑的开合也产生改变，如瞪眼、眯眼、闭眼等。瞪大双眼，表示愤怒、惊愕；睁圆双眼，则表示疑惑、不满。眼皮眨动一般每分钟5～8次，若过快表示思维活跃、思索，过慢则表示轻蔑、厌恶。有时，眨眼还可表示调皮或不解。

（2）瞳孔的变化：瞳孔的变化往往也不由自主地反映着人们的内心世界。平时它变化不多。若瞳孔突然变大，发出光芒，目光炯炯有神，表示惊奇、喜悦、感兴趣；若瞳孔突然缩小，双目黯然无光，表示伤感、厌恶、毫无兴趣。

（3）眼球的转动：若眼球反复转动，表示在动心思。若悄然挤动，则表示向人暗示。

护士在工作中要努力提高自身的礼仪修养，学会正确运用眼神，仔细观察别人的眼神，从对方眼神流露的真实态度中，调整自己的交往方式。

（三）笑容

笑容是人们在笑的时候所呈现出的面部表情，它通常表现为脸上露出喜悦的表情，有时还常常伴以口中发出欢喜的声音。一般而言，笑容是令人愉快的，既悦己又悦人，有积极意义的表情。笑容是人际交往的一种轻松剂和润滑剂，可以消除彼此之间的陌生感，缩短彼此之间的心理距离，增加彼此之间的信任，打破交际障碍，为深入地沟通与交往创造和谐、温馨的良好氛围。

1. 合乎礼仪的笑　在日常生活中，笑的种类很多，它们绝大多数都属于善意的、合乎礼仪的，但也有极少数是失礼、失仪的。

（1）含笑：一种程度最浅的笑，不出声，不露齿，仅是面含笑意，表示接受对方，待人友善，其适用范围较为广泛。

（2）微笑：一种程度较含笑为深的笑，其的特点是：嘴角部向上移动，略呈弧形，牙齿不外露或露出6~8颗牙齿，不发声。微笑是一种典型的自得其乐，充实满足，知心会意，表示友好的笑，是社交场合中最有吸引力，最有价值的面部表情，在人际交往中适用范围最广。

（3）轻笑：在笑的程度上较微笑为深，它的主要特点是：嘴巴微微张开一些，上齿显露在外，不过仍然不发出声响。轻笑表示欣喜、愉快，多用于会见亲友、向熟人打招呼，或是遇到喜庆之事的时候。

（4）浅笑：一种特殊的轻笑，表现为笑时抿嘴，下唇大多被含于牙齿之中。浅笑多见于年轻女性表示害羞之时的抿嘴而笑。

（5）大笑：一种在程度上较深的笑，其特点是：嘴巴大张，呈现为弧形；上下齿都暴露在外，并且张开；口中发出"哈哈哈"的笑声，但肢体动作不多。大笑多见于欣逢开心时刻，表示尽情欢乐。

（6）狂笑：一种在程度上最高、最深的笑，其特点是：嘴巴张开，牙齿全部露出，上下齿分开，笑声连续不断，肢体动作很大，往往笑得前仰后合、手舞足蹈、泪水直流、上气不接下气。狂笑多见于极度快乐、纵情大笑之时，公开场合应避免。

2. 笑的禁忌　在正式场合笑的时候，应力戒下述表现。

（1）假笑：笑得虚假，皮笑肉不笑。假笑有悖于笑的真实性原则，是毫无价值可言的。

（2）冷笑：含有怒意、讽刺、不满、无可奈何、不以为然等意味的笑。这种笑，非常容易使人产生敌意。

（3）怪笑：笑得阴阳怪气，令人心里发麻，多含有恐吓、嘲讽之意，令人十分反感。

（4）媚笑：有意讨好别人的笑。媚笑有一定的功利性目的，并非发自内心。

（5）怯笑：即害羞或怯场的笑，笑的时候，常以手掌遮掩口部，不敢与他人交流直视，甚至面红耳赤，语无伦次。

（6）窃笑：偷偷地、自得地笑或幸灾乐祸地笑。

（7）狞笑：笑时面容凶恶，多表示愤怒、惊恐、吓唬他人。此种笑容毫无美感可言。

（8）奸笑：即狡诈的笑，有不怀好意、笑里藏刀之意。

3. 护士的微笑　微笑是礼貌待人的基本要求，是心理健康、精神愉快的一个标志。在所有的笑容里，微笑最自然、最大方，最令人愉悦，最有价值，最为真诚，最具友善，最受欢迎，为世界所有的民族所认同。如果说笑的本质在于自信、热情、友好的话，那么微笑便是最充分、最全面的体现。

护患交往中，护士一个关心的微笑体现了对患者的尊重和体谅，可以使患者心情放松，如沐春风，加深理解，产生共鸣；缓和紧张，消除误会、疑虑和不安；缓解患者身心的痛苦和压力，对患者的身心康复起着举足轻重的作用。相反，如果护士面无表情、冷若冰霜，就会给患者心理上带来更大压力，甚至产生抵触情绪和行为，延误治疗和康复时机。正因如此，可以毫不夸张地说，"微笑"是护理工作的一个重要组成部分。

（1）微笑的作用：微笑是美的象征，是礼貌的表示，是爱心的体现。"一个美好的微笑胜过十剂良药。"微笑是护理工作岗位的一种常规面容表情，微笑服务更是优质服务所不可或缺的重要内容。①调节情绪：只有心底平和、心情愉快、心理正常、善待人生、乐观面世的人，才会有真诚的微笑。这种积极、乐观的情绪在护理工作中既可以创造出和谐融洽的现场氛围，又可以感染在场的每一个人，使其倍感愉快温暖，从而在一定程度上驱散疾病带来的烦恼和忧郁。②获取信任：只有不卑不亢、充满自信心的人，才会在人际交往中为他人所真正接受。而面带微笑者，往往表示其对个人能力和魅力有自信。护士工作中保持自信的微笑，能不同程度地解除患者及家属的戒备心理，容易得到患者及家属的认同，获取他们的信任。③消除隔阂：人际交往中难免会产生误会或隔阂，"一笑泯恩仇"，当护患之间产生误会时，护士微笑面对患者，耐心解释，反映出护士心地善良、坦坦荡荡、真心待人而非虚情假意，从而可以化解双方的误解，增进彼此的理解。④乐于敬业：在工作岗位上微笑待人，说明热爱本职工作，恪尽职守。笑口常开也会给自己一种心理暗示，产生积极的反馈，让自己工作愉快。

（2）微笑的程度：微笑是一种健康、文明的举止，微笑一定要自然坦诚、发自内心，切不可故作笑颜、假意奉承。护士微笑的共性在于，面露喜悦之色，表情轻松愉快，不露声，不见齿。①一度微笑：嘴角微翘，作自然轻度的笑容，表示友好的情绪，适宜社交场合中初次见面，微笑服务时的礼节性微笑。②二度微笑：嘴角有明显的上弯，两颊肌肉有明显的舒展，表现出亲切、温馨等情绪，适宜社交场合中与熟人和亲友间的友谊性微笑。③三度微笑：嘴角大幅上扬，两唇间呈现将要开启的感觉，两颊肌肉明显向两侧推展，表示亲爱、甜蜜，适用于亲人、恋人间。

（3）微笑的训练方法：微笑的训练需要抓住两个要点，一是嘴角上翘，二是眼中含笑。①练习嘴角上翘：练习者面对镜子，口中发普通话"一"音，同时用力抬高口角两端，注意下唇勿用力过大。②练习眼中含笑：如果一个人微笑时只是嘴角上翘，而眼睛里空洞无物，会给人虚假感。训练方法是：取厚纸一张，遮住眼睛以下部位，对着镜子，心里想着那些最让自己高兴的事，使笑肌抬升，嘴角呈现微笑口型，此时，练习者的双眼就会呈现出十分自然的表情；然后放松面孔，眼睛恢复原样，但目光仍然充满笑意。

（4）微笑注意事项：微笑虽然简单，但要运用得恰到好处，需要注意几点。①协调一致：首先，微笑是人的眉、眼、鼻、口、齿以及面部肌肉所进行的协调运动，要不愠不火，不能顾此失彼，笑得勉强、做作、失真，只有眉开眼笑，微笑才能扣人心弦。其次，笑与神、情、气质相结合。"笑中有神"要求笑时做到精神饱满，神采奕奕，要笑出自己的神情、神色、神态。"笑里有情"就是笑容发自内心，声情并茂，笑出感情，笑得甜美、亲切。"笑出气质"就是笑出谦恭、稳重、大方、得体的典雅气质。再次，笑与语言有机结合。笑容与自己的谈吐相辅相成，方能锦上添花，切勿脸上挂笑，出言不逊。最后，笑与仪表、举止相得益彰。端庄的仪表、得体的举止、美丽的微笑应完美融合。倘若笑的时候粗心大意，随心所欲，表现得粗俗、放肆，必然自毁形象。②表里如一：真正的笑会非常自然地反映个人的文化修养和精神追求，体现出真、善、美。护士只有真正把患者当成自己的亲人，才能从内心深处给予他们关心和同情；只有具有对本专业的爱和高度的职业责任感，在工作中才能真正表现出坦然、宽容、质朴、真诚的"职业微笑"。③一视同仁：护士每天工作面对的是形形色色的人，不管是不谙世事的孩童还是耄耋老人，不管是达官贵人还是平民百姓，不管是同胞还是外宾，不管是男士还是女士，都应一视同仁，微笑服务。④契合时机：微笑服务只是对护士工作的总体要求，具体运用时应当注意与周围环境、氛围相吻合，要笑得适时，不能任何时候都以微笑示人。例如，进入庄严的场所时；患者愁容满面、痛苦忧伤时；患者走路、言谈异样时；发现患者有先天生理缺陷时；接待急重症患者时；抢救病危患者时；他人出洋相正尴尬时则不可显露笑意，否则不仅伤害对方感情，也让自己在人际交往中处于不利地位。⑤克服不良情绪：护士在现实生活中也有酸甜苦辣、悲欢离合以及人际关系中的烦恼，可一旦进入工作场所就必须及时调整自己的状态，明确自己的角色，控制自己的情绪，忘掉一切的不愉快，不能把自己的不良情绪带到工作中使患者受到影响。面对患者，护士应始终微笑，全心全意满足他们的身心需要。

（四）面容表情

面容表情是人际交流中，由外部环境和内心机制共同作用引起眼部肌肉、颜面肌肉以及口部肌肉的变化而表现出来的各种情绪状态，是实现表情达意、感染他人的一种信息手段。

1. 面容表情的种类　人的面容表情非常丰富，瞬息变化的内心世界可以通过眉、眼、鼻、口、面部表情肌的不同排列组合"写"在脸上。因此，法国作家罗曼·罗兰曾说："面部表情是多少世纪培养成功的语言，比嘴里讲的更复杂到千百倍的语言。"

美国社会心理学家伯德斯戴尔曾说，人的脸能做出大约25万种不同的表情。不同情绪的面部表情见表9-1。

表9-1　不同情绪的面部表情

情绪	面部表情
快乐	眉毛上扬，眼睛睁大，嘴张开，唇角向后
兴奋	眉毛上扬，眼睛睁大，嘴角微微上翘
兴趣	眉毛上扬，眼睛轻轻一瞥，鼻孔正常开合，嘴角上扬
爱慕	眉毛轻扬，瞳孔放大，嘴角上扬，注视对方时间较长
严肃	眉毛拉平，嘴角抿紧，注视对方额头
宁静	眉毛拉平，嘴唇闭拢，平视或视角向下微笑
厌恶	皱眉、皱鼻，眼睛稍变小并伴有眼球转动，嘴角拉平或向下
悲哀	两眉紧靠，眼睛部分或全部闭拢，嘴角张开扭曲
愤怒	眉毛倒竖，眼睛瞪大，嘴角向两侧拉开，下唇充满力感
敌意	皱眉、皱鼻，嘴角拉平或向下，眼睛稍稍一瞥
恐怖	眼睛睁大，眉毛向上，鼻翼扩大，嘴张开

美国心理学家艾克曼的实验证明，人面部的不同部位在表情方面的作用是不同的。前额提供惊奇的信号；眼睛表达忧伤最重要；口部对表达快乐与厌恶最重要，如高兴时满脸堆笑，憎恨时咬牙切齿，都是通过口部变化表现；前额、眼睛、嘴对表达愤怒情绪很重要。

2. 面容表情禁忌　在人际交往中，面容表情作为一种无声的语言，表现着人的喜、怒、哀、乐，也体现了一个人的修养与素质。不管是日常生活还是临床护理工作中，护士均要避免使用表达不良情绪的表情。

（1）漠视：与对方相遇时根本不正视对方的眼睛或视线迅速移开，传递的是不尊重他人的信号。例如，患者或其家属热情地走过来向护士咨询，护士爱答不理，冷冰冰的样子，眼睛看着别的地方，说话时左顾右盼，或者干脆不理不睬，旁若无人，径直走开，不仅使患者或家属感到难堪，也影响到护士的形象。

（2）傲慢：实际上是某种优越感的显示，表现为头往后仰，目光从上到下地投过来，眼睛半闭，下巴翘起，或歪着脖子，斜着眼睛，用眼神上下打量对方。

它往往是人在不能正确看待自己在地位、财产、容貌、学历等方面的条件，表现出来的高人一等、目无一切的狂妄表情，与之交往的对方会从这种表情中感受到被轻视。护理工作中，面对来自偏远地区、相对贫困地区或文化水平相对较低的患者及家属，护士都要注意自身的表情，不要在不经意间表现出傲慢表情，否则有碍良好护患关系的形成。

（3）嘲笑：任何含有嘲笑或讽刺意味的目光表情都会让人感到极为不适。常见的嘲笑表情有蔑视，用眼睛斜看别人，伴有嘴角向下撇；掩口而笑，用手捂嘴又马上拿开，恢复一本正经的样子显示给对方看；挤弄眼睛，作为嘲弄对方的信号；别人露怯时，忍俊不禁等含有看不起别人意思的表情。护士在工作中，当遇到患者或家属说错话或做错事时，决不应当嘲笑他们，应委婉地向对方指出，并善意的耐心地把正确的知识或方法教给他们。

（4）厌烦：是一种消极的情绪体验，常表现为手撑着头，眼睑下垂或茫然地凝视。厌烦程度从微弱的焦躁不安到强烈的愤怒，有强弱之分。其在人际交往中传递的是不尊重、失去兴趣，甚至带有侮辱的含义。护理工作中，常会遇到一些患者，在你忙碌之际反复询问，此时，护士一定不要流露出厌烦的表情，否则可能导致护患关系的紧张。

护士的面容表情礼仪是以职业道德情感为基础的，当然也与护士个体的习惯和表达能力有关。在护理工作中，护士要善于理解表情、把握表情，并能在不同场合恰当运用。当患者入院时，护士亲切的微笑带给患者温馨安全的感觉；当为患者做护理时，护士带着自信的微笑，轻盈而敏捷地来到患者床旁，对其精神的安慰胜过良药；当患者悲伤时，护士关切理解的表情带给其莫大的安慰；当患者病情危急时，护士从容镇定的表情，能增强患者战胜疾病的信心。另外，在护理工作中，护士还要细心观察患者的面容表情，解读其表情中蕴含的深刻内涵，分析原因，找准措施，进而为患者提供更优质、高效的服务。

第二节　护士的举止礼仪

举止是指人们的动作姿态及其表现出来的内在素养。一个人的举止，表现为人的体与形、静与动的结合，是个人形象的具体展示。举止犹如人们的"身体语言"，具有向外界传递一个人的思想、情感、态度、习惯的功能。举止就像一面折射镜，能使人既见其表又窥其内。正如弗兰西斯·培根所说："行为举止是心灵的外衣，一个人的举止得体与否，直接反映出他的内在素养。"在人际交往中，尤其是正式场合，人们的举止要符合约定俗成的行为规范。举止是否规范，直接影响到别人对其的印象和评价。

护士的举止礼仪是指护理活动中，护士的姿势、动作等的规范和要求，是护理礼仪中的重要组成部分。护士优美的姿态、训练有素的举止能给人留下温和、善良、仁爱的"白衣天使"形象。

一、站姿

站姿，又称为立姿、站相，是人在站立时所呈现的姿态，是人的最基本姿势，同时也是其他一切姿势的基础。通常它是一种静态姿势，是优雅举止的基础。女士站姿"亭亭玉立"，可体现舒展优雅、稳重安静、精神饱满之美；男士站姿"立如松"，给人庄重强健、刚毅洒脱、蓬勃向上的印象。

（一）基本站姿

1. 站姿的基本要求 站姿的基本要求是头端、肩平、胸挺、腹收、身正、腿直、手垂（图9-1）。其要领是挺、直、高、稳。

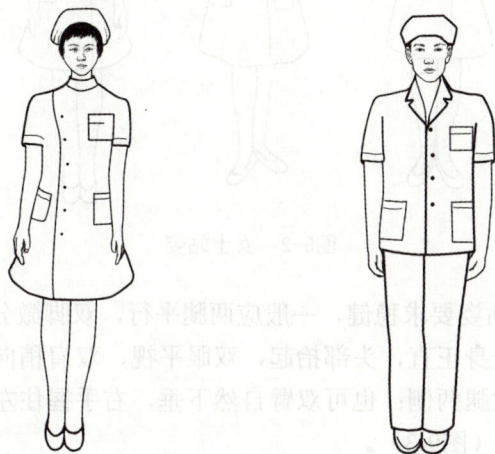

图9-1 基本站姿

挺：身体各部位舒展挺拔，做到头平、颈直、肩夹、背挺。

直：身体的肢干、脊柱要尽量与地面保持垂直，注意收颌、挺胸、收腹、夹腿、提臀。

高：身体的重心尽量提高，要昂首、提气、直腰、绷腿。

稳：主要体现在脚和腿上。两腿绷直，膝盖放松。脚的位置可以有以下几种形式：①"V"形：双脚的跟部并拢，两脚尖张开45°～60°，身体重心穿过脊柱，落在两腿正中。②"T"形：两脚间隔1～2拳宽，前腿轻轻着地，重心全部落在后腿上，站的时候看上去像字母"T"。③平行式：双脚平行地站在地上。

手的放置：①双手置于体侧：双臂放松，垂于身体两侧，手指自然弯曲，虎口向前。②双手相握于中腹部：双臂略弯曲，双手四指相勾，轻握，置于中腹部。③双手垂握于下腹部：双臂基本垂直，双手几乎平展，一手叠于另一手上，并轻握另一手四指指尖，被握之手的指尖不能超出上手的外侧缘。

2. 常见站姿

（1）正脚位小八字步：在隆重、热烈或庄严的场合下采用的一种姿势。要求站姿符合规范，一丝不苟。①身体挺直，收腹提臀，肩膀放平，下颌微收。②脚后跟和膝部均靠拢，脚尖平齐向前，双脚尖张开约一拳的距离，双脚呈"V"形。③右手握左手，右手食指微微翘起，垂放于腹前脐下1寸或脐上1寸位置。

（2）侧脚位丁字步：在小八字步的基础上移动右或左脚跟至另一脚内侧凹部，两脚相互垂直呈丁字形。肩部可相应改为二位或八位。

（3）正脚位丁字步：一只脚呈水平位，另一只脚脚尖向正前方与之垂直。

3. 女士站姿　女士站姿要求优美，挺胸、收颌，目视前方，双手自然下垂，叠放或相握于腹部，双脚与双腿并拢向前或呈现"V"或"T"形（图9-2）。

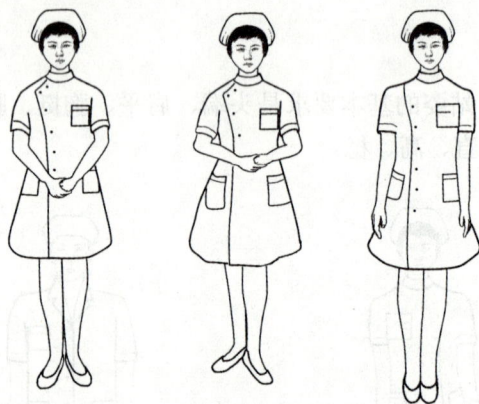

图9-2　女士站姿

4. 男士站姿　男士站姿要求稳健，一般应两腿平行，双脚微分开，与肩同宽（间距最好不超过一脚之宽）。全身正直，头部抬起，双眼平视，双肩稍向后展并放松，双臂自然下垂伸直，双手贴放于大腿两侧；也可双臂自然下垂，右手握住左手腕部上方自然贴于腹部，或背在身后贴于臀部（图9-3）。

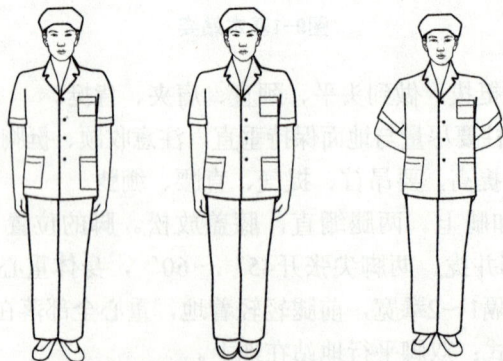

图9-3　男士站姿

如果站立过久，可以双脚轮流后退一步，身体的重心轮流落在一只脚上，但上身仍需挺直。脚不可伸得太远，双腿不可叉开过大，变换不要过于频繁，膝部不能出现弯曲。

（二）禁忌站姿

1. 全身不够端正　站立时歪头、斜肩、含胸、挺腹、弓背、曲臂、撅臀、屈膝或两腿交叉，懒洋洋地倚靠在墙壁、椅背等支撑物上，给人懒散、漫不经心的感觉。

2. 手位不当　站立时，必须以正确的手位配合站姿。手位放置不当会破坏整个站姿。如双手抱在脑后、托着下巴、抱在胸前，肘部支在某处，双手叉腰，双手插在衣服或裤子口袋里等等。

3. 脚位不当　站位时，一要避免"八"字步，即俗称的"内八字"；二要避免"蹬踩式"，即一只脚站地上，另一只脚踩在鞋帮上或踩在其他物体上。

4. 随意乱动　站没站样，全身松散，随意扶、拉、倚、靠、趴、踩、蹬、跨，显得无精打采，自由散漫；双手下意识地做一些小动作，如摆弄发梢、衣角、笔，咬指甲，玩弄医疗器械（听诊器）等；脚尖乱划、乱点；脚踢来踢去或蹦蹦跳跳；用脚勾东西、蹭痒痒；脱下鞋子"解放"脚；腿、脚叉开或双腿交叉（即别腿）等。

（三）站姿训练

1. 靠墙训练法　背部靠墙站立，使后脑勺、双肩、臀、小腿、脚跟紧贴墙面，全身肌肉收紧。

2. 背靠背训练法　两人一组，背靠背站立，使双方的后脑、双肩、臀、脚跟相贴，肩部、小腿相靠处各放一张纸片，以不下落为标准。

3. 顶书训练法　颈部自然挺直，下颌微收，目光平视，把一本较厚较宽的书放在头顶中央，头、躯干保持平衡。

4. 照镜训练法　面对镜子，从各个方位检查自己的站姿，发现问题及时纠正。

二、坐姿

坐姿，即人在就座之后所呈现出的姿势，是一种静态的姿势，相对于站姿来讲是一种放松。但坐也不可过于随便，特别是在办公室及其他公共场合，坐姿一定要端正安稳，表现出安详、稳重、优雅的风度。在社交应酬中，坐姿是人们采用最多的姿势。

（一）基本坐姿

1. 坐姿要领　坐定后的姿势，一般要兼顾角度、深浅、舒展三个方面的问题。角度，即坐定后上身与大腿、大腿与小腿所形成的角度。深浅，即坐下时臀部与座位所接触面积的大小。以此而论，坐有深坐、浅坐之别。舒展，即入座前后手、腿、脚的舒张、活动程度。坐姿舒展与否，往往与交往对象相关，可间接反映双方关系。

2. 正确坐姿

（1）入座时轻、稳、缓，从椅子的左边走到座位前，转身轻稳地坐下。女士若穿裙装，应用手将裙子稍拢一下，不能坐下后再拉拽衣裙。如果椅子位置不合适，需要挪动，应先将椅子移至欲就坐之处，然后入座。

（2）头部端正，目视前方，嘴唇微闭，下颌微收，面容平和、自然。

（3）坐在椅子上，立腰，挺胸，双肩平正放松。

（4）双腿正放，双膝并拢，男士两膝间可分开一拳左右的距离。上身与大腿、大腿与小腿均呈90°夹角。

（5）双臂自然弯曲，双手掌心向下，女士双手叠放或相握放置于身体向侧的大腿上或放在身前的桌面上；男士双手分别放在两大腿之上，或一左一右扶在座位两侧的扶手上。

（6）脚尖对向正前方或侧前方，双脚可以并拢、平行，也可一脚前一脚后。

（7）坐下之后不应坐满座位，只坐椅子的2／3，也不可背靠座位的靠背。

（8）离座时，右脚向后收半步，然后站起，从椅子的左方自然、轻稳地离开。

3. 就座要点　入座即从走向座位到坐下的整个过程，既是坐姿的前奏，也是其重要组成部分。

（1）入座顺序：若与他人一起入座，则落座时一定要讲究先后顺序，礼让尊长。其合乎礼仪的顺序有两种：一是优先尊长，即请尊长首先入座；二是同时就座，它适用于平辈人与亲友同事之间。无论如何，抢先就座都是失态的表现。

（2）入座方位：不论是从正面、侧面还是背面走向座位，通常都讲究从左侧走向，并从左侧离开自己的座位，简称为"左进左出"。

（3）入座得体：就座时应转身背对座位，如距其较远，可以右脚后移半步，待腿部接触座位边缘后，再轻轻坐下。着裙装的女士入座，通常应先用双手拢平裙摆，然后坐下。

（4）落座无声：入座时切勿争抢，在就座的整个过程中，不管是移动座位、下落身体，还是调整坐姿，都不应发出嘈杂的声音。不慌不忙、悄无声息本身就体现着一种教养。

（5）致意他人：在公共场合，要坐在别人旁边，应先征得对方的允许。就坐时，如果遇到熟人，应主动问好，即使不认识，也应点头示意。

4. 离座要求　离座即起身离开座位的过程。离座时的礼仪，也务必清楚。

（1）礼貌示意：当有他人在座时，离开座位前应用语言或动作向其示意，随后方可起身离座，不要突然起身惊扰他人。

（2）注意次序：和别人同时离座，要注意起身的先后顺序。尊者优先，长者优先，患者优先；双方身份地位或年龄相等，可同时离座。

（3）谨慎离座：离座时应缓慢起身，无声无息，避免动作过快过猛，同时不应弄出声响，或把身边东西碰翻掉地。

（4）稳后行走：离开座椅，站立稳定后再行走，不应起身就走、跑或起身与行走同时进行。

（5）左侧离席：从座位的左边离开是一种礼节。

（二）常见坐姿

1. 正襟危坐式　正襟危坐式是最基本的坐姿，适用于正式的社交场合。具体的姿势：上身与大腿、大腿与小腿、小腿与地面均构成直角，双膝、双脚完全并拢（图9-4）。

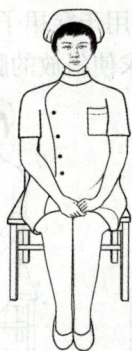

图9-4　正襟危坐式

2．大腿叠放式　大腿叠放式坐姿多适用于非正式场合。具体的姿势：两条腿的大腿部分叠放在一起，位于上方的腿的小腿内收，脚尖向下；位于下方的腿垂直于地面，脚掌着地（图9-5）。

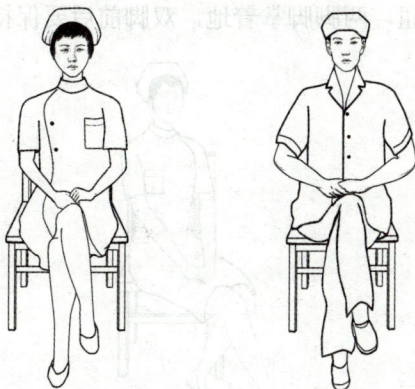

图9-5　大腿叠放式

3．双腿叠放式　双腿叠放式坐姿适合身份、地位较高的人士，也适用于穿短裙的女士。具体的姿势：将双腿完全一上一下交叉重叠在一起，交叠后的两腿之间没有任何缝隙，犹如一条直线，双腿斜放于一侧，斜放后的腿部与地面呈45°夹角，叠放在上的脚尖垂向地面（图9-6）。

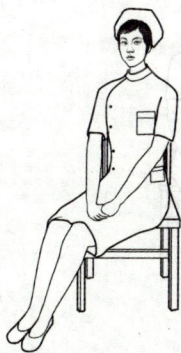

图9-6　双腿叠放式

4．双腿斜放式　双腿斜放式坐姿适用于穿裙子的女士在较低处就座时采用。具体的姿势：双膝并拢，双脚向左或右斜放，力求使斜放的腿部与地面呈45°夹角（图9-7）。

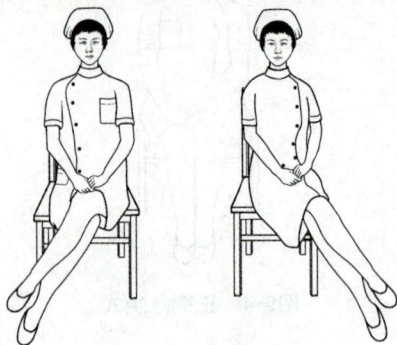

图9-7　双腿斜放式

5．前伸后屈式　前伸后屈式是适用于女性的一种优美姿势。具体的姿势：双腿并紧，一脚向前伸出，另一脚向后屈，两脚脚掌着地，双脚前后要保持在同一直线上（图9-8）。

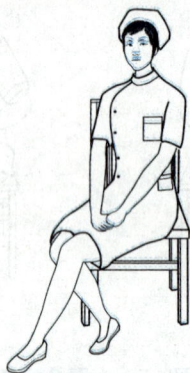

图9-8　前伸后屈式

6．双脚交叉式　双脚交叉式适用于各种场合，男女都适用。具体的姿势：双膝并拢，双脚在踝部交叉，交叉后的双脚可以内收，也可以斜放，但不宜向前伸出过远（图9-9）。

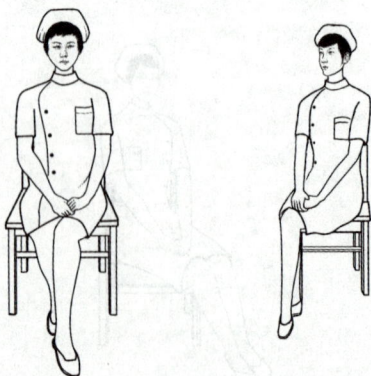

图9-9　双脚交叉式

7. 垂腿开膝式　垂腿开膝式坐姿较为正规，一般适用于男士采用。具体的姿势：上身与大腿、大腿与小腿都呈直角，小腿垂直于地面，双膝分开，但不能超过肩宽（图9-10）。

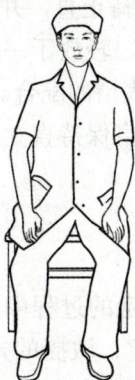

图9-10　垂腿开膝式

在日常工作中，有些工作是需要护士在坐姿下完成的，如处理医嘱、书写护理记录等。护士文雅、端庄的坐姿不仅展现出一种静态的美，而且体现出其认真负责的态度。正式社交场合女护士一般采用正襟危坐式，也可采用双腿斜放式、前伸后屈式或双脚交叉式；男护士则常采用垂腿开膝式。

（三）禁忌坐姿

在护理工作中，护士要随时体现出良好礼仪修养，坐定时应注意以下身体各部位的禁忌。

1. 头部　坐定之后，不能仰头靠在座位背上，左顾右盼，闭目养神，摇头晃脑，或是低头注视地面。

2. 躯干部　坐定之后，上身不应前倾后仰、歪向一侧，或是趴向前方、两侧，也不能半躺半坐、左右摇晃。

3. 手部　坐下之后，不应以双手端臂、抱于脑后或抱住膝盖，或以手抚腿、摸脚。应尽量减少不必要的动作，如摸、碰、敲、打。将肘部撑于桌面，双手夹在大腿中间也是不雅的。

4. 腿部　坐下后，女士双膝尽量不要分开，男士双腿切勿分开过大。不要在尊长面前高跷二郎腿，即将一条小腿交叉叠放于另一条大腿之上；也不要将两腿伸直开来或把腿架在高处，或骑在座位上；不能单腿或双腿盘坐，更不要抖动不止。

5. 脚部　坐定后，切勿将脚抬得过高，以脚尖指向他人，或使对方看到鞋底。不要在坐下后脱鞋子、袜子。不能将脚架在桌面上或勾住桌腿以及跷到自己或他人的座位上。不要以脚踩踏其他物体，双脚不要摆成外八字，更不要两脚脚跟着地，脚尖朝上，摇动不止。

（四）坐姿训练

自己面对镜子练习或两人一组练习，互相检查，发现错误及时纠正。

1. 就坐训练　站在座位左侧，先将左腿向前迈出一步，右脚向右侧迈出一步到座位正前方，左腿靠上右腿，然后右腿后退半步，轻稳入座。

2. 坐姿训练　女士就坐后，上身保持正直，并腿只坐椅子的2/3，双脚平放在地，重心落在臀部，双手虎口交叉，右手在上，轻放于一侧大腿上。男士按基本坐姿训练，可练习两腿开与和的动作，练习中注意面部表情的配合。

3. 离座训练　右脚向后收半步，上身保持直立，缓慢站起，从椅子的左侧离开。

三、行姿

行姿即走姿，也称步态，指人在行走的过程中所形成的姿态。与其他姿势不同的是，它自始至终处于运动之中，优雅、稳健、敏捷的走姿体现人的动态美和积极上的精神风貌。对行姿的总体要求是矫健、优美、轻盈、敏捷、富有节奏感。

（一）基本行姿

行姿是人的全身性协调活动的表现，行走时，应以正确的站姿为基础，兼顾以下几个方面（图9-11）。

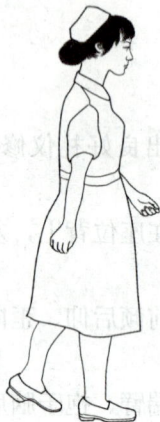

图9-11　基本行姿

1. 全身伸直，昂首挺胸　行走时要头部端正，双眼平视，下颌微收，面向前方，挺胸收腹，直背立腰，膝部挺直。

2. 起步前倾，重心在前　起步行走时，身体稍向前倾，重心落在反复交替移动的脚掌之上。当前脚落地、后脚离地时，膝盖一定要伸直，踏下脚时再稍微松弛，并即刻使重心前移，使步态更加优美。

3. 脚尖向前，步幅适中　行进时，向前伸出的脚应始终保持脚尖向前，不能向内或向外（即内八字或外八字）。行走中步幅适中，前脚脚跟与后脚脚尖的距离为一脚长。

4. 直线前进，自始至终　行走的轨迹应始终呈一直线，克服身体在行进中的左右摇摆。

5. 双肩平稳，两臂摆动　行进时，双肩、双臂都不可过于僵硬呆板。双肩要平稳，不可摇摆。掌心向内，手部自然弯曲，随两臂自然地、一前一后有节奏地摆动。摆动幅度以30°左右为宜，不能横摆或同向摆动。

6．全身协调，匀速前进　行走时，全身各部位的举止要相互协调、配合，速度要均匀，充满节奏感。

（二）禁忌行姿

1．瞻前顾后　在行走时，不能左顾右盼，更不能反复回过头注视身后。

2．声响过大　行走时步态应轻、稳，不可穿响底鞋或用力过猛；声响过大影响他人，会给人粗鲁、无教养的感觉。

3．八字步态　在行走时，避免脚尖向内或向外构成内八字或外八字的不雅姿态。

4．体不正直　在行走时，应避免颈部前伸，歪头斜肩，耸肩夹背，甩动手腕，含胸挺腹，扭腰摇臀，弯膝盘腿。

（三）护士行姿

护士的行姿应轻盈敏捷，宛如春风吹过，给人以轻巧、美观、柔和之感，表现出护士的端庄、优雅、健美与朝气。

1．正常行走　护士行走时应精神饱满，身体直立，两眼平视，双肩平行后展，收腹挺胸，脚尖朝向正前方，步态轻盈自然，步幅恰到好处，步速稳健快捷，步位落点适宜，两臂在身体两侧自然摆动，摆动手臂的夹角不超过30°或两臂稳妥持物在胸前。

2．快步行走　护士在抢救患者、处理急诊、应答患者呼叫时，为赶速度、抢时间而表现出短暂的快步，达到以行代跑的目的。护士在快步行走时，应保持上身平稳，步态自然，肌肉放松、舒展，步履轻快有序，步幅减小，快而稳健，给人一种轻快、从容的动态美。让患者感到护士工作既争分夺秒又忙而不乱，从而增加其安全感。

（四）行姿训练

1．摆臂训练法　并腿站立，头部、上体保持正直，两臂自然垂于体侧。右臂向前摆的同时左臂向后摆，接着左臂向前摆，右臂向后摆，手臂以前摆约35°、后摆约15°为宜。

2．步位步幅训练　在地上画一条直线，脚尖正对直线，脚跟也落在这条直线上，保持每一步距离为自己一脚的长度。

3．稳定性训练　将一本厚书放到头顶，保持行走时头正、颈直、目不斜视；也可两臂平举，两手各放一本书，行走时使书本不掉下来。

4．协调性训练　配合节奏感较强的音乐，行走时保持身体平衡，双臂摆动对称，动作自然、协调，注意速度、节拍。

四、手姿

手姿，又叫手势，是人的两只手及手臂所做的动作，其中双手的动作是手姿的核心。手姿可以是静态的，也可以是动态的。手是人体最灵活自如的一个部位，运用最频繁，因此，手姿是体语中最丰富、最有表现力的举止。古罗马政治家西塞马说过："一切心理活动都伴有指手画脚等动作。手势恰如人体的一种语言，这种语言甚至连野蛮人都能理解。"法国大画家德拉克洛瓦则指出："手应当像脸一样富有表情。"他们的话从不同侧面强调了手姿的重要性。

手姿由速度、活动范围和空间轨迹三个部分所构成。在人际关系中，应恰当地运用手势语，发挥其表示形象、传达感情等两个方面的作用。手势语尽管千变万化、十分复杂，但仍可被分成四种类型：①形象手势，即用来模拟物状的手势。②象征手势，即用来表示抽象意念的手势。③情意手势，即用来传递情感的手势。④指示手势，即指示具体对象的手势。

（一）手势运用原则

在不同的国家、地区或民族，人们往往用不同的手势或相同的手势表达不同的意义。护士在运用手势时，要遵循以下原则。

1. 使用规范的手势　在工作过程中，护士要了解并理解各种手势的含义，运用手势应符合规范，以免引起误会。

2. 手势的运用宜少忌多　一般情况下，手势不宜太多，手势太多既不能准确表达自己的真情实感，还可能让对方错误地理解你的意思，反而造成交往障碍。

（二）基本手姿

1. 垂放　垂放是最基本的手姿，其做法有二：①双手自然下垂，掌心向内，叠放或相握于腹前；②双手自然下垂，掌心向内，分别贴放于大腿两侧，多用于站立之时。

2. 自然搭放　与他人交谈或进行一些服务时，手势多自然搭放。站立时，两臂稍有弯曲，肘部朝向外侧，双手轻放桌面或病床尾档上。坐位时，双肘自然分开、双手叠放或相握放在桌面上。

3. 背手　背手多见于站立、行走时，男性多用。即可显示权威，又可镇定自己。其做法是双臂伸到身后，双手相握，同时昂首挺胸。

4. 持物　持物即用手拿东西。其做法多样，既可用一只手，也可用双手，但最关键的是，拿东西时应动作自然，五指并拢，用力均匀。不应跷起无名指与小指，否则显得故意作态。

（三）常见手势语

1. 鼓掌　鼓掌是用以表示欢迎、祝贺、支持的一种手势，多用于会议、演出、比赛或迎候嘉宾。其做法是以右手掌心向下，有节奏地拍击掌心向上的左掌。必要时，应起身站立，但不允许"鼓倒掌"来表示反对、拒绝、讽刺、驱赶之意。

2. 夸奖　夸奖的手姿主要用以表扬他人。其做法是伸出右手，跷起拇指，指尖向上，指腹面向被称道者。但在交谈时，不应将右手拇指竖起来反向指向他人或自指鼻尖，因为这意味着自大或藐视。

3. 道别　生活和工作中常用到道别手势。其做法是右手举起，不超过头顶左右摆动，表示"再见"之意。

4. 握手 握手是一种最普遍的表示友好的礼仪,常用于见面致意、问候、祝愿等。与不同的人握手具有不同意义,与成功者握手表示祝贺;与弱者握手表示理解与安慰;与强者握手表示尊敬;与年幼者握手表示激励等。握手应遵循先尊后卑、先长后幼、先女后男的原则。其做法是右手手指微向内屈,掌心稍呈凹陷,双方距离适中,相握力度适当,时间为3秒左右。握手时应注视对方,微笑致意,不能斜视他处或东张西望,切忌戴着手套握手。与异性握手时,男士应在女士伸出手时及时相握,但不可用力,轻轻一握即可。

5. 指示 指示是用以引导来宾、指示方向的手姿,即以右手或左手抬至一定高度,五指并拢,掌心向上,以其肘部为轴,朝向目标方向伸出手臂。掌心向上有表示诚恳、谦逊之意。给来宾或客人引导方向时,忌用一个手指指指点点。

(1)横摆式:表示"请""请进"之意。其做法是:右手五指并拢,手掌自然伸直,手心斜向上方,手与前臂成直线,手臂略弯曲,弯曲幅度以140°为宜,以肘为轴,上臂带动前臂,手从腹前抬起,轻缓地向一旁摆出,到腰部与身体正面成45°时停止。左手下垂或背在背后,头部和上身微向伸出手的一侧倾斜,表现出对宾客的欢迎、尊重(图9-12)。

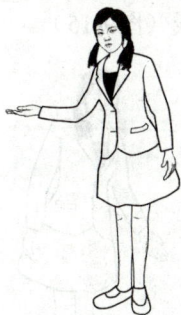

图9-12 横摆式

(2)双臂横摆式:当来宾较多时,可采用双臂横摆式表示欢迎,即两手从身体两侧向前上抬起,手心向上,两肘微屈,向一侧摆出,指向前进方向的一侧的手臂应抬高一些、伸直一些,另一手稍低一些、屈一些(图9-13)。

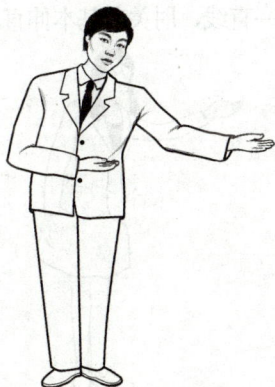

图9-13 双臂横摆式

（3）前摆式：在表示"请""请进"时采用。五指并拢伸直，掌心向上，手臂由体侧向体前方自下而上抬起，当手臂抬至与身体呈45°夹角时，以肘关节为轴，手臂由体侧向体前摆动，与身体相距20cm时停止（图9-14）。

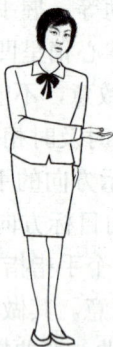

图9-14 前摆式

（4）斜摆式：请人就坐时，手臂摆向座位的地方。手先从身体的一侧抬起，到高于腰部后，再向下摆去，使上下臂成一斜线（图9-15）。

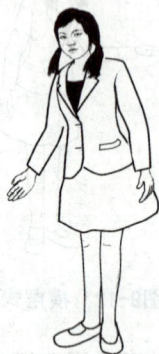

图9-15 斜摆式

（5）直臂式：需要给宾客指方向时采用。手指并拢，手掌伸直，掌心向上，屈肘从身前抬起，向相应的方向摆去，手和前臂成一直线，肘关节基本伸直，摆到肩的高度时停止（图9-16）。

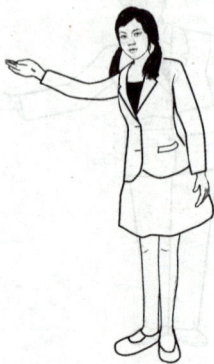

图9-16 直臂式

（6）挥手：它最适宜向较远的熟人打招呼时，手臂向前上方伸出，掌心向着对方，拇指叉开，其他四指并拢，轻轻向左右摆动。

（四）含义不同的手势

易被他人误解的手势有两种：一种纯为个人习惯，不通用，不为他人理解；另一种是因为文化背景不同，被赋予了不同含义的手势。

1. OK手势　伸起右臂，右手掌心向前，拇指与食指合成圆圈，其余手指伸直这一手姿，在英美表示"了不起""顺利"，在日本表示钱，在拉美则表示下流，不了解的人就容易产生误会。

2. "V"形手势　食指和中指分开呈"V"形，几乎在全球都可被理解为"胜利"或者"和平"。然而，在英国、意大利和希腊，如果你伸出食指和中指呈"V"形，手掌和手指向着自己的脸，就是侮辱人的意思。

3. 召唤　在美国，要召唤别人时，最普通的手势是举手并竖起食指到头部的高度，或者更高一些。另外有一种召唤人的手势是伸出食指（手掌朝着自己的脸）向内屈伸，但这个手势在澳大利亚和印度尼西亚等地，只用来召唤动物而不用于人，如用来召唤人则是一种很不礼貌的手势。在欧洲各地，要表示"到这儿来"的手势是举臂，手掌向下，然后将手指做挠痒状。

4. 其他手势　使手呈杯状，做饮水动作，表示"我渴了"；把头倚在一侧手臂上，紧闭双眼，做入睡状，表示"我很疲倦"；用手拍拍胃部，表示"我吃饱了"；用手在胃部画圈表示"我饿了"；两手相搓既可以表示"我很冷""很好""这里很安逸舒适"，也可以表达迫切期望、精神振奋、跃跃欲试等含义。

（五）禁忌手姿

1. 不卫生的手姿　在他人面前挠头皮、掏耳朵、擦眼分泌物、抠鼻孔、剔牙齿、抓痒痒、摸脚丫等手姿，均极不卫生，也非常不礼貌。

2. 不稳重、失敬于人的手姿　双手乱动、乱摸、乱扶、乱放，或是折衣角、咬指甲、抬胳膊、抱大腿、拢脑袋等手姿，均属于不稳重的手姿；掌心向下挥动手臂，勾动食指或用除拇指外的四指招呼别人，用手指指点他人都是失敬于人的手姿。

五、蹲姿

蹲姿即人下蹲时的姿势，用于取低处物品或落地物品，帮助别人，照顾自己等情况下也可采用。

（一）基本要求

下蹲时应自然、得体、大方，两腿合力支撑身体，防滑到，脊背保持挺直，臀部向下，避免弯腰翘臀。

（二）常用蹲姿

1. 高低式蹲姿　男士采用高低式蹲姿往往更为方便，女士也可采用。下蹲时左脚在前、右脚稍后。左脚应完全着地，小腿基本垂立于地面，右脚掌着地，脚跟抬起，右膝低于左膝，右膝内侧可靠于左小腿的内侧。臀部向下，用右腿支撑身体（图9-17）。

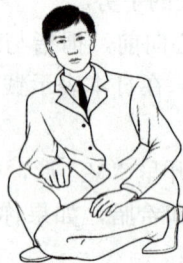

图9-17　高低式蹲姿

2. 交叉式蹲姿　交叉式蹲姿适用于穿短裙的女士，其特点是造型典雅优美，特征是蹲下后双腿交叉在一起。下蹲时，右脚在前、左脚在后。右小腿垂立于地面，全脚着地。右腿在上，左腿在下，两者交叉重叠；左膝由后下方伸向右侧，左脚跟抬起，脚掌着地；两脚前后靠近，合力支撑身体。上身略向前倾，臀部朝下。

3. 半蹲式蹲姿　半蹲式蹲姿多在行走时应急采用，特征是半立半蹲。下蹲时，上身稍许弯曲，但不和下肢构成直角或锐角，臀部向下，双膝略为弯曲，角度为钝角，身体重心放到一条腿上，两腿之间不要分得过大。

4. 单跪式蹲姿　单跪式蹲姿多用在下蹲时间较长时，双腿一蹲一跪。在下蹲后改为一腿单膝点地，臀部坐在脚后跟上，以脚尖着地，另一条腿全脚着地，小腿垂立于地面，双腿尽力靠拢。

（三）护士蹲姿

护理工作中下蹲应注意左脚在前，右脚稍后的原则。需要下蹲拾物时，先走到东西的左侧，右脚后退半步，左手扶住工作服下摆，头略低，上身挺直前倾，双脚靠紧，屈膝，臀部向下，右手拾物（图9-18）。

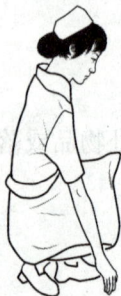

图9-18　护士蹲姿

（四）禁忌蹲姿

1. **突然蹲下** 行走中下蹲不能太突然或蹲下速度过快，要注意身后是否有人，以免惊吓别人。

2. **离人太近** 下蹲时应和身边的人保持一定距离。与他人同时下蹲时，更不能忽略双方的距离，以防迎头相撞。

3. **方位失当** 在他人身边下蹲时，最好和他人侧身相向。正对或背对他人下蹲都是不礼貌的。

4. **洗手间姿势** 下蹲时，防止大腿叉开，尤其是穿裙装的女士，一定要避免毫无遮掩的情况出现。

5. **蹲在椅子上** 公共场合一定不能蹲在椅子或凳子上，这是十分不文明的行为。

（五）蹲姿训练

在站姿的基础上，两脚前后分开约半步，身体向下蹲，双腿一高一低互为倚靠，也可单膝点地，使重心更稳。穿护士服下蹲要用手将平裙摆，两腿膝盖靠紧。练习捡拾物品时，可将一本书或一支笔放到地上来练习。

六、端盘姿态

治疗盘是护理工作中给患者进行各种治疗和护理时几乎每天使用的物品。持治疗盘是护士常见的一种工作姿势。护士身着得体的护士服，戴漂亮的燕尾帽，配以正确的端盘姿态，迈着稳健轻盈的步伐，带给患者的是安慰。

端治疗盘的姿态：双手端托治疗盘底缘中部，拇指在治疗盘的边缘，其他四指自然分开，托住盘底。盘内缘距躯干3～5cm，肘关节呈90°夹角贴近躯干，前臂同上臂及手一起用力，保持治疗盘重心平稳。注意拇指不可放进盘内，端起或放下治疗盘时，动作要轻、稳，盘的边缘不得触及工作服。端盘进门时，不可用脚踢门，而应用肩部或肘部轻轻推开（图9-19）。

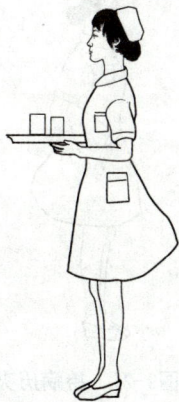

图9-19 端治疗盘

七、推治疗车姿态

护理操作中经常要用治疗车，推治疗车时要注意抬头、挺胸、收腹、直背，防止臀部撅起。推车时双手扶车把，身体不要贴在治疗车的把手上，两臂均匀用力，上身向前倾斜。前进、停放时要注意一定的速度，保持轻、稳，不要左右摇摆。推车入室前需将车停稳，用手轻轻将门推开后，方能推车入室，不可用车撞开门或用脚踢开门，入室后应先关好门，再推车至病床旁，不能一只手拽着车把或一只手随意推着或拉着车走（图9-20）。

在病区走廊里推治疗车与患者相遇时，应遵循"患者先行"的原则，先将车停到一侧，请患者先行。

为保持推车时省力又姿势优美，要经常对车的各部位进行检查、维修。车轮处常使用润滑油，以防推车时发出响声，影响患者的休息和睡眠。

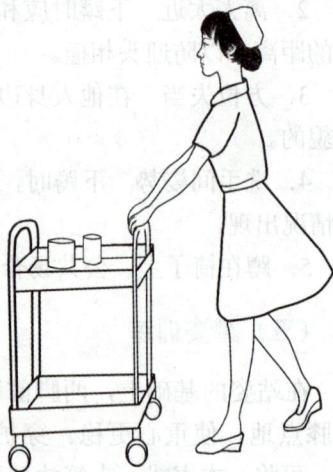

图9-20　推治疗车

八、持病历夹姿态

病历是重要的医疗文件，是患者病情及整个治疗、护理过程的记录，也是整个医疗过程的法律依据。病历夹是保存并便于随时书写病历的架子。护士每天持夹病历的频率很高。

手持病历夹的方法：手持病历夹边缘中段处，轻放在同侧胸前，稍外展，上臂贴近躯干，肩部自然放松，另一手自然下垂。行走时，不持病历夹的手前后自然摆动，持病历夹的手不可随意摆动，不能将病历夹甩来甩去，也不可将病历夹尾端朝下，否则容易导致病历掉出、丢失（图9-21）。

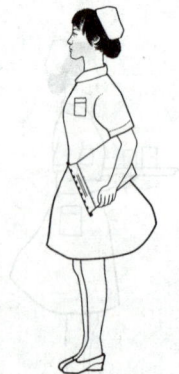

图9-21　持病历夹

翻阅病历时，左手持病历夹上端中部，将病历夹放在前臂，右手拇指、食指从缺口处滑向边缘，向上轻轻翻开。

第三节 护士的服饰礼仪

服饰，是人们穿着的服装和佩戴的饰物的总称。服饰是社会文明的产物，它能反映个体的社会地位、文化品位、审美情趣，也能表现个体对自己、对他人以及对生活的态度。在不同场合，穿着得体、适度的人，会给人留下良好的印象。相反，衣冠不整、穿着不当，会降低自己的身份，损害自身的形象，在人际交往及工作中必然会产生不良的影响。

护士合乎礼仪的规范着装既能体现出自身的仪表美、气质美，也能展示医院的良好形象。

一、着装

着装，即服装的穿着。从礼仪的角度来看，着装不仅是指穿衣戴帽，更是指由此折射出的人们的教养与品位。着装与穿衣有本质的区别：穿衣注重实用性；着装则反映一个人的阅历、修养、审美观点，它既是一门技巧，更是一门艺术。着装是一个人在综合考虑自身特点、搭配技巧、流行时尚、环境场合的基础上，对服装进行精心选择、组合、搭配。着装的关键是穿出个性风格，突出个人气质，强调自身魅力，展现高雅审美。

（一）服装的功能

1. 实用功能　服装最早就是为遮羞、蔽体、御寒、防暑而产生的。无论服装如何发展变化，其实用的功能总是最基本的，遮羞的功能更是亘古不变。

2. 修饰功能　服装具有极强的装饰美化作用，有美学家认为，在气候和天气都达不到必须穿衣服的时候，服装就像装饰品那样被穿戴着。着装是通过对服装款式、色彩、工艺、质料、饰物的选择搭配，使人产生视觉差，从而达到掩饰不足、美化人体、强化美感的目的。

3. 角色功能　从一个人的衣着，可以看出其民族归属、社会地位、经济状况、生活方式、性别角色、年龄大小、审美情趣等。服装可以区别人们的职业、身份、地位等社会化特征。特殊标记的服装表明着装者的社会角色，如军装、警服、护士服等。

4. 表达功能　服装款式、质地、色彩在社会交往中以静态无声的形式表现着人们的社会背景、思想观念、经济状况以及个性特征。社会越发达，服装工艺越考究；经济状况越好，服装质地越高档；思想观念越前位，服装款式越新颖；个性越开放，服装色彩越炫丽。

（二）服装的要素

1. 款式　服装的款式是指服装的造型、种类、式样。它不仅与着装者的性别、年龄、体型、职业及偏好有关，也受制于文化、道德、宗教、习俗及时尚流行趋势等。在社交场合，应按照礼仪规范和惯例，选择符合自己身份，并对交往对象不失敬意的服装。按照风格的不同，服装可分礼服、职业服装、休闲服装。

（1）礼服：一般在访问、庆典、酒会、婚庆等特别场合穿着，突出华丽、隆重、优雅的气氛。礼服的选择应根据穿着的时间、地点、环境等综合因素来确定。庆典、正式会议等场合穿西式礼服，色彩以蓝、黑为主，面料挺括、富有质感，搭配以醒目配饰；女士也可着以丝绒、绸缎等面料制作的传统中式旗袍；晚装礼服一般以闪亮的面料制作，以穿出高贵优雅、雍容华贵为着装原则。

（2）职业服装：工作时按照职业要求穿着的服装称为职业服装。分为两大类：一类是制服或工装，如消防员、医生、工人等上班穿的服装。这类服装面料、色彩、款式统一，线条流畅，简洁明快，适应性强，标志职业特色，体现职业形象。另一类是适合办公室环境的服装，如西服套装、套裙等，搭配适宜的衬衫、领带或领巾、鞋袜。这类服装风格严谨，色彩素雅，制作精良，显得规范庄重，能体现职业人士的精明、干练，让人产生信任感。

（3）休闲服装：适合于在闲暇时间或非正式场合穿着。面料多以棉、麻、丝等天然织物为主，讲究舒适自然，有T恤衫、运动装、牛仔装等。

2. 色彩　服装的色彩是着装成功的重要元素，其留给人们的记忆最深，对人的刺激最快速、最强烈、最深刻，被称为"服装的第一可视物"。服装色彩的选择应考虑季节、个性、爱好及他人的感受和所处场合。

（1）色彩的特征：色彩是人的眼睛对物体反射出的不同波长的光产生的印象。①色彩的冷暖：色彩因色相不同，可使人产生温暖或寒冷的感觉。如红色、黄色等暖色使人有兴奋、热烈、温暖之感；蓝色、绿色等冷色使人有平静、抑郁、寒冷之感。②色彩的明度：色彩明暗变化的程度叫作明度。色彩越浅，明度越高，使人有轻感、上升感；色彩越深，明度越低，使人有重感、下垂感。着装一般讲究上浅、下深。③色彩的纯度：色彩鲜艳明亮的程度叫作纯度。色彩纯度越高，就越鲜艳纯粹，并给人以软的感觉。色彩纯度越低，就越显深、暗，并给人以硬的感觉。④色彩的缩扩：冷色、深色属于收缩色，暖色、浅色为扩张色。运用到服装上，前者使人看起来显得苗条，后者使人看起来显得丰满。

（2）色彩的象征：不同的色彩引起人们不同的心理效应，具有不同的象征意义。①白色：象征纯洁、高尚、坦荡、祥和，色彩明丽，使人感觉明快而不压抑。医院病房墙面及床上用品多采用此种颜色，给人干净、整洁感。②黑色：象征神秘、权威、沉着、低调。黑色是最经典的底色，可与任何色彩搭配。③蓝色：象征宁静、智慧、高远、深邃。职业场合的深蓝色给人权威、专业、严谨、理性和传统的印象。蓝色也是医院用得较多的颜色，给患者安宁感。④绿色：给人宁静、清爽感，象征希望、生命、和平，让人联想到青春、朝气与活力。黄绿色给人清新、可爱感，墨绿、橄榄绿等暗绿色给人知性、沉稳感。⑤灰色：象征诚恳、稳重、大方、朴实，是服装色彩中最大方、最能给人平实感的色彩。⑥紫色：象征华贵、神秘、优雅、浪漫和财富。⑦橙色：明快、活力、温暖，容易引起人们的兴奋与欲求。⑧红色：最能引起人们兴奋和产生快感的颜色，象征热情、自信、喜悦，穿着红色服装显得青春、活力。在我国，红色代表革命、喜庆、幸福、吉祥。

（3）色彩的搭配：无论是整体还是局部运用，服装色彩搭配的关键是整体和谐。色彩的搭配应符合着装者的肤色、性别、年龄、体型、职业，并与人的性格、气质、精神面貌以及季节、环境、场合等协调。色彩的搭配方法如下：①统一法：适用于庄重或工作的场合。采用同一色系中明暗度、深浅度不同的色彩进行搭配，创造和谐感。②呼应法：在服装的某些相关部位采用同一色彩，遥相呼应。③对比法：运用冷暖、深浅、明暗两种相反的色彩，使服装在色彩上产生强烈反差。④点缀法：在统一色调服装的袖口、领口、裤口上点缀不同色或相反色做装饰，起到画龙点睛的作用。这种配色法既文雅又庄重，职业女性上班或外出购物时穿着较为适宜。⑤时尚法：在服装配色时，加入时下最流行的色彩元素。

3. 面料　面料是用于制作服装的材料，它直接影响服装的质地，可以诠释服装的风格和特征。每种面料都有各自的优点和不足，适合于制作不同场合的着装。

（1）棉布：柔和贴身，轻松保暖，吸湿性、透气性好，但易皱缩，外观不挺括，多用来制作时装、休闲装、内衣、衬衣。

（2）麻布：强度极高，吸湿、导热、透气性好，但外观粗糙、生硬，穿着不舒适，一般用来制作工作装、休闲装、夏衣。

（3）丝绸：轻薄、柔软、滑爽、透气，穿着舒适，但易折、易吸身、不够结实、褪色较快。

（4）化纤：分人工纤维和合成纤维。其色彩鲜艳、质地柔软、悬垂挺括、滑爽舒适，但吸湿性、透气性、耐磨性、耐热性较差，遇热容易变形，容易产生静电。

（三）着装的原则

在人际交往中，服装具有多重实用性功能，成为表现自我、提高自尊、尊重他人、美化生活的必备条件。一个人的着装不只表露其情感，还显示其智慧，透出其人生哲学。无论从事何种职业，都必须穿着得体，自觉遵守着装的基本原则。

1. TPO原则　TPO原则是世界通用的着装基本原则，要求人们着装时兼顾时间T（time）、地点P（place）、目的O（object）三个要素，更合乎礼仪规范，给他人留下良好的第一印象。

（1）时间T（time）：泛指昼夜、季节、时代。在不同的时间，着装的类别、式样、造型都应有所变化。白天穿着应合身、得体、严谨，晚上在家可宽大、舒适、随意；夏天穿着要吸汗、透气、简洁、凉爽，冬天穿着要保暖、御寒；同时着装要顺应时代，既不能过分超前，也不能太落伍。否则，会显得不和谐。

（2）地点P（place）：泛指地点、场合，指在不同的环境下，如室内与室外、家中与单位、城市与农村、国内与国外等，着装要求各不相同。正式场合不能穿短裤、背心、超短裙、紧身裤；办公室里不宜穿低胸装、无袖装；宴会或联欢时女士宜穿裙装，穿旗袍时开叉不可太高，以膝上30cm为宜；在家里或宾馆内接待客人时，不能穿内衣、睡衣、短裤等。

（3）目的O（object）：泛指目的、目标、对象。在现代社会，人的社会生活是多方面、多层次的，在不同的场合承担着不同的社会角色，因此，要根据具体情况选择不同的着装方式，以满足不同社会角色的需要。

2. 协调性原则　着装的协调性原则，表现为服装与年龄、肤色、体型、个性等方面的协调。正确的着装，应当统筹考虑、精心搭配、相互呼应。

（1）与年龄相协调：不同的年龄、性别对着装有不同的要求。①青少年的着装要求体现青春气息，朴素、整洁。款式应简单、清新、活泼、时尚，避免珠光宝气、庸俗华丽的着装。色彩上可选暖色调，如红色、蓝色、黄色等，显示年轻人的热烈、活泼、兴奋、明丽娇美。②中年人的着装应体现成熟、健康、稳重的美感，其服饰可选择西服、套装及质地考究的休闲装，色彩上宜选上浅下深的搭配。③老年人的服装应体现大方、沉稳、雅致的气质，服装选择明亮度稍暗的色彩，如暖色中的砖红、驼色等，款式应简洁、大方，面料舒适。

（2）与肤色相匹配：人的肤色会随着所穿衣服的色彩发生微妙或明显的变化。根据肤色选择服装，会起到相得益彰的效果。①肤色偏黄者：宜穿蓝色或淡蓝色上装，可将肤色衬托得洁白娇美。不适合穿黄色、土黄色、半黄色、灰色、紫色、青黑色、品蓝色、朱红色等服装，否则会显得更黄。②肤色偏红者：宜穿花绿或墨绿衣服。不适宜穿正绿色，否则会显得庸俗。③肤色偏黑者：宜穿浅色调、明亮的衣服，如淡黄、浅粉、月白等色彩的服装，可以衬托出肤色的明亮感。不宜穿深色服装，最好不穿黑色服装。④肤色偏白者：适宜选择的颜色广泛，穿深颜色服装最好。不适宜穿近似肤色的服装，以免呈病态色。

（3）与体型相适宜：人的体型千差万别，同一件服装穿在不同体型的人身上，效果截然不同。①身材偏高者：高且瘦的人选择面料厚一点的服装会显得比较丰满、精神，避免穿着竖条纹、窄小、紧身、暗色的服装，尽量选用刚好合体的服装。高且胖者服装面料要厚薄适中，轻柔挺括，避免穿大花、横条纹、大方格图案的服装，否则会显得横宽。女士宜选西服裙，不适合穿无袖短衫或连衣裙、百褶裙、喇叭裙等，也不宜穿过短的上衣。②身材偏矮者：避免大或宽松悬垂的款式。宜选择垂直线条，高腰身、同色系的服装。

（4）与职业身份相统一：不同的职业、身份有不同的职业着装要求。职场着装应符合自己的角色形象。在正式场合，男士穿西装系领带，女士可穿裙式套装、连衣裙、西装、民族服装、旗袍等，裙子长度不宜太短。服装要整洁，颜色不宜过杂，不宜穿运动服或牛仔裤。

3. 体现个性原则　现代人的服饰呈现出越来越强的个性化趋势。着装的个性化主要指依据个人的性格、年龄、身材、爱好、职业等要素着装，力求反映一个人的个性特征，彰显独特的个性魅力。个体要善于发现自身优势，体现自身特点，在服装的选择和搭配上有独到见解，应塑造并保持自己独有的风格，穿出与众不同的品位。

4. 整体性原则　一个人内在与外在各方面因素综合形成了系统的整体形象，正确的着装是服装与身体的各个部分相互辉映。整体性要求侧重两点：一是恪守服装本身约定俗成的搭配，如穿西装配衬衣、皮鞋，不能穿拖鞋、运动鞋等；二是着装时各个部分相互呼应，局部应服从于整体，力求展现着装的整体美、全局美，如穿西装时，男士的皮鞋与皮包同色、女士的帽与挎包同色等，以取得呼应的效果。

5. **适度性原则** 无论是服装还是配饰都应自然、适度。①适度的色彩：全身色彩的搭配应和谐，使人视觉上感到舒适，不宜超过三种颜色，尤其是鲜艳或明亮的颜色。②适当的款式：应根据着装目的、场合及环境选择适合自身年龄、身份、地位的服装款式。③适度的装饰：着装的装饰应把握分寸，意在点缀，无论是修饰程度还是饰品数量都应简繁得当，不能画蛇添足。

6. **技巧性原则** 不同的服装有不同的搭配和约定俗成的穿法，无论采用何种搭配技巧，都应遵守。男士穿西装时，上、下装颜色要一致，衬衣、领带与西装不能是同一色，应穿纯棉、纯毛的深色袜子，可采用相近的协调色或对比色，但对比不宜太强烈。有图案的领带应避免与花衬衣配在一起。女士着套裙时最好化淡妆，上装与裙子的色调应统一，而且要成套穿着，并配以连裤袜或长筒丝袜，中跟或高跟皮鞋。外套与衬衣、袜子、鞋子、饰物甚至皮包的颜色搭配都应协调。

7. **整洁文明原则** 着装应清洁、整齐、挺括，不能有绽线、破洞，扣子等配件要齐全。衣服、裤子应烫平整，并要勤洗勤换，衣领和袖口尤其要干净整洁，皮鞋要上油擦亮。在正式场合，服装要扣好衣扣、裤扣，长裤不能卷起。女士袜口不能露在裤、裙之外。公共场所不宜穿着过分透薄、过分裸露、过紧、过短、过肥的服装。

二、佩饰

佩饰是人们在着装时佩戴的装饰物品。巧妙地使用佩饰，可起到与服装相互烘托、交相辉映的修饰效果，是构成整体和谐的点睛之笔。佩饰具有独特功能：第一，它是一种无声的语言，可借以表达使用者的知识、阅历、教养、审美品位；第二，它是一种有意的暗示，可借以了解使用者的地位、身份、财富、婚恋现状。根据不同的场合和交往的对象等有选择地佩戴饰物，有利于表现整体形象，发挥一定的交际功能。

（一）实用类佩饰

1. **围巾、帽子** 围巾和帽子既能防寒保暖又起装饰作用，使用时应和服装的色彩、风格一致。围巾的系法很多：长围巾搭在脖子上，两端垂直在前，上衣领口的纽扣打开，露出小项链，显得洒脱大方；薄、短的丝质围巾缠卷在衣服内，让人感到一种高贵气质；三角围巾、大披肩围巾系于肩上或垂挂肩上，显得雅致、洒脱。身材矮小、身材肥胖者宜选花型简洁、素雅的围巾，慎重选择长型围巾。

个子矮的人宜戴高顶小檐的帽子，长脸型的人应戴宽边鸭舌帽，脸盘宽大的人不宜戴小檐帽。

2. **手表** 手表又叫腕表，即戴在手腕上用于计时的工具。在正规社交场合，戴手表意味着时间观念强、作风严谨，体现个人的身份、地位、财富。佩戴手表，应注意种类、形状、色彩、图案和功能五个方面，同时顾及个人的职业、活动场合、交往对象和服饰等一系列相关因素。

（1）手表的种类：依据价格，手表分为豪华表、高档表、中档表、低档表四类，选择时要量力而行。

（2）手表的形状：在正式场合所戴的手表，在造型方面应当庄重、保守，避免怪异、新潮。男士，尤其是位尊者、年长者更要谨慎。

（3）手表的色彩：在正式场合戴的手表，宜选择单色或双色手表，色彩清晰、高贵、典雅，表盘、表壳、表带均为金色、银色、黑色的手表最为理想。

（4）手表的图案：除数字、商标、厂名、品牌外，手表上不要有其他图案。倘若手表上图案稀奇古怪、多种多样，不仅不利于使用，反而显得幼稚、不严肃。

（5）手表的功能：正式场合用的手表，都应具有计时这一功能，并且应当精确到时、分，能精确到秒则更好。而温度、血压、风速、方向、步速等附加功能，均可有可无。不宜戴太名贵的豪华表，更不能佩戴失效表、劣质表、怀表、广告表、卡通表。

3. 包　包根据外形和用途，分为手提包、手拿包、肩挎包三种。手提包层面多、容积大，是职业女士的最爱。秀场展示以及赴宴时使用别致的手拿包，有耐人寻味的高贵感。肩挎包使用方便，上班、郊游都实用。

（二）装饰类佩饰

首饰成为人们着装整体风采的重要点缀，与人的气质、容貌、发型、装束浑然一体，巧妙地使用饰物，会让人显得更加优雅美丽、仪态万方。

1. 佩饰使用规则　利用佩饰来呈现自我最完美的一面，需要提高个人的艺术鉴赏力，在实践中加以学习，并不断地体会、完善。

（1）数量规则：无论是何种饰品，都不可同时佩戴三件以上。必要时可以一件首饰也不佩戴，以免给人过分炫耀、浅薄庸俗的感觉。除耳环、手镯外，同类首饰最好只戴一件，新娘可以例外。

（2）色彩规则：若同时佩戴两件或两件以上首饰，应使其色彩一致，戴镶嵌首饰时，也应与主色调保持一致，不能同时佩戴几种色彩斑斓的首饰，令人眼花缭乱。

（3）质地规则：若同时佩戴两件或两件以上饰物，其质地应相同。戴镶嵌首饰时，应使镶嵌物与其质地一致，并力求用质地相同的托架。

（4）身份规则：选戴首饰时，不仅要考虑个人爱好，还要与自己的性别、年龄、职业、身份、工作环境保持一致。在校学生最好不佩戴首饰，工作人员不宜佩戴大型、怪异饰物，中年女性应选戴货真价实的饰物。高档饰物应在隆重的社交场合佩戴。

（5）体型规则：选择首饰时，扬长避短是重点，应充分重视自身的体型、脸型等特点，达到掩饰自身不足、增加美感、掩丑扬美的目的。

（6）季节规则：季节不同，佩戴首饰也应不同。一般金色、深色首饰适于冷季佩戴，银色、艳色首饰适合暖季佩戴。春秋季宜选戴耳环、胸针，夏季可选戴项链和手链，冬季不宜选用太多饰物，以免显得臃肿。

（7）搭配规则：佩戴首饰，要兼顾穿着服装的质地、色彩、款式，使之相匹配。通常，穿着考究的服装应佩戴昂贵的饰物；服装轻盈飘逸，饰物也应玲珑精致。穿运动装、工作服时不宜佩戴首饰。

（8）习俗规则：不同的地区、不同的民族，佩戴首饰的风俗习惯多有不同，对此既要了解，又要尊重各自的习俗。

2．佩戴方法

（1）戒指：又叫指环，常作为爱情的信物、富贵的象征、吉祥的标志。戒指的佩戴，有习惯和传统的规则，通常戴在左手上，一般只戴一枚，最多戴两枚。戒指戴在食指上表示想要结婚，戴在中指上表示正在恋爱，戴在无名指上说明已订婚或结婚，戴在小指上表明独身，拇指通常不戴戒指。

戒指有金、银、宝石等多种，选戴戒指时主要依据个人的爱好、佩戴的场合及衣服的质地等，一般在晚会或晚宴上戴宝石戒指更适合。手指细者，不宜戴太宽和太厚的戒指；手指短粗者，不宜选小巧的戒指。

（2）项链：项链是戴于颈部的环形首饰，是平安、富贵的象征，通过对颈部的装饰展现出独特的个人魅力。项链品种繁多，有金、银、珍珠、玛瑙、宝石、贝壳等。通常佩戴项链不应多于一条，男女均可佩戴，但男士佩戴一般不应外露。

项链的佩戴应与服装的质地相配，如穿麻织的衣服应配以贝壳类项链；丝质服装配以样式别致的金银制项链；光泽感较强的衣服宜配珍珠项链；而颜色较深的衣服可配金属项链。还要注意项链的粗细长短同领形的搭配。小圆领或一字领最好佩戴长项链；大"V"形领佩戴较短的项链。如果领形的设计本身较繁杂或有饰物，则不宜再戴项链。颈部短而粗者宜选用长而细的项链，颈部细而短者宜选择精巧的项链。

（3）耳环：又叫耳饰，可分为耳环、耳链、耳钉、耳坠等。一般情况下多为女性所用，并且讲究成对使用。颈部短粗者或胖型女士不宜戴耳环，更不应戴大耳环；戴眼镜的女士一般也不宜戴耳环；颈部细长的人戴大而长的耳环，看上去显得更美。戴耳环还应考虑场合、气氛、年龄、发型等因素，不要同时戴链形耳环、项链、胸针，否则容易显得过分张扬，且繁杂凌乱。

（4）手镯（链）：佩戴于手腕上的环状饰物。佩戴手镯（链）强调的是手腕与手臂的美丽。男士一般不戴手镯（链）。手镯（链）可以戴一只，通常戴在左手上，也可同时戴两只，一手戴一只。不能在一只手上戴多只手镯（链）或戴手镯（链）的同时戴手表。

（5）胸针：又称胸花，即别在胸前的饰物，多为女士所用。胸针造型及色彩搭配灵活多样，有较强的装饰作用。别胸针的部位多有讲究，穿西装时，应别在左侧领上；穿无领上衣时，则应别在左侧胸前。发型偏左时，胸针应当偏右；发型偏右时，胸针应当偏左。胸针高度为从上往下数的第一粒到第二粒纽扣之间。

（6）脚链：戴于脚腕部的链状饰物，是时下新兴的一种饰物，多为年轻女性喜爱，用于非正式场合。如脚腕、小腿无美可呈，切勿使用。脚链一般只戴一条，左右脚均可。如穿丝袜，应戴在袜子外。

三、护士服饰礼仪

护士的形象对护理对象的身心有着直接或间接的影响。南丁格尔说过：护士是没有翅膀的天使，是真、善、美的化身。护士在工作时端庄的仪表、整洁的服饰，将给患者带来温暖、安慰与希望，增强患者战胜疾病的信心和勇气。如果护士衣冠不整，即使操作能力强，也会使自己的形象在患者的心目中受损，从而影响护理工作的顺利开展以及护理质量。

护士工作时，要求服饰整洁、庄重、大方、得体、统一，按规定穿相应的护士服、护士鞋，戴相应的护士帽、工作牌，护士衣裙长短及松紧应适度，以方便操作为原则。根据服务对象不同护士服的色彩可以不同，如普通病房选择白色的护士衣、护士裤，婴儿室护士可以选择浅粉色护士衣、护士裤，手术室护士可以选择淡蓝色或墨绿色护士衣、护士裤等。

第四节 护士的言谈礼仪

语言和谈吐简称言谈，是人们为了达到某种目的，在一定的语境中，以口头形式运用语言的一种交流方式。言谈礼仪是人们语言交谈中应具备的礼仪规范。日常生活中，人们运用语言进行交谈，以表达思想、传递信息、交流感情、开展工作、增进了解、加深认识。可以说，言谈是人际交往中最重要的一种交流手段。中国人讲究"听其言，观其行"，把语言谈吐作为考察人品的重要内容。

护理工作离不开言谈，护士通过与患者的言谈获得有关病情的第一手资料。护士的语言即可"治病"，也可"致病"。因此，言谈礼仪就成为护士应当掌握的最基本的工作技巧。这种技巧掌握的程度将直接影响护理工作的质量与效果，同时，言谈的内容与方式也反映出护士的素质、水平和能力。总之，言谈是护士的知识、阅历、才智、教养和应变能力的综合体现。

言谈是十分有意义的交际活动，通过言谈，可以畅通信息、减少沟通障碍，缩短人际距离，提高办事效率，促进事业发展。美国哈佛大学前校长伊立特曾说过："在造就一个有修养的人的教育中，有一种训练必不可少，那就是优美、高雅的谈吐。"在人际交往中，因为不注意言谈礼仪规范而失败的例子数不胜数。

一、言谈的语言礼仪

语言是信息沟通的桥梁，是双方思想感情交流的渠道。语言作为一种表达方式，在人际交往中占据着十分重要的位置。

1. 文明用语 言谈中使用优雅、文明的语言，体现的是一个人的文化、知识与教养。不得说粗鲁、下流、庸俗、污秽的话，不得谈论他人的是非。在人际交往中用语是否文明是尊重别人或被别人尊重的重要标志。

（1）称谓：在社交语言里，称谓是"先行官"，它能反映人与人之间的特定关系，反映对他人的尊重程度。人们对称呼是否恰当十分敏感，初次见面的称呼往往影响交际的效果。与师长或身份、地位较高的人交谈，常以其职位相称，如"局长""经理""主任"等。与人初次打交道或会见不太熟悉的人，常使用"您"；会议、谈判等公务场合常用"贵方""阁下"等。

（2）敬语：亦称"敬辞"，是表示尊敬、礼貌的专用词语。敬语主要适用于比较正规的社交场合，如初次见面说"久仰"，很久不见称"久违"，请人批评是"请教"，请人原谅称"包涵"，麻烦别人称"打扰"，托人办事称"拜托"，请人帮助称"劳驾"，等等。

（3）谦语：也称"谦辞""谦让语"，与"敬语"相对，表示谦恭和自谦。谦语最常用在别人面前谦称自己和自己的亲属，如"愚方""家父""犬子"。

（4）问候语：人们见面时常用的一种寒暄语。诸如"您好""早上好""晚上好"等。这种问候语简单明了，听起来亲切、自然。初次相识，说一声"见到您很高兴"就可以消除人们之间的陌生感，使关系迅速融洽。

（5）祝贺语：节日或别人有喜庆之事时的用语。祝贺语大都视庆祝的内容而定，如"祝您节日愉快""祝您生日快乐""恭喜发财""祝比赛获奖"等。恰当地使用祝贺语，既能增添喜庆气氛，又可以表达良好的祝愿，为合作成功和建立友谊奠定良好的基础。

（6）感谢语：得到别人帮助，接受对方问候、欢迎、鼓励、祝贺时的用语，如"谢谢""麻烦您了""十分感谢您的帮助"等。使用感谢语，可使对方感觉到自己的一番好意被别人心领了，而且得到回报，因而非常愉快。说感谢时，应该以热情的目光注视对方。

（7）道歉语：就是把自己内疚的心情说出来，求得对方的谅解。人际交往中，如果自己的行为给别人带来麻烦和不便，或自己的言行举止失礼的时候，应及时地向对方表示歉意，如"请原谅""对不起""打扰您了""请多包涵"等。自己有过错时，使用道歉语，可消除隔阂、弥补感情上的裂痕或增进友谊。敢于道歉是胸怀开阔、虚怀若谷的体现，切不可顾及所谓的尊严和面子，对自己的失礼言行漠然处之。

（8）征询语：征求他人意见时的用语。在需要得到对方认同的时候，使用征询语既能表达清楚自己的意思，又能给对方留出选择的余地，从而获得较满意的效果，如"我能为您做点什么吗""如果没有什么不便的话，我看看可以吗"。

（9）推托语：推辞、谢绝时的用语。人际交往中，人们总会遇到一些为难的事情，不得不使用推托语进行谢绝，如"很抱歉，我实在无能为力""您的一番心意我领了，但东西我不能收"等。如果推托语使用恰当，即便是被拒绝，对方仍能觉得你是一个通情达理的人，也不至于伤了彼此间的感情。

（10）告别语：与人会晤、拜访他人结束时或与对方分别时所用的礼貌用语，如"占用您这么长时间，真不好意思""认识您很高兴，有机会再来拜访"。使用告别语可进一步强化已经形成的良好关系，并给人留下良好的印象。

2. 准确用语　在言谈中，语言表达要合乎规范，避免使用模棱两可的语言，否则不利于沟通。准确用语体现在语音、语义与语法三个方面。

（1）语音：在国内工作，除对方是外宾外，应使用普通话，必要时才使用方言、土语。交谈中要发音标准，不能口齿不清，读错字；音量要适中，不能太小，以免让人听不清楚，也不能太大，以免影响他人；讲话的速度应快慢适中，始终保持匀速，不可过快过慢或忽快忽慢。

（2）语义：交流中力求语义准确，言简意赅，不附加过多定语与形容词。

（3）语法：讲话要口语化，不能文章化，要符合语法要求，有系统性与逻辑性。

二、言谈的态度礼仪

一个人在交谈时所表现出的态度，往往是内心世界的真实反映，要使交谈顺利进行，就要对自己谈话的态度加以注意。

1. 热情　热情是对他人的一种热烈真挚的情感，一种积极主动的态度。热情待人就是把内心的好客之情、温暖之意，通过言谈举止表现出来，让他人能够感受到你的美好情意。但是热情不能过度，否则会让人觉得轻佻、虚假。

2. 真诚　真诚即真挚、坦诚，它是与人交谈的前提，是打开对方心灵之窗的钥匙。只有以诚相待，向对方敞开心扉，才能换取对方的信任和好感，为进一步交谈创造融洽的气氛。

3. 谦恭　与人谈话时应亲切、随和、谦恭，不能摆架子、打官腔、盛气凌人，更不能指责、挑剔别人。

4. 宽厚　宽厚指交谈中能够容忍他人的非原则性的缺点、错误，能有效控制自己的情绪，不言而无情、恶语伤人、随便发怒。

5. 严肃　言谈中要使人感觉到谈话的人端庄、大方而又高雅，相反，说话声调娇滴滴或者粗鲁、矫揉造作等都是不严肃的表现。在交谈时，还应注意不能乱开玩笑、乱起绰号。

三、言谈的神态礼仪

全神贯注与人交谈，是向对方传递热情、友好、尊重的信息，是消除隔阂、协调关系、促进合作的重要途径之一。神情专注的交谈体现在表情、举止上。

1. 神态专注　与人交谈应注视对方或凝神思考。若与多人交谈，应该不时地用目光与众人交流，表示自己平等待人。在交谈中，表情冷漠、目光呆滞、东张西望、翻阅书报、问时间、看手表等都是不礼貌的表现，不利于双方的沟通与交流。

2. 神态变化　在交谈的过程中，可通过表情的变化表达自己对对方谈话的赞同、理解、惊讶、迷惑，促使对方强调重点、解释疑惑，使交谈顺利进行。

3. 神态因人而异　与上级领导谈话，神态应当恭敬而大方；与群众谈话，神态应当亲切而温和；秉公办事时说话，神态应当严肃而认真。

四、言谈的姿态礼仪

人们在交谈时往往会伴随着一些有意无意的动作，这些肢体语言通常是对谈话内容和谈话对象的真实态度的反应。言谈中对自己的姿态要予以规范和控制。

1. 适度得体的动作　发言者可用适当的手势补充说明所阐述的具体事由。倾听者可以点头、微笑来表示"我正在注意听""我很感兴趣"等信息。适度得体的动作既表达敬人之意，又有利于双方的沟通和交流。

2. 避免多余的动作 与人交谈时，动作不宜过大，更不要手舞足蹈、肢体抖动或拉拉扯扯；不能指手画脚，不要左顾右盼或是双手置于脑后以及跷"二郎腿"，甚至剪指甲、挖耳朵等；还应尽量避免打哈欠，如果实在忍不住，也应侧面掩口，并向他人致歉。

五、言谈的内容礼仪

恰当的话题会给人以启迪和教育，不当的话题则会使人觉得无聊，甚至反感。因此，要根据谈话对象选择恰当的内容。

1. 切合语境

（1）遵守"TPO"原则：交谈内容要与交谈的时间、地点及场合相对应，交谈内容的选择要切合语境，否则双方的交流就可能不欢而散，甚至会出现对立。

（2）符合身份：交谈者的身份也是语境的构成要素之一。交谈内容的选择一定要符合双方的身份，并努力使谈话内容符合相关的法律法规，不能与现行政策法规唱反调，更不能泄露国家机密。

2. 因人而异 根据交谈对象的不同选择不同的交谈内容。

（1）选题适宜：交谈时，选题内容是否恰当是沟通成功的重要因素。选题前应充分考虑交流对象的性别、年龄、性格、民族、阅历、职业、地位，否则交谈就难以引起对方的共鸣，难以达到沟通和交流的目的。①选择高雅的话题：交谈中应选择高尚、文明、优雅的内容，如哲学、文学、艺术、典故或社会发展等话题。不宜谈论庸俗低级的内容，更不应参与道听途说或传播小道消息。②选择轻松的话题：在交谈时，有意识地选择能让交谈对象开心，富有情趣的轻松话题，如文艺演出、电影电视、旅游观光、烹饪小吃等话题。不宜选择那些让对方感到沉闷、悲哀的内容。③选择对方擅长的话题：交谈的内容最好是对方熟知的、有研究、有兴趣的内容。这样，既可以给对方发挥长处的机会，调动其交谈的积极性，也可以向对方表达谦恭之意。④回避对方忌讳的话题：每个人都有自己忌讳的话题，因此在交谈时务必注意回避对方的忌讳。

（2）求同存异：由于交谈双方有着不同的性别、年龄、阅历和职业等主观条件，交谈中经常会发现彼此有不同的兴趣爱好、关注话题等。遇到此种情况，应当本着求同存异的原则，选择大家都感兴趣的话题作为谈话内容，使各方在交谈过程中有来有往、彼此呼应、热情参与、皆大欢喜。如果选择了双方都不感兴趣或者只有一方感兴趣的话题，交谈可能失败，因此交谈必须"求同"。如果交谈各方在交谈中对某一问题产生了意见或观点的分歧，不妨进行适度的辩论。但这种辩论应建立在理性基础上的，如果谁也不能说服谁，就应当克制自己的情绪，保留歧见。切不可为了强行说服别人而争得面红耳赤，导致双方心情不悦，因此交谈允许"存异"。

六、交谈方式的礼仪

交谈的方式，即人们在进行交谈时采用的具体形式。交谈方式的选择恰当与否，对于能否准确地表达个人思想，有效地进行沟通起着关键的作用。

1．倾泻式交谈　倾泻式交谈的根本特征是以"我"为主，畅所欲言。就是人们通常所说的"打开天窗说亮话"，知无不言，言无不尽，将所有想法及见解统统讲出来，以便让对方较全面、客观地了解自己的内心世界。采用倾泻式交谈方式容易赢得对方的信任，而且可以因势利导地掌握交谈主动权，控制交谈走向，但这种交谈方式会给人以不稳重的感觉，可能泄密，而且还会被人误以为是在和对方"套近乎"。

2．静听式文谈　静听式文谈即在交谈时少说多听，以听为上。当别人说话时，除给予必要的配合，主要是洗耳恭听。在听的过程中努力了解对方思路，理清头绪，赢得时间，以静制动。静听式交谈的长处在于它既是表示谦恭之意的手段，也可后发制人，变被动为主动，但这种方式并非自己一言不发，而是适当以鼓励的语言、动作配合对方，否则就会给人轻视别人、自命不凡的感觉，交谈也难以进行下去。

3．启发式交谈　启发式交谈即交谈的启动方对话题的选择或谈话的走向给对方多种引导、鼓励，循循善诱，或者抛砖引玉，鼓励对方采用适当的方式阐述自己的观点。寻找适当的时机提问，提问不唐突、不莽撞，有针对性。精妙的提问激起对方的兴趣，向你提供更多所需要的信息、知识和利益，并且能够证明你十分重视对方的谈话。采用这种交谈方式时，不能居高临下，企图控制对方；也不可存心误导、愚弄对方，令对方难堪。

4．跳跃式交谈　跳跃式交谈即当交谈一方或双方对某一话题感到厌倦或难以对答时，应及时地转换为另外一些较适当的、双方都感兴趣的话题。跳跃式交谈的长处在于可使交谈者避免冷场的尴尬，使交谈顺利进行。但需注意，交谈者不能单凭个人兴趣频繁调换话题，使对方无所适从。

5．评判式交谈　评判式交谈即在谈话中听取了他人的观点、见解后，在适当的时刻，以适当的方法恰如其分地给予肯定、否定或补充、完善对方的发言内容，在涉及根本性、方向性、原则性问题的交谈中，适时与适度发表自己就此问题的主要看法。需彼此尊重、彼此理解、彼此沟通，不应处处以"仲裁者"自居，不让他人发表观点，或是不负责任地信口开河，对他人见解妄加评论，甚至成心与他人唱反调，粗暴无礼地打断别人的谈话。

6．扩展式交谈　扩展式交谈即围绕着大家共同关心的问题，进行由此及彼、由表及里的探讨。扩展式交谈的目的在于集思广益，各方各抒己见，使参与交谈的有关各方加深印象，提高认识，达成一致或者交换意见，完善各自观点，但要注意交谈中分清哪些内容是主要的，哪些是次要的，要抓住问题的实质。

7．说服式交谈　说服式交谈即人际沟通中的一方就某个（些）问题对另一方进行劝导与说服。这种谈话方式的发话者是交谈的主体，是谈话内容及谈话方向的控制者，一般发生在上下级、老师与学生之间。发话者要随时观察听者的表情、姿态，是否对所说的话感兴趣，当不能说服对方时要及时转移话题。

七、言谈的规则礼仪

1．注意倾听　倾听是交谈顺利进行的必要条件。在交谈时务必认真聆听对方的发言，进行分析、整理、研究，理清自己的思路，及时准确地了解对方谈话的本意，并用表情、动作予以配合，为积极融入交谈中做最充分的准备。

2. 谨慎插话　交谈中不应随便打断别人，要尽量让对方把话说完再发表自己的看法。如确实想要插话，应向对方打招呼："对不起，我插一句行吗？"但所插之话不可冗长。

3. 礼貌进退　参与别人谈话应先打招呼，征得对方同意后方可加入，相应地，他人想加入交谈，则应以握手、点头或微笑表示欢迎。如果别人在个别谈话，不要凑上去旁听。若确实有事需与其中某人说话，也应等别人说完后再提出要求。谈话中若有急事需要处理，应向对方打招呼并表示歉意后方可中断。

4. 注意交流　交谈是双向或多向交流的过程，需要各方积极参与。自己发言时要给其他人发表意见的机会，别人说话时自己要适时发表个人看法，群体谈话应设法使在座的每一个人都有机会参与谈话，这是对在场所有人的一种理解和尊重，无论他们身份地位、性格爱好如何，都希望别人不要忽视他，互动才能促进交谈进行。交谈中最忌讳的就是一方滔滔不绝地高谈阔论、一味地说教、借题发挥地炫耀。

5. 注意反应　交谈时要注意察言观色。有时提出的一些问题可能对方避而不答，或怒而不睬，遇到这样的情况，应及时将话题引到对方感兴趣的事情上来，缓和一下气氛。等对方心情舒畅时，再选择新的角度提出问题，这样才容易得到和谐的谈话氛围。

第五节　护理工作中的言谈礼仪

护理人员在临床实践中，都离不开同患者交谈，通过言谈，给患者以启发、开导、劝说、鼓励。护士用科学的解说解除患者的精神负担和顾虑，发挥语言的"治疗"作用，收到药物不能及的效果。反之，言谈不当，则可能"导致"疾病或加重疾病。因此，护士应掌握语言艺术，自觉地运用言谈技巧愉悦患者的身心，促进患者早日康复。

一、护士言谈礼仪的原则

护士对患者实施全方位的整体护理，应加强与患者的交流，善于根据患者不同的心理特点，灵活使用语言，注意语言的科学性、艺术性、保密性相统一，建立起友好、合作型的护患关系，以减轻患者的心理压力，增强战胜疾病的信心和勇气。

（一）目的明确

护理人员与患者谈话有寻查病因、观察病情、了解心态、征询需求等目的，护患之间的言谈应围绕目的进行，不能单纯地闲聊。交谈中应急患者所急，想患者所想，从患者的角度去感受和理解，取得患者的信任，并随时注意患者的反应以获得完整的第一手资料。如对新入院患者的评估，就应按照各医院的护理评估单的项目依次进行。问题可以为"你什么时间开始不舒服的""你哪里不舒服""你能描述一下疼痛时的感觉吗""你曾经有对药物过敏吗"等，护士的问题只有具体、明确、有针对性，才能抓住问题的重点。

（二）适时反馈

听患者说话时，应严肃认真，神情专注，不能随意发笑。护士不要随意打断患者谈话，当患者表达时被打断极易损伤其自尊心。患者能够把话说出来并且说完，心里才舒畅。当患者有不满时，要向他解释；当患者担忧时，要出言劝慰；当患者诉说苦衷时，要表示同情；当患者悲痛欲绝时，要好言安抚；当患者受挫折时，要设法疏导。

（三）灵活应对

面对交谈困难的患者，要灵活对待。对听力差的患者，说话时可以靠近患者耳朵或说话声音稍大点。对说话困难的患者，要耐心、细心倾听，切不可不耐烦或反问他，更不可讥笑他。对过于羞怯的女患者，不要强迫她与你交谈。对胆小的患儿，要用童腔与他谈话。对有口鼻疾患或有恶臭气味的患者，护士不要回避，也不得表现出厌恶情绪。

（四）一视同仁

在和患者谈话时，要不分性别、年龄、身份、地位、美丑，同等对待，同样亲切热情。切不可对异性患者、穿着华丽、年轻貌美、有身份地位的患者就接近，而对年老体弱、穿戴朴素、长相普通、少言寡语的患者就疏远。对患者一视同仁、平等对待是高尚医德的具体体现。

二、护士言谈礼仪的技巧

在护理实践中，言谈是护士与患者之间最基本、最广泛的沟通方式，也是护士与患者之间思想、情感沟通的桥梁。掌握良好的沟通技巧十分必要。

（一）言谈开始技巧

良好的开场技巧有利于患者对护士产生良好的第一印象，有利于交流的顺利进行。

1．礼貌称呼 年轻的护士或实习护士初次接触患者时，不知说什么好，显得尴尬。怎样开口同患者说话呢？当见到患者时，护士先要微笑，可根据患者的不同年龄、身份有礼貌地称呼患者，不能直呼床号，然后向患者适当地介绍自己。

2．开场方式 与患者说话开场方式要随机应变，不可千篇一律、生搬硬套，应随情境找话题。

（1）问候式：言谈可以从询问患者饮食、睡眠的好坏、病情的转归、服药的效果与反应等开始，如"昨晚睡得好吗""胃感觉舒服点了吗"。

（2）关心式：运用一些温暖的语言表达对患者的关心，如"天凉了，注意多穿衣服，别着凉了""您这样躺着舒服吗""需要给您抬高床头吗"。

（3）夸赞式：对患者病情好转、良好表现给予鼓励，如"今天您的气色看上去好多了""谢谢您，这次穿刺您配合得很好"。

（4）言他式：为谈话营造轻松和谐的氛围，如"昨天来探视您的孙女真漂亮""今天天气真好"。

（二）交谈中的技巧

1. 善于提问　提问是护士收集和核对患者信息的重要方式，有效的提问能使护士得到更多、更准确的患者资料。

（1）提问的方式：其一，开放式提问：所问问题的回答没有范围限制，患者可根据自己的观点、意见、建议和感受自由回答，护士从中了解患者的想法、情感、行为，如"你今天感觉怎么样"。但开放式提问并非随便提问，应围绕主题展开，从各方面求证。其二，闭合式提问：将问题限制在特定的范围内，一般只需简单地回答"是"与"否"、"有"或"无"即可，护士可以在短时间内得到大量信息，如"对青霉素过敏吗"。

（2）提问的注意事项：其一，问题数量适当：根据需要提问题，不要一次性提过多问题，不然患者会应接不暇、不知所措，甚至反感而敷衍或拒绝回答。其二，关联性问题：护士所提问题应与患者所患疾病密切相关，是患者所关心的问题或者护士观察病情所需要的资料。如对一位高血压患者，护士应围绕其血压、饮食、休息、用药情况来提问。

2. 言谈阐释技巧　患者到医院就诊常常心存许多问题或疑虑，需要有人来释疑。解答患者各种疑问，消除不必要的顾虑和误解，如治疗的反应、用药时的注意事项等，需要护士进行阐释，并注意使用委婉的语气。进行护理操作时，需向患者解释该操作的目的及注意事项。根据患者的陈述，护士还可提出一些看法或解释，帮助患者面对或处理遇到的各种问题，但要表明护士的观点和想法并非完全正确。

（1）护士向患者解释、交代问题或进行卫生宣教时，应尽量用通俗易懂的语言，表达要准确，语句要精练，避免使用医学术语，以免引起患者心理不安，甚至误解。

（2）护士向患者交代问题时，要把事情发生的时间、地点、过程、变化、因果关系等叙述清楚，概念层次清晰，合乎语法逻辑，避免使用容易混淆、模棱两可或易产生歧义的词语，以免发生误会。

（3）交谈中，护士通过重述、澄清、归纳、反馈等言谈技巧可使阐释更有效。

3. 适时插话　当患者回答的问题不切题时，护士要及时插话，通过诱导方式让患者的话题回到主题上来。例如，问患者"你的胃疼好些了吗"；患者回答"胃还是疼，有时疼得吃不下饭，吃不下饭是因为心情不好，心情不好是因为女儿要高考……"；显然患者的谈话已离题，护士此时应及时插话"每天按时吃药了吗？"让患者的话题回归到主题上。

（三）谈话结束的技巧

当护士从患者的谈话中已经获得所需信息，想要结束谈话，应先给患者说一些安慰体贴的话，如"你该休息一会儿了，以后有机会再继续谈吧"，或者说"好吧，这次就谈到这里，好吗。"不要突然中断谈话，更不应无缘无故地离开患者。

三、护理操作中的情境语言

（一）指导性语言

护士工作中对患者做健康教育和治疗护理时常采用指导性语言。护士将健康、保健知识传授给患者，帮助他们建立和养成有益于健康的行为和生活方式，使其生理、心理和社会状态处于最佳。如糖尿病患者，在出院指导时，护士常采用"你要注意监测血糖，注意低糖饮食，适当运动，定期复查"等指导性语言。

（二）阐释性语言

阐释即阐述和解释，是指当患者提出问题需要解答时，护士采用的一种语言表达方式。患者入院后，会对自己的身体和疾病给予更多的关注，并且迫切需要从护士那里获取自己疾病的有关信息，以减轻自己的心理压力。因此，当患者和家属提出各种问题时，护士应根据患者的具体情况，仔细询问并了解情况以后，给予恰当的解释，使患者放下包袱，积极配合治疗。另外，在患者及其家属对医护人员或医院有意见时，护士应该及时予以解释，以减少或避免医患纠纷的发生。

（三）劝说性语言

劝说性语言是指当患者的行为不当护士进行劝告时采用的一种语言表达方式。一般情况下，患者更容易相信医护人员的话。针对患者的某种不良行为，护士可以进行劝解。在病房吸烟，护士如果采用简单的命令式或斥责性语言，会使患者感到不舒服；如果采用劝说性语言，对患者晓之以理，动之以情，向患者讲清吸烟的危害及其对疾病治疗的影响，患者就比较愿意接受。

（四）鼓励性语言

鼓励性语言是指护士通过交流，帮助患者增强信心的一种语言表达方式。护士要根据患者的具体情况，帮助他们树立信心，坚定意志，振奋精神，放下包袱，积极配合治疗。如在临床护理过程中，术后患者能下床走路时，可以说"这几天精神好多了，真为您感到高兴"等。只有护士心里明确患者希望达到的目标是什么，鼓励才会有效，尤其是对慢性病患者，更需要经常结合治疗中的具体处境和实际问题给予鼓励。

（五）疏导性语言

疏导性语言主要用于心理性疾患的患者。护士在工作中应用疏导性语言能使患者倾吐心中的苦闷和忧郁，是治疗心理障碍的一种有效手段。

（六）安慰性语言

安慰性语言是一种使人心情得到慰藉的语言表达方式。护士对患者使用安慰性语言，容易在护患之间产生情感的共鸣，稳定患者的情绪，帮助患者克服暂时性的困难，树立战胜疾病的信心，有利于患者疾病的康复与治疗。如急症患者因为突发疾病产生的烦躁不安、担忧、恐惧，甚至悲观、失望心理；手术患者担心手术是否顺利，担心医生的技术水平出现的焦虑、恐惧心理等对已经存在的躯体疾病无疑是一种不利因素，甚至还可能互为因果而形成"恶性循环"。此时患者最需要的就是得到医护人员的安慰，如"这种治疗方法效果很好，很多患者经治疗后都好转了，你的情况比他们好，也会有效的"等。护士在使用安慰性语言时应设身处地为患者考虑，态度诚恳，对患者的关心和同情要恰如其分，避免过分做作，让患者产生言不由衷和虚情假意的感觉。最巧妙的安慰方法就是在安慰中给予鼓励。根据安慰的程度可分为礼节性安慰和实质性安慰两种形式。

1. 礼节性安慰　礼节性安慰一般较为客套、浅表和简短，适用于初次见面、不熟悉的时候。如接待新入院的患者时，由于患者不熟悉医院环境，护士接触他时可以用一般性的安慰语言来缓解其在陌生环境中产生的紧张情绪，如"你好！我是小刘，是你的主管护士，我先带你熟悉一下病区的环境，你会很快适应病房环境的"。护士的安慰能使患者尽快地消除孤独和紧张的心理，适应医院的陌生环境。

2. 实质性安慰　实质性安慰是把礼节性安慰上升到理性的高度，不仅仅是一般的同情和道义的支持，而是实际指导和理论上的启迪。这种安慰具有一定的针对性和感召力，具有较高的实用价值和实践意义，适用于护患双方比较熟悉及患者在面临某一具体事件时。

（七）暗示性语言

暗示性语言即在无对抗态度条件下，用含蓄、间接的方法对人的心理和行为产生影响。这种心理影响表现为使人按一定的方式行动，或接受一定的信念和意见。典故望梅止渴是暗示的典型案例。

1. 暗示的分类

（1）暗示按实施人来分，可分为自暗示和他暗示。其中，权威性强的他暗示，可以对暗示者的生理、心理和行为产生巨大和深远的影响。

（2）按暗示产生的效果或后果来分，可分为积极暗示和消极暗示。积极暗示对患者身心健康具有促进作用，有助于改善患者的心理状态，树立战胜疾病的信心，促进疾病的治疗和康复。消极暗示则会损害患者的身心健康，轻者引起患者情绪上不愉快，重者造成患者精神创伤，甚至会使疾病恶化或产生新的疾病。

2. 暗示的影响因素　暗示的接受度受多种因素的影响，主要与患者的先天素质和产生暗示的客观条件有关。患者的先天素质是指患者具有易接受暗示的"人格"，容易被暗示。客观条件包括患者疾病的性质及严重程度、所处环境、对医护人员的信任度等。一般在疲劳、健康状况不佳等状态下，患者的受暗示性明显增强。有些患者因疾病缠身导致受暗示性增高，再加上医护人员在其心目中的不容置疑的权威性，如采用积极的暗示，其效果有时甚至超过药物的疗效。

3．暗示的作用 某些疾病的发展和转归与语言暗示和刺激有着密切的关系。有时患者本身疾病不太严重，却因医护人员说话不慎，给患者造成不良的暗示，使患者误认为自己疾病很严重或患了不治之症，引起了患者心理或身体上的反应，有些人甚至因此悲观失望而走上绝路。患者虽然患有严重疾病，但经过医护人员的暗示"您的病并不严重，您看这几天的治疗效果就不错嘛"，患者自己的感觉也就会较好。因此，恰当地运用暗示，有助于改善患者的心理状态，帮助患者树立战胜疾病的信心，对患者的康复起到意想不到的效果。护士如果能注意到患者在治疗过程中出现的某些症状缓解的情况，给予积极的暗示，就可以消除患者的悲观情绪，树立战胜疾病的信心，从而积极配合治疗护理工作。

4．暗示的注意事项

（1）建立信任感，树立权威性：信任感和权威性是患者接受语言暗示的先决条件。因此，医护人员在言行举止上应注意展示权威性，使患者产生信任感。

（2）了解患者，有的放矢：在使用暗示前，要积极收集患者的相关信息，了解和摸清患者的心理症结，针对患者的具体情况实施暗示，方可取得满意的效果。

（3）审时度势，措辞得当：在了解患者的基础上，选择恰当时机，适宜的场所、适当的语言对患者进行暗示。

（4）暗示的一致性：医护人员要注意统一口径，切忌医护之间的言谈自相矛盾，使患者对医护人员失去信任感，从而使暗示疗法失去作用。暗示虽然对疾病的发生、发展和转归有一定的作用，但只是一种辅助手段，需要有效的治疗措施方能有事半功倍的效果。

四、护士言谈的禁忌

（一）禁忌话题

1．忌谈隐私 护士工作中与患者交流时避免谈论涉及个人隐私的话题，如个人收入"你工资挺高吧"，患者的家庭关系好坏"你和爱人关系好吗"。

2．忌谈避讳

（1）避讳感到恐惧的事物：对于患者及其亲友来说，疾病愈后不良、治疗后残疾、死亡等都是令人恐惧的，不愿直接面对。护士在给患者家属交代时要采用委婉的说法。如，对于难产的孕妇，护士征求亲友治疗意见时，可以说"请你们尽快商量决定，她再不接受手术，将会有生命危险"。将可能出现的"死亡"说成"生命危险"既让患者亲友明了其严重性，又能在情感上接受。

（2）有关生理缺陷的避讳：对各种有生理缺陷的人通称为"残疾人"是比较文雅的避讳语。护士在工作中千万不能称这类患者为"瘸子""瞎子""聋子"等。

（3）对道德、习俗不可公开的事物行为的避讳，如说"上厕所"不雅，说去"卫生间"就会令人感到舒服。

（二）禁忌语气

1. 命令式　护士工作时使用命令语气说话会让患者有被管制的感受，让其觉得不受尊重。护患沟通中运用此种语气会使患者产生抵触情绪，使交谈受阻或是停止，无法得到有效沟通。护士给患者治疗时应避免"躺下，打针了""不要外出，吃药了"等命令式语气。

2. 质问式　质问语气会让患者有被审讯、被斥责的感觉，在护理工作中不能采用。如术前发现患者喝了水，"向你交代了术前不能吃任何东西，包括水，你怎么喝水了呢"；输液时患者不在病房，"今天做治疗时找不到你，你怎么又不假外出呢"等质问式语气均应避免。

（三）禁忌语言

1. 忌浅薄、敷衍　浅薄是指不懂装懂，讲外行话，言不及义，言辞单调，语汇贫乏，语句不通。在交谈中，或是被问及问题时，要实事求是，给予清晰、明确的回答，如果有不明白的方面，应寻求解决办法，给予提问者合理的解释，禁忌给予提问者模棱两可甚至是错误的答案。如在被问及"我的检查报告出来了吗，有没有问题"时，如果确实不清楚，不应草率应付患者，而应先回答"对不起，我先去看一下，再回答你，好吗"，这样回答既符合事实，又合情合理。

2. 忌粗鄙、恶语　粗鄙指语言粗野、满口粗话、丑话、脏话等不堪入耳的语言。俗语说"恶语伤人六月寒"，护士作为专业技术人员，言语粗鄙、恶毒是应避免的。沟通中要彰显护士应有的职业道德和文明素质，语言文明、高雅。

3. 喋喋不休　一个喋喋不休的人，往往给人以浮夸的印象。在护理工作中，如此的说话行为同样会使患者反感，最终导致谈话的低效甚至是无效，消除信任感。在面对一个身体虚弱的患者时，一味地向其提问题，或是自问自答说个没完，不仅会使其感到厌烦，还会影响其休息，严重时还会影响其病情。

4. 一言不发　在护理谈话中，适时的沉默是一种说话的艺术；但一味地沉默，特别是对于患者的询问置之不理的话，将会使患者产生误解，造成不必要的误会。如在对患者进行尿管护理时一言不发，将会使患者感觉莫名其妙，不可理解，还会增加患者的紧张感。

5. 不良情绪　护士不应将个人生活上不好的情绪带入到工作中，如与患者交流时表达"我不喜欢这个工作，累，没有好的待遇，还得每天面对你们这些患者，说不准哪天我也生病了"等，都会给患者消极的暗示，带来消极的情绪。

五、护生言谈训练

在护理实验室设计一个模拟病区，让学生进行角色扮演，分别扮演患者、护士、陪护等角色，模拟在各种复杂多变的工作场景中的言谈，让护理学生通过言谈礼仪的模拟训练来学习言谈的方法，掌握言谈的技巧，学会如何礼貌地善待患者，如何轻松自如地与患者沟通交流。

知识拓展

言谈礼仪的"四有四避"

言谈礼仪的"四有"：

第一是语言有分寸：与人谈话必须适度、得当。交谈前要有明确的交流目的，在背景知识方面知己知彼，要选择好交流的方式，配合恰当的非语言要素，谈话中收放自如，注意察言观色。

第二是语言有礼节：交流中用好问候、告别、致谢、致歉、回敬五种最常见的礼节语言。问候是"您好"，告别是"再见"，致谢是"谢谢"，致歉是"对不起"，回敬是对致谢、致歉的回答，如"没关系""不要紧""不碍事"之类。

第三是语言有教养：言谈中尊重别人符合道德和法规的私生活、穿着、摆设、爱好等隐私。说话符合礼仪，词语雅致。对别人存在的问题善意地指出，在别人言语不文明时加以谅解。

第四是语言有学识：有素质的人在言谈中必然十分重视知识，十分尊重人才。富有学识的人将会受到社会和他人的敬重，而知识浅薄、不学无术的人将会受到社会和他人的鄙视。

言谈礼仪的"四避"：

第一是避隐私：隐私就是不可公开或不必公开的某些情况，有些是缺陷，有些是秘密。在高度文明的社会中，隐私除少数必须知道的有关人员了解外、不必让其他人知道。因此，在言谈中应避谈、避问隐私。欧美人一般不询问对方的年龄、职业、婚姻、收入等问题，否则会被认为是十分不礼貌的。

第二是避浅薄：浅薄是指不懂装懂、"教诲别人"，或讲外行话，言辞单调，词汇贫乏，语句不通。言谈中应谦虚谨慎，不可妄发议论。

第三是避粗鄙：指言语粗野，甚至污秽，满口粗话、脏话、丑话。言语粗鄙是最不礼貌的表现，粗言是对一个民族语言的污染。

第四是避忌讳。忌讳是人们视为禁忌的现象、事物和行为。避讳语往往顾念对方的感受，避免触犯对方的忌讳，是社会文明程度的体现。避讳语与替代的词语呈约定俗成的对应关系，比如关于"死"的避讳语相当多，就是与"死"有关的事物也会避讳，如"棺材"说"寿材"等。

思考题

1. 认知练习

在护理人文实验室将本章所涉及仪表、服饰、举止、言谈礼仪内容，假设场景和人物，使学生分组进行角色扮演，通过指导、评价、修正、考核，直至掌握本章所学内容。

2．实践练习

（1）某医院组织护理学术交流会，护理部安排你做接待，在迎接各位参会嘉宾到场时，手姿有哪些？应当避免哪些手姿？

（2）护士在日常工作中的站姿、坐姿、行姿有什么要求？

（3）护理实践中如何端治疗盘、推治疗车和持病历夹？

3．知识运用

（1）请谈谈护理工作中有哪些着装规范、配饰要求、仪容礼仪、表情礼仪，并在护理操作室模拟训练。

（2）心内科护士长安排你给本科室病人及家属召开公休座谈会，言谈中要运用哪些礼仪？

第十章　护士交往礼仪和工作礼仪

学习目标

通过本章的学习，掌握护士日常交往礼仪和工作礼仪，能够将礼仪运用到实际工作中。

1. 掌握常见的日常交往礼仪的基本原则与要求。
2. 掌握护患交往的基本要求。
3. 掌握护士与同事之间交往的基本礼仪要求。
4. 掌握护士工作礼仪：门诊、急诊、病房、手术室、涉外护理及护理操作礼仪。
5. 熟悉称谓在人际交往中的作用。
6. 掌握护士与医生之间的交往礼仪。
7. 了解护士与医技、后勤等工作人员的交往礼仪。

情境导入

　　一天，我去医院看病，因为之前几乎没进过医院，当我走进医院门诊大厅时，看到眼前是熙熙攘攘的人群，我茫然了："我该挂哪一科的号，应去哪儿挂号，挂号之后又该如何做？"我一无所知，正当我手足无措的时候，耳边响起如音乐般动听的声音："先生您好！我是导诊护士，请问您有什么需要帮助的吗？"我定睛一看，一位身着护士裙、戴着洁白燕帽的姑娘，正微笑着面向我，脸庞毫无粉饰却又漂亮如画，眼睛灵动有神，我连忙小心翼翼地说："我想挂号看病，但是不知道挂哪科的号。"护士小姐微笑道："您哪儿不舒服？"我把自己的情况告诉她，她热情、耐心、具体地告诉我，就像在跟她熟识的一位老朋友见面般那样："您需要挂一个普通外科的号，挂号处在您的正前方，挂号之后去二楼普通外科门诊室就诊。"她一边说一边伸出右手，指向旁边的扶梯："您从这边乘扶梯上二楼，左拐第二至第六诊室都是普通外科的门诊，记得是左拐哦。"声音又是如此悦耳，我连连道谢，她轻轻地说："不要着急，请您慢走。"她跟我道别后离开，修长苗条的身姿，轻盈稳健的步伐，轻轻地走向医院大门口刚进来的一位步履蹒跚的大娘，轻轻地搀扶着……

　　一幅美丽的画，一幅描绘白衣天使的美丽心灵和优雅外在形象的画在我眼前徐徐展开……

　　自南丁格尔创立护理专业之日起，护理工作一直与关心患者、关爱生命为核心的人道主义职业道德密切地联系在一起。当今，随着社会的进步和经济的发展，系统化整体护理在临床实践中的应用和发展，也对护理人员提出了更高的要求。护理工作是科学美与艺术美的结合，护理人员除需拥有丰富的专业理论知识和精湛的操作技能外，还要具备良好的仪容仪表和言谈举止。因此，塑造护士良好的职业礼仪形象是进一步提高护理质量的必备条件。

第一节　护士交往礼仪

　　礼仪是人们为维系正常的社会生活而共同遵循的最基本的道德行为规范。在人际交往过程中，礼仪又是人际关系的良好的润滑剂。护士在交往过程中展现出良好的礼仪规范，不仅可以体现出护士的文化修养、道德品质、审美情趣和知识内涵，而且也是个人自尊自爱、爱岗敬业的体现。良好的护理礼仪能够在无声之中营造出友善、亲切、温暖、积极的医疗护理环境，为服务对象提供更好的服务，不断地提高护理质量。

一、日常交往礼仪

　　日常交往礼仪是指在日常社会生活中人与人之间基于某些客观需要而发生的思想、情感、行为等方面的相互影响和作用。日常交往礼仪对人们的要求和约束可谓入幽探微，对个人仪表、仪容、言谈、举止、待人、接物等方面均有规定，然而正是这些外在的"小节"就像一扇扇窗口，真实地投射出个体的道德品质、文化素养和教育良知等精神内涵。掌握必备的交往礼仪，是建立良好人际关系的基石。

（一）称谓礼仪

　　称谓，是人们在日常交往中所采用的彼此之间的称呼语，以此来表明被称呼者与当事人之间的关系。与人交往，称谓当先，称谓是交往的起点，也是关键所在。我国古代礼仪对称谓的要求是非常严格的，丝毫必辩。而现代礼仪中，虽不必泥古，但也不可不继承，应在前人的基础上，结合当今国际交往礼仪规范，推陈出新，展现出得体礼貌的称谓礼仪。恰当的称谓，要表现出对他人的尊重，显示出亲切和文雅，能使交往双方感情融洽，缩短心与心之间的距离。正确地掌握和运用称谓，是日常交往中必不可少的礼仪因素。

　　1. 称谓的作用　称谓在人际交往中的作用主要表现在以下几个方面：①表明交谈动作或交谈内容的指向对象。②表明与指向对象的关系。③表明对该交往对象的态度。根据不同的交往对象、交往背景和交往目的，礼貌恰当的称谓，既表现出对他人的尊敬，也显示出自己的礼貌修养。

　　2. 常用的称谓方式　在一般的社交场合，常使用的称谓方式有以下五种：①泛尊称，也就是通称，是社会各界人士在一般的较为广泛的社交中都可以使用的称谓。国际上，通常称成年男士为先生；对未婚女子称小姐，对已婚女士称夫人、太太；对不了解婚姻状况的女子泛称为小姐或女士。泛尊称适用的范围比较广，除了性别的差异，可以说是一种以不变应万变的称呼。②行政职务称谓，即官衔，一般在较为正式的官方活动中使用，比如张校长、王院长、李科长、刘主任等。③专业技术职称称谓，通常在工作中使用，比如孟教授、于总工程师、赵会计等。④行业称谓，多用在知道对方的行业但不清楚对方的官职、年龄而又必须要跟对方交流的情况下，比如护士小姐、医生、警察同志等。

除以上几种公务称谓礼仪外，还有一种使用比较方便的称谓形式，那就是姓名称谓。其用法大致有以下几种：①全姓名称谓，如"王大明""李建国"等。这种相对比较严肃的称谓多用在学校、部队等比较郑重的场合，多在点名的时候用。②名字称谓，省去姓氏，如"大明""建国"等，这样的称谓显得亲切，在关系上表明更加亲近。③姓氏称谓，不称呼名字，直接姓氏前加修饰词，如"大刘""小王""老李"等，这样的称谓真挚，多用于工作和生活中相对比较熟悉和要好的人之间。

在与他人交往的过程中，尤其是在比较正式的场合，交往对方又是文化修养较高的人时，为了体现出对他人的礼貌，在称呼对方或者对方的亲属时，也要注意称谓的选择，常用"您""贵""尊"等词汇来表明自己的谦恭和礼貌，如称对方的单位为"贵单位"，称对方的父亲为"令尊"等。在尊敬对方的同时还要注意谦称自己及家人，如称自己的父亲为"家父"，称自己的儿子为"小儿"等，以进一步彰显对他人的尊敬。在非正式人际交往场合下，可以不必这么讲究，如直接说"您爸""我爸"等；有时对非亲属人士也可以亲属称谓，比如李阿姨、王奶奶、刘叔叔、孙大爷等，以拉近与对方的距离。

称谓是人际交往的起始点，是表情达意的沟通桥梁，又是人际关系的"晴雨表"，在社会交往的过程中，选用不同的称谓，对方所感受到的感情色彩是截然不同的，因此应根据不同的场合、不同的交往对象，来选择礼貌恰当的称谓。

3. 使用称谓时的注意事项

（1）称谓要符合民族、文化、传统和风俗习惯。比如，在西方国家，子女对父母直呼其名是很自然的事情，因为他们要强调的是平等；而在我国，受传统文化的影响，子女是不能直接称呼父母的名字的，因为直呼其名是不礼貌的表现，是对老人的不尊重。不同的地区，因为风俗习惯的不同，称谓也会不一样，比如对母亲的妈妈的称呼，北方习惯称呼"姥姥"，而南方则称为"外婆"，再如对舅舅的爱人的称呼，有的地方叫"舅妈"，这也是比较常见的一种称谓，而有的地方则称呼"妗"。这就跟传统的风俗习惯有关，因此称谓也要"入乡随俗"。

（2）要掌握称谓的禁忌。称谓禁忌如下：①忌讳错误读音。博大精深的中国汉字，不少字是多音字，如仇（chóu）当作姓氏时念（qiú），因此欲想称谓对方，首先必须确认读音，以防误读。②忌用替代性称谓。在医院里，以患者所住床位号代替患者的姓名，如"8床"；在门诊维持患者就诊顺序时称"下一个"，都是不礼貌的行为。③忌用绰号和乳名。绰号往往是根据人的某个特征或者名字的谐音另起的名字。给别人起绰号本身就是对别人的不尊重，因此社交场合更不能称呼绰号。乳名一般是家人称呼孩子用的，因此公众场合也不适合称呼乳名。④忌用易引起误会的称谓。某些称谓随着社会历史的变迁，被重新赋予了新的含义，用时需谨慎，比如"同志"，这在我国是一个再普遍不过的称呼，但是在港澳地区，它又被认为是同性恋的代名词，因此使用时应注意场合。还有的称谓属于地方性的，在其他地方用就极易引起误会，比如"爱人"是中国人对于自己的丈夫或妻子的一种称呼，但是英国人视"爱人"为"情人"或"第三者"之意。我国幅员辽阔，地域文化差异较大，地方性称谓很多，比如山东人说的"伙计"，广东人则理解为"打工仔"。⑤慎用昵称，昵称往往用于关系比较亲密的人之间，如恋人、闺蜜等，但是公众场合称呼昵称就显得不合适了。再有需要注意的是，像现在常用的"帅哥""美女"等称呼，如果在社交场合使用，就会给人以不庄重、缺乏教养的感觉。

（二）介绍礼仪

现代社会，人们交往范围日益广泛，经常会结识新的朋友，初次见面，总免不了作介绍，介绍自己，介绍别人。所谓介绍，就是说明情况，使交往双方之间能够彼此了解。得体的介绍，可以使素不相识的人们相互了解、相互认识。落落大方的介绍既能赢得交往对象的好感，又能展示介绍者良好的礼仪修养。因此，人们又把这种交往过程中的重要环节称为"交际之桥"。

1. 介绍的作用　人要生存、要发展，就需要不断地与他人进行沟通，介绍作为最基本、最常规的一种方式，是沟通的桥梁，它在人际交往过程中的作用主要有以下几个方面：①得体的介绍可以结识新朋友，缩小人们之间的心理距离。②准确的介绍可以扩大社交圈。③适时的介绍可以及时消除误会。

2. 自我介绍　所谓自我介绍，就是将自己介绍给别人，自己向别人说明自己的情况。尤其是护理人员，几乎每天都要接触新的患者，为了更好地开展工作，需要向患者和患者家属作自我介绍。

（1）自我介绍的形式：根据场合的不同，自我介绍通常有以下几种形式：①应酬式，是在一般场合下使用最广泛的一种自我介绍的形式，对介绍者而言，对方属于泛泛之交，或者跟对方之前见过面，再次介绍是为了让对方确认一下自己的身份，因此内容通常只是说出姓名而不涉及其他个人信息，比如"大家好，我叫王清"。②公务式或商务式，是在工作场合所使用的一种自我介绍的形式，这种介绍是以工作为中心的，因此需说明自己的工作身份，介绍内容通常包括：本人的姓名、供职的单位及部门以及担负的职务或从事的具体工作。比如，"您好！我是李岚，是××市人民医院心内科的护士长。"③社交式，通常在非公务活动及聚会中使用。这时的介绍往往是为了想与交往对象有进一步的交流，希望对方多了解自己，以拉近彼此的距离，介绍的内容通常包括姓名、工作、兴趣、爱好、家乡等可以找到共同点的内容。比如，"您好！我叫王云，是市人民医院心内科的护士，我也是医科大学毕业的，跟您是校友，对吗？""您也是上海的？咱们是老乡呢，我叫李红。"④礼仪式，这种介绍形式主要适用于讲座、报告等一些较为正式而且隆重的场合，介绍的内容通常包括姓名、单位、职位等，同时还应加入敬语，如在新生开学典礼上的介绍："大家好！我叫江山，是护理系主任，请允许我代表护理系全体教职工欢迎大家的到来。"

（2）自我介绍时需要注意的问题：①寻找适当时机进行介绍。一般来说，当本人愿意认识对方时，当他人希望认识本人时，或者当本人认为有必要让对方了解自己时，都是最佳的介绍时机。②介绍内容真实准确。既不大吹大擂、炫耀自己，也不要过度谦虚、自我贬低。而实事求是地介绍，既能给对方留下诚恳、坦率的好印象，又能保证沟通的顺利进行。③介绍时态度要得体。亲切友善、落落大方、不卑不亢，既不轻浮夸张也不矫揉造作。语音清晰、语气自然、语速恰当。④注意互动。自我介绍的同时要注意对方的感受，如果对方对你不想了解太多，那么介绍时多说无益。一般情况下，不管是哪种形式的自我介绍，最好在半分钟之内结束。⑤如有可能，要先递名片再做自我介绍，这样既可以节约时间又可以让对方加深印象。

3. 介绍他人　介绍他人也就是替别人作介绍，即在人际交往中自己作为第三者，为彼此不认识的双方引见、介绍的一种方式，因此又称为第三者介绍。介绍他人时，通常都是双向的，即将被介绍双方均作一番介绍，有时，也可进行单向的介绍，即只将被介绍者中的某一方介绍给另一方，因此作为介绍人，必须对双方的情况都熟悉。

（1）介绍的顺序：为他人作介绍时，需要遵循以下两条礼仪原则：一是位尊者有了解的优先权；二是个人或少数人优先被介绍给多数人。因此，在介绍他人时的先后顺序是：①先将年轻者介绍给年长者，再介绍年长者；②先将职务低者介绍给职务高者，再介绍职务高者；③先将男士介绍给女士，再介绍女士；④先将客人介绍给主人，再介绍主人；⑤先将个人介绍给集体；⑥先将晚到者介绍给早到者。比如："刘院长，这位是咱们医院心外科的小张医生……"；"大家好，这位是咱们消化科新来的护士李静……"。如果在朋友众多的场合，要介绍大家相互认识，一般是按次序由左向右或由右向左依次介绍，这样可以使大家处于平等的地位，避免厚此薄彼。如果介绍的人群中有地位较高或年龄较长的人士在场，则应该先把其他人介绍给地位高者或年长者，以表示对他们的尊重。

（2）介绍时的姿势：介绍他人时，手势与引领的手势相同，但是要注意应站立于被介绍者的旁边，身体上部略倾向于被介绍者，伸出靠近被介绍者一侧的手臂，胳膊向外微伸，根据距离的远近不同，上臂与身体之间呈50°～90°角，上臂与前臂呈弧形平举，掌心向上，四指并拢，拇指微张，指向被介绍者一方，面带微笑，两眼平视接受介绍者，并向接收介绍者点头示意。被介绍者应在他人介绍到自己时，或者他人向自己介绍别人时报以微笑、握手或致意等予以互动，以示礼貌。其中，最为有礼貌的互动方式是介绍到自己时从坐姿改为站立姿态，如果站立确实不方便，可以点头致意或将上身前倾等动作进行互动。

（3）介绍时的称谓：遵循称谓的礼仪，根据不同的场合、不同的介绍对象，选择恰当的称谓。一般而言，在较为正式的场合，对双方都不应只称呼姓名，而应姓名加称谓地称呼，同时还要使用敬辞以彰显礼貌，如"这位是张扬先生""这位是王珂小姐"。如果是朋友相聚的场合，气氛相对比较轻松，那么介绍时就可以相对随便一些，可以免去称谓，也可以去掉敬辞，如"这位是李平"。如果介绍的是自己的亲属，那么一般先介绍与本人的关系再称呼名字，如"这是我表姐，王美丽。"

（4）介绍的形式：根据不同的场合、情境和交往的目的不同，介绍他人的形式和内容也会有所不同，通常有以下几种情况可参考：①标准式介绍：适用于正式场合，其内容以双方的单位、职务、姓名为主。例如："我来给两位介绍一下，这位是人民医院护理部王燕主任；这位是医科大学护理学院孙兰院长。"②简介式介绍：适用于一般社交场合，其内容往往只有双方的姓名。例如："我来介绍一下，这位是王燕，这位是李婷。"③强调式介绍：适用于各种社交场合，其内容除了姓名以外，往往会强调被介绍者与介绍者之间的关系，目的是为了引起另一被介绍者的重视。例如："王教授，这位是李红，在贵校基础医学院工作，她是我的大学老师，请王教授多多关照！"④推荐式介绍：适用于比较正规的场合，介绍者有意将被介绍者推荐给另一方，其内容通常会在标准式介绍的基础上，着重强调优点。例如："李主任，这位是人民医院手术室的总护士长，她在医院感染预防与控制方面是专家，尤其是对护生医院感染知识的宣教方面有独特的教学方法。"⑤礼仪式介绍：适用于正式场合，是最为正规的介绍，其内容与标准式介绍相同，但表达方式上更为礼貌和谦恭。例如："张校长，您好！请允许我把我们医院的王院长介绍给您；王院长，这位就是医科大学的张校长。"⑥引见式介绍：适用于普通的社交场合，作这种介绍时，介绍者只需要将被介绍的双方引导在一起即可，不必介绍实质性的内容。例如："两位，咱们相互认识一下吧，来，请各自作一下自我介绍吧。"由他人介绍转为自我介绍。

（三）名片的使用

名片是一种涵盖个人身份信息的、经过精心设计的纸质介绍性媒介，它具有自我介绍的功能，在当今的社会中，名片是不可或缺的社交工具，正确使用名片，也是社交礼仪的基本要求。一张标准的名片，一般包括三方面的内容：一是本人所在的工作单位、单位的徽记和工作部门；二是本人的姓名、职称或职务；三是联系方式，包括单位地址、邮政编码、电话号码以及电子邮箱。名片交换的礼仪如下：

1. 递送名片　递送名片时，起身站立，郑重其事，落落大方，双手奉送，递送时注意要将名片的正面正对对方，并配合谦辞敬语"请多指教""以后保持联系"等，不可用左手递送名片。如果是交换名片，地位低的人一般要先将名片递给地位高的人，如果不了解对方的身份，那应该先把自己的名片递送给对方。

2. 接受名片　当别人要递送名片给自己或者交换名片时，要立即停止手中所有的工作，立即起身站立，面带微笑，目视对方，双手捧接对方递过来的名片，并口头道谢。如果双手不方便时，可以只用右手接。接过名片一定要认真看一遍，一来表示对对方的尊重，二来可以了解对方的身份。

3. 索取名片　索取他人的名片时，最好不要直言相告，因为强行索取名片是很不礼貌的一种表现，根据具体情况可以采取以下几种方式索取名片。①明示法，"欲将取之，必先予之"，主动递上自己的名片，如："您好，这是我的名片，请多多关照。"这多用于相对比较熟悉的人之间。②交换法，向对方提议交换名片，但是措辞语气要委婉，如："李主任，您好！很高兴认识您，不知能不能有幸跟您交换一下名片。"说话的同时要双手递上自己的名片。③谦恭法，主要用于向尊长者索取名片，如："今天非常荣幸能认识您，今后我该如何继续向您请教？"④询问法，适用于向平级或下级索取名片，如："今后我该如何跟您联系？"

（四）行礼

在日常交往中，最常见的会面礼仪有微笑、握手礼、致意、鞠躬礼等。

1. 微笑　微笑是一种最常用、最自然、最易被人接受的面部表情，也是人际交往中最有魅力的礼仪。微笑是人际交往的润滑剂，微笑可以给人们留下最美好的心理感受，是化解矛盾和误会的有效措施；对于医院的患者而言，微笑是一剂疗效最好的镇静剂。具体礼仪要求详见第九章有关内容。

2．握手　握手也是日常交往中最常见的一种礼节。握手的动作虽然简单，但却蕴藏着复杂的礼仪细节，承载着丰富的交际信息。握手的场合、姿势与时间的长短不同，往往表达出握手对对方的态度。

（1）握手的场合：遇到较长时间没见面的熟人时；在比较正式的场合和认识的人道别时；在以本人作为东道主的社交场合，迎接或送别来访者时；拜访他人后辞行时；被介绍给不认识的人时；在社交场合，偶然遇上新朋旧友或上司的时候；别人给予你支持、鼓励或帮助时；表示感谢、恭喜、祝贺时；对别人表示理解、支持、肯定时；得知别人患病、失恋、失业、降职或遭受其他挫折时；向别人赠送礼品或颁发奖品时等，以上这些情况都是适合握手的场合。

（2）握手的要求：①握手时不能戴着手套，女士的薄纱手套和军人的手套除外。②身体条件允许的情况下，尽可能站立握手。③握手的姿势，不同的手势传递着不同的寓意。握手一般要遵循"一二三"原则：距对方大约一步远（约1米），用力大约二公斤，时间大约为三秒。握手时目视对方，面带微笑，上身稍向前倾，两足立正，伸出右手，四指并拢，虎口相交，拇指张开与对方的手相握，力度适宜，时间恰当，握手的同时稍事寒暄。有时，为了表示热情，下级对上级，晚辈对长辈，或亲人之间，可以双手紧握对方的手并上下轻轻摇动。这种双手相握的方式，只适用于亲朋故友之间，用以表达深厚的情谊，但是不适用于初识者与异性，因为会被理解为讨好或失态，所以双手相握不可滥用。

（3）握手的原则：一般而言，握手遵循国际上通用的"尊者决定"的原则。长辈和晚辈之间，长辈先伸手；男女之间，女士先伸手；上下级之间，上级先伸手；在主人和客人之间，当客人抵达时，主人先伸手后客人再伸手相握，这表示欢迎；当客人告辞时，应由客人先伸手与主人相握，这表示感谢和再见。如果需要和多人握手，握手时也要讲究先后次序，由尊而卑，先年长者后年幼者，先女士后男士，先上级后下级，先老师后学生等，如果大家的身份地位彼此接近或相同，那么一般以从右到左或从左到右的顺序进行。总之，一般在公务场合，伸手的次序主要取决于职位和身份；而在休闲社交场合主要取决于年龄、性别等。

（4）握手的禁忌：忌抢先出手，不讲顺序；忌左手相握，有悖习惯；忌以脏手或湿手与人相握；忌戴着手套，自视高傲；忌面无表情，不置一词；忌漫不经心，目光游移；忌掌心朝下，目中无人；忌用力不当，敷衍鲁莽；忌时间过长，让人不知所措；忌"乞讨式"握手，过分谦恭；忌"死鱼式"握手（握手时只给对方一截冰冷的手指尖），轻慢冷漠；忌握手之后立即擦拭自己的手掌；忌拒绝与他人握手。

3．致意　致意是一种用非语言方式表示问候的礼节，是日常交往中最常见的一种见面礼。人们往往通过致意表达彼此之间的问候、尊敬之意，通常用于相识的人或有一面之交的人之间在公共场合或距离较远时传情达意。致意是在人际交往过程中使用最多的一种礼节，它没有十分严格的模式，常用的方式有以下几种：

（1）挥手致意：伸出右臂，稍向前伸直，掌心向着对方，四指并拢，拇指微张，轻轻地摆一摆手，表示对对方的问候，一般用于向远距离的熟人打招呼。举手致意一般不发出声音，既不需要反复地摇个不停，也不需要像做广播操似的大幅度挥舞手臂。

（2）点头致意：也称颔首礼，面带微笑，目视对方，稍稍向下点一下头，表示向对方打招呼，适用于不适合交谈的场合。如会议进行中，或者在人声嘈杂的街道上等，也可用于在同一场合多次见面时。注意点头致意时，不可戴帽子。

（3）微笑致意：注视对方，轻轻一笑，表达友善之意，主要适用于相识者或只有一面之交者在同一地点、彼此距离较近但不适宜交谈或无法交谈的场合。当然，微笑是一种适用范围最广的礼节，任何场合下，各种致意方式都可以结合微笑致意，这样效果会更好。

（4）欠身致意：全身或身体上半身微微地向前鞠一躬。当遇到身份显赫的人时，这种致意方式最能表达出尊敬之意。欠身致意时不可以弓着背，扭着腰，否则欠身原有的恭敬之意将因之荡然无存。

（5）脱帽致意：微微颔首欠身，用距离对方稍远的那只手脱下帽子，然后将帽子置于大约与肩平行的位置，向对方致以问候之意，主要用于戴着帽子遇到熟识的人的时候。如果是老熟人迎面而过，也可不必脱帽，只轻轻地掀动一下帽子致以问候之意就行了。

致意时态度要诚恳，认认真真，当遇到对方向自己致意时，应以相同的方式回礼。

4. 鞠躬礼　鞠躬礼是东方国家常用的礼节，是人们用来表示对对方的恭敬、致歉或答谢的一种礼节，主要用于演讲或领奖前后、婚礼、悼念活动、演出谢幕等场合。

行鞠躬礼时，行礼人脱帽，规范站立，目光平视，男士双手自然下垂贴于身体两侧裤缝线处，女士的双手则应搭握下垂置于腹前，行礼时身体上部向前倾15°～90°，具体前倾的幅度依照行礼人对受礼人的尊敬程度而定，越是尊敬，前倾的幅度越大，鞠躬后立即恢复站立状态。受礼者一般以相同的姿势还礼，但是受礼者如果是长者、领导，也可以点头致意或握手答礼。

需要注意的是，鞠躬礼通常只行一次，只有追悼活动才会使用三鞠躬，因此施鞠躬礼时务必要注意场合。

二、护患交往礼仪

护士作为从事护理工作的专业技术人员，与患者的接触具有直接性、广泛性和连续性的特点，因此护士的职业素养、技术水平、服务态度、言谈举止都应充分体现出护士对患者的关爱与同情，这就要求护士在与患者交往的过程中必须具备良好的职业礼仪修养。

（一）爱岗敬业、无私奉献

护士应忠诚于自己的工作职责，视患者为亲人，无私奉献，不谋私利。当患者利益与个人利益发生冲突时，以患者利益为重，树立"辛苦我一个，幸福千万人"的崇高风尚。

（二）尊重患者，一视同仁

护理人员为服务对象提供护理服务时，必须要尊重患者的人格和应有的权利，要平等地对待每一位患者，护士不能因外貌长相、社会地位、经济条件、个人喜恶、兴趣爱好等对患者亲疏有别，更不能厚此薄彼，也不要训斥和歧视患者，使每一位患者都能得到应有的尊重，维护他们的尊严。

（三）文明礼貌，诚实守信

护理人员的言谈举止可以直接影响到患者对医院护理工作的信任和依赖程度，温文尔雅的举止、真诚和蔼的态度、温柔可亲的言谈，都会给患者留下深刻的"第一印象"，忌对患者冷言恶语，也不能在工作场合嬉笑打闹；当患者有问题向护士请求帮助时，要做到诚实守信，言必行，行必果，绝不能用含混不清的言辞来搪塞，对于不能完成的或者不能满足患者需要的事情，要向患者解释清楚，只有真诚相待，才能赢得患者的信任，才能建立良好的护患关系，才更有利于护理工作的开展。

（四）科学严谨，雷厉风行

护理学是一门科学性很强的学科，护士在临床工作中必须做到在任何情况下，都必须保持慎独的品行，树立严谨的工作态度和审慎的工作作风，这不仅关系到护理学科的发展，更重要的是直接影响到患者的生命安危。因此，护士对护理工作中的每一项检查、操作都必须严肃认真、一丝不苟。在紧急情况下，时间就是生命，护士还需要具备果断机智、从容镇静、雷厉风行的工作作风，任何的优柔寡断都有可能延误抢救的最佳时机，影响患者的生命安危。因此，护理工作除了要有扎实的专业知识和技能之外，还必须培养科学严谨、雷厉风行的工作作风。

（五）恪守信誉、保护隐私

当今，患者的隐私权越来越受到重视，护理人员在与患者交往的过程中，必须注意保护患者的隐私。患者为了健康的需要而将自己的隐私告诉医护人员，护士必须恪守职业道德，尊重患者的个人隐私权，涉及患者隐私的话题需要选择恰当的谈话地点；操作中减少对患者身体的暴露，需要暴露时必须遮挡患者的身体；不打探与治疗和护理无关的个人隐私，切忌将患者的健康信息泄露给别人，更不能将患者的隐私当作茶余饭后的谈资；只有保护好患者的隐私，才更能赢得患者的信任，更有利于护患关系的进一步发展。

（六）共情理解、关爱帮助

所谓共情，并不是简单的"悲患者之所悲、急患者之所急"，而是能够真正地站在患者的角度上看待问题，去感受患者的内心世界，理解患者的想法和行为，并设身处地地为患者着想。因此在与患者的沟通交流过程中，护士应多与患者共情，给予理解和帮助，减少患者的无助感。给予患者关爱与帮助，体现了护士的人道主义精神，也体现了护士为患者全心全意服务的精神。护士应以"四心"即爱心、耐心、细心和责任心对待患者，时时刻刻为患者的健康着想，一切以患者的利益为中心。

与患者交往的具体礼仪要求，见本章第二节"护士工作礼仪"。

三、与同事的交往礼仪

现代医疗机构，是一个以人的健康为中心的场所，在这个场所里共事的包括护士、医生、医技人员、药剂师、营养师及行政工作人员等。护士在为患者提供健康服务的时候，需要与其他护士和工作人员密切配合，而每个人的个性、文化水平、生活阅历、个人修养等各不相同，工作中必然会有很大的差异。因此，为更好地完成医疗护理工作，提高护理服务质量，必须要遵循相应的礼仪规范，这是确保患者康复的重要保证。护士与其他工作人员的关系可以分为护际关系、医护关系及护士与医技、后勤等其他工作人员之间的关系。

（一）护士与护士之间的交往礼仪规范

与其他护士友好相处，是护士保证工作顺利进行的先决条件，护理工作既有分工又有合作，因此礼待同事也是做好护理工作不可缺少的礼仪要求。

与同事相处的基本礼仪要求是：尊重同事、举止文明，宽以待人、严于律己，谦虚谨慎、不骄不躁。具体而言，由于职位身份的差异，同事之间的关系又可以分为上级与下级之间的关系、下级与上级之间的关系、平级之间的关系。

1. 领导与下属交往时的礼仪规范

（1）树立权威。在下属面前树立权威，不是以冷、硬、卡、压等手段来压制下属，而是依靠自己的工作能力、人格魅力和领导艺术开展工作。作为领导要首先提高自身的综合素质，以赢得下属的信服。

（2）以身作则。在构成领导影响力的诸多因素中，以身作则是重中之重。只有领导恪尽职守、廉洁奉公，在工作之中身先士卒、言出必行、言行一致，在下属面前才会受到拥戴。

（3）办事公正。不能以权谋私，假公济私，要公平公正地对待每一位下属，一视同仁，不能亲疏有别，只有这样才会赢得下属的信赖。

（4）以礼相待。在工作中，与下属保持适当的距离以及对其进行必要的批评、监督，但是任何情况下，对下属都要以礼相待，要尊重下属的人格，及时肯定下属的成绩，给予适当的奖励，当下属不能完全理解自己的意图时要耐心解释，切勿一味指责。

（5）关怀备至。作为上级领导，应该主动关心下属，多体谅下属的难处，多宽容下属的不足，生活上多关心照顾下属，只有这样为下属排忧解难，才能充分调动下属的积极性，才有可能进行良好的感情沟通。

2. 下属与上级领导交往时的礼仪规范

（1）尊重领导。这是对待上级领导的最基本的礼仪要求，在工作岗位上，必须将尊重领导放在首位，对上级领导要热情、大方、礼貌，不背后议论和指责领导。

（2）服从领导。认真执行上级下达的各项任务，遇到重大问题要及时向领导汇报，以示对领导的尊重。如果对工作有意见，要以谦逊的态度、合作的诚意、委婉的语言向上级反映，或加以保留，绝不可将其作为拒绝领导的理由。

（3）维护领导。明确自己的工作职责，自觉配合领导，不越权，照顾领导的自尊，听从领导的安排，维护领导的威信。

3. 平级护士之间交往时的礼仪规范

（1）相互尊重，以礼相待。这是同事间相处最基本的原则。每个人的成长经历、文化教育、兴趣爱好等各不相同，同事之间要相互尊重对方的人格、隐私、生活习惯等，"己所不欲，勿施于人"，不要把自己的观点强加给别人，如此才能相互融洽，赢得对方的尊重。

（2）团结协作，积极交流。护理人员在工作中相互支持、团结协作是完成工作的重要前提。在护理实践中，首先需要树立一种与全体员工荣辱与共的团队精神。在具体工作中，与自己的同事之间，既要分工又要合作，只有大家团结一致，集中全力，才能维护本单位的共同利益。

（3）互帮互助，取长补短。每个人都有自己的优缺点，在工作中要扬长避短，遇到问题要相互帮助。在护理工作中，年资老的护士有着丰富的临床经验，办事稳重，吃苦耐劳，而年轻的护士，有理想、有热情，但是经验不足。因此，工作中年长的护士要主动帮助年轻护士成长起来，年轻护士要谦虚谨慎，虚心向年长的护士请教，以弥补自身的不足，从而形成相互学习、取长补短、相互尊重的和谐的人际关系。

（4）宽以待人、严于律己。护理人员要具有宽广的胸怀，多为别人着想。护理人员的思维方式、性格习惯等各不相同，发生摩擦在所难免，如果处理不好将会影响工作。因此，护士首先要正确认识自己，意识到自身的不足，以求改正；同时，对于别人的错误也不能耿耿于怀，更不能积怨在心，应彼此宽容，既要有宽广的胸怀，又要有以大局为重的境界，以达到合作的最佳状态。

与同事交往的礼仪禁忌：一忌斤斤计较，为了一点小事而纠缠不休；二忌挑拨离间，在背后议论同事的隐私，搬弄是非；三忌态度冷漠，对同事持冷漠、敌对的态度，对同事的困难漠不关心。

（二）护士与医生之间的交往礼仪规范

医生与护士是工作上的合作伙伴，既相互独立又相互补充，共同组成了病房工作的主体，良好的医护关系是保证工作顺利进行的先决条件。护士与医生交往的礼仪规范如下：

1. 树立良好的专业形象　护士应利用各种机会，主动向医生介绍护理专业的特点与发展，以及本科室护理工作的开展状况，以使医生能够正确认识护理专业。同时，护士还应多向医生请教，了解医学发展的新技术，熟悉新的治疗方案，以扎实的专业知识和技术为基础，以虚心好学、稳重务实的态度赢得医生的理解与协作。此外，护士应该努力培养自己职业道德的涵养力、情绪行为的自制力，以取得患者和医生的信任，消除偏见。

2. 相互理解，相互尊重　由于医疗和护理是两个不同的专业，其知识范围、重点和深度是不同的。因此医护双方应该理解和尊重对方的工作，尊重对方的人格，在专业上相互学习，取长补短，在工作中明确各自应该承担的责任和义务。

3. 礼貌相待，团结协作　护士与医生是工作上的合作伙伴，护理与医疗是两个并列的要素，两者既有明确的分工，又必须密切合作，因为两者都是以服务对象即患者为中心的，医生制订的治疗方案为护理工作提供依据，护士执行医嘱也是对医疗工作的支持；两者还需要相互监督，护士要遵从医嘱又不能盲目执行医嘱，遇到问题要以真诚的态度向医生询问，不隐瞒、不幸灾乐祸。工作中出现意见分歧时，应本着求大同存小异的原则，不相互抱怨和指责，只有这样相互配合和监督，才能建立起合作与信任的医护关系，才能最大限度地维护患者的利益。

（三）护士与医技、后勤等其他工作人员的交往礼仪规范

在医院工作中，护士除了要与医生沟通外，还要经常与医技、后勤等工作人员交往，要处理好这些关系，必须遵循工作交往规范，在与这些工作人员进行交往的时候必须树立全局观念，相互尊重、相互理解、相互支持、相互配合。在交往过程中，不要带有一线工作人员的优越感，应主动尊重保洁人员的劳动成果，对其他科室工作人员的工作应予以支持与配合，尤其是对后勤保障人员的辛勤付出要表示感谢。只有这样，才能保证医院整个医疗和护理的质量，给患者提供优质的服务。

第二节　护士工作礼仪

护理人员给护理服务对象提供护理的过程中，自己的言行都会对服务对象产生影响，因此护士必须使自己的言行符合人际交往的行为规范，匹配工作岗位的要求，具备良好的职业素养。

一、门诊护士工作礼仪

患者在健康受到威胁后求助于医院，第一环节便是门诊。门诊部是患者接受检查和治疗的主要场所，是医院面向社会的窗口。人们评价一家医院的服务质量，往往都是从评价门诊工作人员的服务态度开始的，而患者到医院后首先接触的就是护士，其言谈举止、礼仪修养、服务态度都会给患者留下深刻的印象，代表和反映了医院的形象。因此，加强和提高门诊护士的工作礼仪修养，也是提升医院"窗口"形象的重要举措。

（一）导诊护士工作礼仪要求

随着社会的进步与发展，人们对医疗服务的需求也越来越多，在就诊时间、空间及服务方式上都希望得到更为方便灵活的服务。导诊服务在门诊的开展，便是医院为患者提供全面优质服务的体现，也是现代医学发展的需要，更是维持正常的医疗秩序，方便患者就医，改善医院形象的重要举措。导诊质量的优劣直接影响到医院的形象。

患者到医院后，会产生无所适从的感觉，候诊、检查、治疗及陌生的环境等都会使患者心理负担加重。患者期望受到重视和尊重，急切想见到医生，希望尽早明确诊断，以尽快接受治疗，而且门诊患者多，流动性比较大，面对这样复杂的门诊环境，导诊护士应遵循如下礼仪规范：

1. 展现良好的外在形象　首先，门诊导诊护士应保持淡雅清新的仪容、整齐干净的服装、稳重大方的举止，以饱满的精神状态、自然恬静的表情、温文尔雅的姿态接待患者。其次，导诊护士要用好常用岗位用语。语言表达要有礼貌，语音清晰，用词准确，语气温和，语速适宜。再次，工作时必须佩戴明显的导诊标志，在固定的导诊台和流动的导诊岗位上为患者

服务。当患者步入医院时，要主动迎上前去，以礼貌热情的态度、轻柔敏捷的动作、体贴恰当的语言去接待患者，给患者及家属热情、礼貌、干练的印象，使患者能够放松紧张的心情。

2. 尊重患者，给予患者理解与同情　患者来医院诊治，客观上存在着一种自卑、焦虑和担忧心理，希望被别人重视，希望获得理解与同情。护士如果缺乏同情心，对患者不够关心，甚至鄙视、冷落、怠慢患者，都会损伤其自尊心，使患者产生对抗和消极的心理。因此，在繁忙的导诊工作中，导诊护士应主动、和蔼地向患者打招呼，主动询问患者是否需要帮助，尽可能满足患者各种合理的需求。准确而迅速地解决患者的疑问，可以使患者感到重视，赢得患者的信赖，促进护患关系向良性发展。

3. 拓展知识面，提高业务素质　门诊的病员来源广泛，各有特点，导诊护士要满足各种患者的服务要求，就必须具备多学科知识。除应学习医学专业知识外，还必须掌握相关学科的知识，如心理学、社会学等，广泛了解当代医学的发展状况，尤其要了解医院各科室已开展的新业务、新技术，以便给患者提供针对性较强的服务。此外，不同患者对医院和医学常识的了解程度也不一样，导诊护士要根据不同的患者采取不同的导诊方式。

知识拓展

不同类型患者的导诊方式

（1）老年病、慢性病患者及做预防保健的儿童和孕妇等经常来院诊治、咨询者，对医生、诊室、医院环境比较熟悉，多能自行去候诊。对就医不便的老年人，导诊护士应给予帮助。老年病人往往多病共存，护士应注意观察区别本次就诊的主要病情、体征，便于及时做出判断，正确分诊。对孕妇应进行必要的妊娠期卫生保健、妇婴心理卫生咨询指导，以消除其不必要的顾虑，预防妊娠期反应带来的恐惧不安或过分紧张。对情况正常的孕妇安排到普通产前门诊检查，母婴有高危因素的安排到高危门诊检查，并根据病情变化随时调整。

（2）初诊、农村来的、对医学知识了解甚少的患者，其就诊时往往十分茫然，对所患的病不知道到哪里就诊。这时导诊护士应主动关心咨询，了解其就医目的，指导就医。对外地、农村的病人，因其对就医环境、程序不熟悉，应带领其前往就诊处。

（3）具有一定隐私的患者如性病患者，往往有恐惧感、羞耻感，盼为其保密；妇科、泌尿系统疾病患者在异性医生面前表现羞怯，表情紧张，病情叙述吞吞吐吐，想找同性医生就诊，导诊时应注意保护患者的自尊心，为其保密，尽量安排同性医生诊治。护士间或护士与医生之间不要窃窃私语，议论患者的病情。

（4）疑难重症患者，常常把疾病得以诊断和治愈的希望寄托在专家身上，期望值很高。其往往很早就来候诊，表现焦虑、惶恐不安，对疾病的发生、发展、治疗措施都存有不少疑问，希望得到这方面的知识与指导。导诊护士应热情接待，了解患者心情，对其提出的疑问应耐心、细致解答，给予帮助，消除患者紧张、焦虑、恐惧等不安情绪。做好专家、专科门诊及特色门诊的介绍，扩大医院知名度，把目前医院拥有的技术手段，诊疗设备、特色医疗项目介绍给患者，告诉患者专科疾病诊疗检查前应做好哪些准备工作，使其做好开诊前的准备。

4．维持良好的就医秩序，为患者提供舒适的就医环境　门诊的就医秩序是门诊环境中的一个重要组成部门，导诊护士应采取各种有效的方法，维持良好的就医秩序，为患者创造一个舒适、安静的门诊环境。导诊护士在维护就诊秩序、方便患者就诊时，应对众多候诊患者的基本概况做到心中有数，分清轻重缓急，遇到突发的危重病人和老弱患者，应优先安排就诊；还要注意观察患者的病情变化，对看病过程中的老弱患者应用轮椅护送，对突发的危重患者，应主动地询问患者的病情，观察病情变化，配合医生积极进行抢救，防止病人在门诊就诊时发生意外，延误抢救时机。

（二）门诊治疗室护士工作礼仪要求

门诊治疗室是为门诊就诊患者提供治疗的一个重要场所，它要求护士熟练掌握各种治疗技术操作规程，完成各项操作工作，在给患者治疗的短短时间内了解患者的心理状态、心理需要，建立良好的护患关系，使患者达到治疗和康复所需要的最佳身心状态，达到最佳的治疗效果，因此要求护士的一言一行给患者留下良好的印象，起到窗口作用。

1．保持整洁端庄的仪表　整洁朴实的外表，优雅端庄的举止，能给人以稳重踏实的感觉，患者会感到安心、放心，主动配合治疗。反之，如果护士衣帽不整，行为粗鲁，则给患者以轻浮的感觉，甚至产生厌烦的情绪，导致患者对医院失去信任。在护士的仪表中尤其要注意表情，因为患者大多有疑心加重的心理反应，自然亲切的表情可表达对患者的同情、鼓励和帮助，使患者对护士产生一种亲切和信赖感，树立对疾病恢复的信心。相反，护士冷淡、惊讶或喜怒无常的表情，则会使患者担心害怕，加重其思想顾虑，影响对疾病的治疗与恢复。

2．具备娴熟过硬的操作技术　过硬的护理操作技术和深厚的专业理论功底，是护士更好地为患者服务的前提，也是尊重患者生命的一种表现。门诊治疗室护士应以过硬的技术操作解除患者的痛苦，增强其同疾病做斗争的信心。当护士接过患者的治疗单，准备为其治疗之时，要做到忙而不乱，急而有序，动作敏捷轻柔，观察仔细认真，准确熟练地执行各种技术操作规程，使患者产生一种信赖感和安全感，放下思想包袱，心情舒畅地配合治疗。反之，护士操作不熟练，丢三落四，会加重患者的心理负担，使其产生畏惧心理，影响配合治疗的积极性。

3．具有健康宣教的能力　虽然门诊的患者治疗时间相对较短，但治疗时间也是最佳的健康宣教的时间，因此门诊治疗护士应在治疗过程中，针对患者的病情进行健康宣教。因患者受教育的程度、理解能力、年龄等都不同，所以在进行健康宣教时，应根据患者的情况，选择通俗易懂的语言向患者宣传有关疾病治疗和护理的相关知识。另外，还可以将门诊常见疾病的治疗和护理的有关内容制成小册子，待患者治疗结束时，主动发给患者，使护理工作得以延续。适时的健康宣教，既可以通过交谈了解患者的心理状态，给予有针对性的护理，又能使患者了解自己疾病的相关知识，心情得以放松，同时也能消除护患之间的隔阂，建立良好的护患关系。

二、急诊科护士工作礼仪

急诊科（室）是医院中急重症患者最集中、病种最多、抢救和管理任务最重的科室，是抢救危重患者的主战场。当生命垂危的患者被送进急诊室后，患者及家属紧张、焦虑甚至恐惧的心情都交织在一起，他们把所有生的希望都寄托在医护人员身上，医护人员的一举一动、一言一行都成了患者和家属判断病情发展与转归的信号灯。急诊护士良好的礼仪修养是做好急诊工作的关键所在，崇高的职业道德、精湛的业务技术、敏锐的观察能力、强大的心理素质、良好的沟通能力都是急诊护士应具备的礼仪修养。

（一）具有良好的职业道德修养

急诊护士必须具备良好的医德，全心全意为患者服务，要理解患者、尊重患者、急患者之所急，时刻把"救死扶伤，践行人道主义"作为毕生工作的座右铭，有高度同情心，视患者如亲人，不怕脏、不怕累，积极实施抢救。

（二）充分做好抢救准备，积极配合抢救工作

急诊抢救的目的就是要在最短的时间内采取最有效的措施，防止疾病进一步恶化，防止身体各器官遭受进一步的损害，为下一步的治疗赢得时间。因此，急诊工作分秒必争，这就要求护士除应有精湛的业务技术之外，还应有组织抢救、配合抢救的能力。要做好各种抢救设备、药品、物品的准备，同时自身也要能随时进入状态，熟练掌握各种抢救器械的使用方法，掌握各种抢救措施，同时还要积极主动地与医生做好配合，抢救过程中，注意随时与同事沟通，确保执行医嘱的准确性。

（三）具备敏锐的观察力和较强的应变能力

来急诊科就诊的患者，大多病情危重，病情瞬息万变，如得不到及时救治，将危及生命，这就需要护士具有敏锐的观察力，以便能及时发现患者病情的变化，为临床诊断和治疗提供可靠的依据，为患者的抢救赢得时间；护士还应具备较强的应变能力，针对突发的情况，能够迅速做出判断，果断地采取有效措施，始终做到临危不惧，沉着冷静，急而不慌，忙而不乱，灵活机智。

（四）理解患者，妥善处理好与其家属的关系

急诊的患者起病急，病情重，患者和家属都无思想准备，普遍存在着急躁、忧虑、恐惧等心理，担心延误治疗时机，害怕诊断错误和处理不当造成更为严重的后果，同时他们又寄希望于医护人员，救治心理非常迫切，有时在言语、行为方面会表现出不满、冲动，使人际关系变得紧张起来。此时，护士应理解患者及其家属的心情，以宽大的胸怀，热情地照顾患者，启发患者和患者家属能够正确对待疾病。在抢救过程中，要随时观察患者家属的言行，给予必要的解释与安慰，理解他们的过激行为，冷静对待，避免使用刺激性和冲突性的语言，注意随时向家属交代患者病情的变化情况使他们有思想准备；在使用语言时也要注意，不要使用绝对和肯定性的语言，避免激发矛盾，引导他们在患者面前保持良好的心境，积极配合医护人员，为患者营造一个良好的就诊环境。再者，护士自身的言行也会对患者和患者家属起到稳定情绪的作用，护士表情自然、举止有条不紊、技术娴熟、作风严谨，动作稳、准、快、轻，这样也可以消除患者及家属的疑虑，给其以心理安慰，

这对抢救工作也是非常重要的。

三、病房护士工作礼仪

经过门诊的诊治之后，为进一步检查和治疗，患者被收入院，病房便成了最主要的卫生保健场所。护士作为病房内主要的工作者，应以热情礼貌的态度对待患者，积极主动地安慰患者及其家属，为其提供专业贴心的服务，尽可能满足他们的合理需求，使患者能够安心住院，树立战胜疾病的勇气和信心。

患者住院过程主要包括办理入院手续、在病房中接受各种治疗和护理、办理出院手续等三个基本环节，在每一个环节中，对护理人员工作礼仪的要求都有侧重点。

（一）患者入院护理礼仪

1. 指导并协助办理入院手续 患者或其家属手持门诊大夫签发的住院证来到住院处时，护士应礼貌地指导其办理入院手续，如填写入院登记表、交纳住院押金、办理医疗保险等，由于患者或家属在办理入院手续时，往往比较着急，会表现出不知所措或不耐烦，护士一方面要对患者表示出同情，另一方面要耐心地指导患者或家属办理入院手续，将患者安排好。手续办完之后，住院处的护士要电话通知病区值班护士，做好迎接患者入院的准备。

2. 护送患者进入病区 在护送患者进入病区时，要热情对待患者和家属，主动与其进行交流与沟通，对提问要耐心地给予解答。护送过程中，能步行的患者可扶助步行；不能行走的或病情危重的患者可用轮椅或平车护送，同时注意保证安全。护送过程中还应注意保暖，保证输液、吸氧等必要的治疗不中断。整个护送过程中，护士的动作要娴熟、稳重，送入病区后，要礼貌、耐心、仔细地与值班护理人员就患者的病情、物品等进行交接，做到服务有始有终，环环相扣。

（二）患者进入病区后的护理工作礼仪

1. 新入院患者的接待礼仪 新入院的患者往往会因人生地不熟而产生孤独感，因此当患者进入病区时，病房护士要面带微笑，起身迎接，并安排患者落座，给予热情的问候和自我介绍，如："您好，我是值班护士（或办公室护士），今天由我负责接待您，请您先把门诊病历交给我。"应双手接过病历以示尊重。如果同时还有其他护理人员在场，其他护理人员也应主动向患者或家属打招呼，亲切微笑，点头示意，以示欢迎。

办理完有关入院手续后，护士要引导患者进入病房。在引导的过程中，护士要主动帮助患者拎包或其他的物品。护士要在患者侧前方的位置与患者同行，边走边向新入院的患者进行相关的介绍，首先对自己和主管医生作简单的介绍："您好，我是您的责任护士，我叫×××，您叫我小×就行了，您有什么事情可以随时找我，您的主管医生是××大夫，一会儿他就会来看您。"如果病情允许，也可以同时介绍病区环境，如护士站、医生办公室、卫生间、配膳室、治疗室、处置室等，之后送患者到床旁，并向患者介绍病床相应的使用区域及有关设备的使用方法。对住院制度如探视制度、陪护制度等进行介绍时，须使用礼貌用语，注意语气和措辞等，尽量多用"请""您""谢谢"等字眼，避免使用"不准……""必须……"等命令式语言。在介绍过程中，要耐心、细致、语速不宜太快、内容简短精练，一来展现护士的礼貌得体，二来可以使患者感到放松，是形成良好护患关系的开始。

2. 患者住院期间的护理工作礼仪　患者接受护理服务的过程中，护士的言谈举止都会对其心理产生影响，甚至会影响到患者的治疗效果，这就要求护士在进行护理活动时必须遵循以下礼仪规范：

（1）优雅的外在形象。护士在工作中，站、坐、行姿态优美、端庄，护理操作规范、熟练，动作舒展、轻柔，可以给患者以安全、优雅、轻松、细腻、灵巧的感觉，使患者及家属能够信任护理人员，产生治疗的安全感。

（2）良好的服务态度。因环境的陌生，患者大都会不同程度地产生不适应感，会经历一个重新适应新环境的过程，在这个过程中，护士应以亲切的话语、周到的服务使患者感到温暖，使其能尽快适应环境，减少孤独感。一个亲切的问候、一句鼓励的话语，甚至一个小小的关心的动作都会使患者感到舒心，更加愿意与护士亲近，使护患关系更为融洽。另需注意的是，患者因其病情、家庭状况、经济条件、文化素养等不同，需求也千差万别，所以护士要针对不同的患者，通过不同的途径，采取不同的措施，及时满足患者合理的需求，减少他们的后顾之忧。

（3）精湛的护理技能。丰富的专业理论知识和娴熟的操作技能是护士最基本的职业素质要求，是消除患者及其家属顾虑的关键因素。作为一名合格的护士，必须熟练掌握操作的基本技能，并不断学习和掌握新的护理理念和新技术，以更好地为患者服务。同时，安全准确的护理服务也是获得患者信任的先决条件，因此护士在临床工作过程中，必须做到思维缜密、动作敏捷，操作准确，遇到患者病情变化或其他紧急的情况，要沉着冷静，凭借自己积累的经验，给予准确的判断和处理，以争取患者最佳的治疗时间。

（三）患者出院时的护理工作礼仪

患者经过治疗和护理，病情痊愈、好转或因为其他情况需要离开医院时，护患关系进入结束期。结束期是护患关系最融洽的时期，即使曾经发生过不愉快，也会随着疾病的恢复、好转以及护士的主动沟通而改变，因此这使护士更应注意礼仪规范，使护患关系有一个完美的结束。

1. 祝贺出院，征询意见　患者出院时，护士对患者的病情好转或痊愈要表示祝贺，感谢其在住院期间的理解与配合；对自己的工作不足之处，对患者的照顾不周之处，向患者表示歉意，并请患者及其家属多提意见和建议；同时，向患者表示即使患者出院，随时还会对其提供力所能及的服务，让患者感受到出院后护士的关怀还会一如既往。

2. 出院指导，细致入微　协助患者和家属办理出院手续，指导患者出院后的注意事项：如何康复、如何用药、饮食起居应注意的问题等，并告知患者随访和复诊的时间、地点，以保证治疗的连续性。

3. 出院送别，周到有礼　出院手续办理完毕，帮助患者及其家属整理用物，根据患者的病情，护士应选择恰当的方式如步行、轮椅或平车等，将患者送至门口或车上，并嘱咐患者多保重，向患者及家属行握手礼或挥手礼等告别。

（四）各病房护理工作礼仪的特点

各个病房由于所收治患者的病种不同、治疗方法不同，护士所具备的护理礼仪也具有了各自的特点。

1．内科病房护理工作礼仪　内科病种繁多，病症复杂，涉及各个系统、器官，而且慢性病多，患者年龄跨度大，危重患者多，再有一个显著的特点就是很多疾病易反复，迁延不愈，这些内科病房的特点，也就决定了内科病房护理工作的礼仪要求。

（1）充分理解患者。疾病的反复、迁延不愈，往往使患者具有较为压抑或盲目乐观的心理特征，因此护士应探索不同年龄、不同病种的患者从入院到出院心理变化的规律，有针对性地进行心理护理，根据情况给予真诚的发自内心的微笑，时刻以热情、饱满的情绪状态面对患者，使患者减少或消除不良的心理反应，能够主动配合治疗和护理。

（2）敏锐的观察力。内科的疾病往往需要护理具备敏锐的观察力，动态观察患者的病情，准确及时地发现病情的变化，尤其注意善于发现各种疾病出现危险的先兆，以便为患者赢得抢救时间。

（3）扎实的急救能力。内科疾病常常会出现病情的突变，因此护士除了需具备较高的业务素质之外，还必须具备扎实的急救技能，技术熟练，动作敏捷，争分夺秒，急而不慌，临危不乱，配合医生采取最佳的抢救措施进行抢救。

（4）良好的健康教育能力。内科疾病的住院治疗往往只是疾病恢复过程中一个小小的环节，多数患者出院后仍需要继续自我护理，因此需要护士在患者住院期间，有计划地对不同年龄、不同病情的患者进行健康教育，并鼓励患者主动参与。在进行宣教的过程中，注意言辞语气的选择，耐心解答患者随时可能提出的问题，通过有效的健康教育，使患者在出院前能够具备出院之后进行自我照顾的能力。

2．外科病房护理工作礼仪　外科疾病的主要治疗手段为手术，所以不管何种手术、不管手术大小，因麻醉和手术都具有潜在并发症的危险，都会对患者造成心理上的刺激，使其产生恐惧、焦虑等心理，术后患者也往往因伤口的疼痛、活动受限等原因，表现出烦躁、焦虑不安等情绪上的变化。针对以上特点，外科病房护理工作礼仪要求如下：

（1）做好术前教育，稳定患者情绪。护士应根据患者的年龄、性别、性格、经历、文化程度、病种、病情等，采取有针对性的术前教育和心理护理，训练患者手术后可能用到的应对方法和锻炼技巧，也可以介绍一些疾病相关的知识，以增加患者和家属的安全感，减少其焦虑，缓解其紧张的情绪，增加对手术的信心。

（2）术后及时告知手术效果。患者麻醉清醒后，要及时告知患者手术顺利，鼓励患者忍耐几天伤口的疼痛，适时地给予患者鼓励与表扬，使其主动配合术后的治疗和护理，减少手术并发症的发生。

（3）及时帮助患者缓解疼痛。疼痛的程度与很多因素有关：手术的原因、病情、患者自身的原因，甚至周围的环境都会影响到疼痛的程度，因此护士要掌握疼痛的有关知识，及时帮患者缓解疼痛，除了遵医嘱给予药物止痛外，还可以引导患者通过其他途径减轻疼痛，同时注意环境的安排，避免因环境因素加剧疼痛的程度。

（4）鼓励患者积极面对术后的特殊状态。某些手术可以使患者的体象发生改变，比如乳腺切除术、结肠造瘘以及外伤造成患者残疾等，患者除了承受机体上的疼痛，心理上也会受到重大创伤，护士应根据患者的情况给予关心和帮助，鼓励他们面对现实，帮助他们树立战胜疾病的信心。

3. 妇产科病房护理工作礼仪　妇产科收治的患者的发病部位为女性的特殊部位，涉及患者隐私，患者存在羞涩、自卑、胆怯、焦虑等心理特征，因此，妇产科病房护士必须遵守如下礼仪规范：

（1）尊重患者，保护隐私。妇产科的疾病涉及患者隐私，医护人员一定要保守患者的秘密，尊重患者的隐私权，切忌在患者背后窃窃私语，更不能将患者的病情当作谈资，也不能将患者的隐私向外散播。对某些特殊原因导致疾病的患者，比如性病患者、未婚先孕者，沟通交流时，护士应注意不讽刺、不挖苦，更不能背后窃窃私语，以免对患者的心理造成影响。

（2）因势利导，个性服务。由于妇产科疾病的特殊性，患者往往担心疾病对自己产生各种影响，从而产生自卑、抑郁等心理变化，不同年龄阶段女性的担忧也各不相同，因此需要护士针对不同的患者，考虑她们每个阶段不同的需求，给予有针对性的引导，使其能够正确地认识疾病和治疗疾病的手段，能够主动配合治疗与护理。

（3）积极沟通，科学宣教。在妇产科，新生命的突然降临往往会使初产妇手足无措，而有些产妇因与父母的意见不统一等，往往会出现产后抑郁等心理变化，因此，护士要仔细观察，积极沟通，及时解决孕产妇的各种疑问，宣传科学，通过健康教育，使产妇及其家属相信科学，树立科学育儿观，并就产后母乳喂养及产后锻炼等方面给予科学的指导。

4. 儿科病房护理工作礼仪　儿科主要收治的是新生儿到14岁的孩子，这个年龄段的孩子，正处于生长发育阶段，创造力、模仿力、求知欲都比较强，具有强烈的好奇心，活泼好动，但是自制能力较差，极易情绪化，再加上患儿多为独生子女，患儿及其家长对医疗服务的要求越来越高，这些都对儿科医务工作人员的言行举止提出了特殊的要求，儿科护士应遵守如下工作礼仪规范：

（1）建立良好的护患关系，缩短患儿与护士的心理距离。作为儿科护士，要关怀爱护每一个幼小的生命，把每一个患儿都当作自己的孩子来看待，及时满足他各个方面的需要，增加他们的安全感。对患儿不自觉的不当行为，如尿床等，应持宽容态度，体谅并帮助患儿消除紧张、自责与委屈。在护理患儿时，护士与患儿应注意保持适当接触，经常拉拉他的手，摸摸他的脸，陪患儿做游戏，给患儿讲故事等，使他们能够与护士亲近，消除心理障碍，身心放松，很好地配合治疗。

（2）学会与患儿沟通，减少患儿的心理恐惧。恐惧是患儿入院后首先产生的心理反应，表现为哭闹、拒食、睡眠不安等，护士应学会如下沟通手段：①要为患儿创造舒适、畅快、生动、活泼的生活氛围。比如病房采用浅绿色、浅蓝的的墙面，墙壁上绘制儿童喜爱的图案，被子、窗帘选择儿童喜欢的颜色，护士服也可以选择粉色或者小碎花的，环境布置时要有孩子可以玩的玩具室或者玩具区等，减少孩子的恐惧感。②针对不同的患儿予以不同的沟通方式，如对婴儿期患儿需要经常抱逗，满足患儿安全的需要；对幼儿期患儿要多接触，讲故事，做游戏以增加信任；对5～7岁的儿童和多数男孩，则针对其坚强、勇敢等行为心理，多用鼓励、安慰的语言，激发其自尊心；对有好强心的患儿及时给予鼓励；对荣誉感强的患儿不断给予表扬；对女孩子则赞扬她的美丽与聪慧等；对学龄期儿童、有语言理解能力的患儿，给予恰当的赞美语言，调整患儿的情绪状态。③在进行操作前微笑而又耐心询问患儿的病情，用简单通俗的道理向患儿解释进行操作的目的、好处和方法，可采取"榜样"的作用，消除其紧张、恐惧心理，取得主动配合。给予适当、积极的暗示性语言，使患儿感到安全，树立信心，从而主动接受治疗；治疗过程中适时交流沟通，观察患儿的心理变化，有针对性地给以心理诱导，使患儿心理上进一步适应，在感情上达到信赖程度，完成从被动接受到主动接受治疗的心理过渡；在治疗时做到轻、准、稳、快，以娴熟的治疗技术，准确、迅速地完成操作过程，把疼痛刺激减少到最低限度。切忌使用强迫恐吓的方法使病儿顺从，否则反而会加重患儿的恐惧和逆反心理，影响操作的正常进行，延长其治疗时间。

（3）协调好与家长的关系，积极争取其配合治疗。孩子患病后，家长心理承受能力减弱，格外紧张焦虑，对护士的操作技术水平要求增高，有时会出现心理和行为异常。作为儿科的护士，要以高度的职业责任心正确对待，以自己的热情服务和熟练操作来赢得家长的尊重和信赖，要设法让年轻父母在心理上接纳护理人员。首先，对家长要态度友善、随和，对他们的劳累、焦虑表示理解和同情；要善于倾听他们的意见，探寻他们的疑问或不满的真正原因，耐心解释以争取双向谅解。其次，利用晨间护理、护理查房、治疗时与患儿家属接触的机会，主动提供医疗信息，介绍治疗进程及医疗护理方案，深入浅出地给他们讲解疾病须知及营养保健知识，进行康复指导，鼓励他们参与护理，以自己的示范作用提高家长的信心。平时，对家长的良好合作多给予肯定、赞扬，发挥家长积极性，提高参与成效。

四、手术室护士工作礼仪

手术室是医院外科治疗的职能中枢，手术室护士工作责任重、劳动强度大，护士必须严格要求自己，一丝不苟地完成手术准备及配合工作，绝对不容许出现错误，否则就有可能造成不可挽回的影响甚至危及患者生命。

（一）术前工作礼仪

手术是一种有创伤性的治疗方法，会给患者带来强烈的心理和生理刺激。大多数患者都害怕手术，特别是第一次手术的患者，多表现出紧张、焦虑和恐惧的心理。因此，手术室护士不仅要配合医生做好手术，还应关心患者、尊重患者，加强与患者的沟通，以减轻因手术引起的不良生理及心理反应，保证手术的顺利进行。

1. 加强沟通交流，做好术前访视　手术室护士在手术前应详细了解患者的情况，包括患者的一般情况、疾病诊断、手术部位、心理状态、对疼痛的认识和对手术成功及预后的担忧等。重点了解患者对手术的态度，引导患者说出心里的顾虑和要求，运用通俗易懂的语言并根据患者的具体情况给予恰当的解释和说明。护士对于不清楚或者不明白的问题，不要含糊其辞，应请医生解释清楚，避免一些容易引起患者不安的词汇，如死亡、大出血、危险等，对手术过程的解释也不要过于详细，以免增加患者的心理负担，总之，通过有效的沟通，引导患者做好术前心理准备。

2. 仔细查对，严防接错患者　手术前，手术室的护士要到病房接患者，过程虽然短暂，但却是病房与手术室链接的最关键环节，手术室的护士应以亲切和蔼的态度、严谨认真的作风接手术患者。推一辆整洁的平车来到病房后，先与病房的护士，仔细核对患者的床号、姓名、性别、诊断、手术项目等内容，严防接错患者，同时还要跟病房护士核实术前准备工作是否都已完成。再次与患者核对相关信息后，主动热情地协助患者上平车，推车平稳，注意保暖。

（二）术中工作礼仪

绝大部分患者进入手术室后，都会有陌生感和无助感，此时医护人员的言行就成了患者判断手术情况的"晴雨表"。因此手术过程中，护士尤其要注意自己的言行，表情自然，举止从容，以减轻患者的心理顾虑。

1. 礼待患者，缓解患者心理压力　患者进入手术室后的心情是复杂的，包括对陌生环境的焦虑，对手术程度的担忧，对麻醉意外的恐惧以及对手术预后的猜测等。对此，手术室的护士应主动与患者沟通，用亲切、平等、通俗易懂的语言向患者介绍手术室的环境、手术医师和麻醉医师的情况，手术前指导患者摆好体位，并及时询问患者的感觉，观察患者面部的表情，注意遮挡患者的身体，减少暴露，保护患者的隐私。有条件的话，巡回护士可以跟患者谈一些与手术无关的话题，分散其注意力，减轻其心理压力。

2. 言谈谨慎，减轻患者的心理负担　由于手术过程中意识清醒的患者对手术器械的撞击声和医护人员的谈话非常敏感，因此医护人员在手术过程中应尽可能减少交谈，如需交谈，言辞应谨慎，不要说容易引起误会或加重患者心理负担的话，如"糟糕""不对""错了"等；手术过程中，医护人员要沉着冷静，不要在患者面前露出惊讶、可惜、无奈等表情，以免对患者造成不良暗示及不必要的心理负担。

（三）术后工作礼仪

手术虽已结束，但是术后的护理却是非常艰巨的，因此护士应加强术后沟通与观察，保证手术效果，提高手术疗效，保障患者生命安全。

1. 密切观察，有效沟通　手术结束后，护士要首先观察患者术后的情况，注意麻醉消退的情况，主动告知患者手术的效果，这也是患者及家属最为关心的问题。对一些效果不是十分理想的手术，护士应根据患者的知情要求和对不良信息的承受力采取适当的沟通方式。护士还应鼓励患者说出自己的内心体验和感受，及时解答患者提出的疑惑，对不能回答的问题，可请手术医生帮助解释，以减轻患者的担忧。

2．认真交接，关心体贴　手术结束后，手术室护士要护送患者回病房，将患者安置在病床上后，仔细检查各种导管是否通畅，手术伤口有无渗血，患者的意识如何，测量生命体征，认真同病房护士进行交接，然后告知患者或患者家属手术过程顺利及术后效果理想，请他们不要担心，感谢患者配合手术，交代患者及家属术后应该注意的问题，比如体位、输液等，并祝患者早日康复。

五、涉外服务礼仪

随着改革开放的进一步深化，对外交往日趋增多，涉外医疗也越来越受到重视。涉外病房既是保护外国友人身体健康，为他们解除病痛、治病救人的地方，又是反映我国医疗状况和水平的对外窗口。医护人员的言谈举止会反映出我国医疗水平及专业素质的高低，这就对涉外病房的护士工作礼仪提出了更高的标准与要求。

1．展现良好的外在形象　涉外病房的护士要讲究仪容、服装整洁、举止端庄、落落大方、不卑不亢、表现自然、和蔼可亲、尊重患者、热情周到，不向患者兑换外币，不收受礼品和礼金。言谈的态度诚恳、自然、大方，表达得体，使患者感到护士可亲、可信、可敬。对于一些与治疗护理无关的，如邮寄包裹信件、外出向导、代买物品等，护士要诚心实意帮助他们，在不违反国家保密制度的情况下尽量满足他们的要求，解除其后顾之忧。

2．加强有效的交流沟通　语言是医务人员与患者相互交流必不可少的工具，语言沟通对护理工作起着重要的作用。涉外护理对护士的外语水平有较高的要求。相当一部分外国友人不懂中文，在与我国医护人员交流时存在很多语言障碍，作为涉外病房的工作人员，要具有一定的外语水平，注重语言交流技巧，才能更好地开展工作。应注意礼节，要善于心平气和地对患者讲话。在进行各项操作前，应向患者陈述理由，说明对疾病有何裨益，以得到患者的理解和支持。护士应利用更多的时间与患者交谈，同他们交朋友，掌握他们的语言并教他们学说汉语，这既提高了护理人员的外语水平，又实现了与患者的沟通。护士应主动学习日常会话及问候语，即使用不流畅甚至有语法错误的外语与患者交流，甚至用写字交流，也可达到交流的目的，同时还可赢得患者的钦佩和敬意。有时，护士说几个外语词汇，说几句简单用语也可缩短与患者的距离。护士不可能对各种外语都有了解，因此，要尽量把工作集中在翻译在场时完成。对于刚入院患者和危重的患者，还可请陪伴或同语种的患者做翻译。

非语言性沟通在涉外护理工作中起着非常重要的作用，通过非语言沟通可以消除部分语言障碍，改善护患关系，提高护理质量。非语言沟通所表达的信息更接近事实，比如手势、姿势等，触摸如握手、搀扶可使患者感到护士对其的关怀；运用空间距离（界域语），可以使患者感觉到安全感等。

3．尊重不同患者的宗教信仰、民族习俗　患者来自世界各地，他们的宗教信仰不同，文化背景不同，生活习惯也千差万别。在医疗护理工作中，最明显的文化冲突有语言、饮食、交往、信仰和价值观等方面的差异，护理工作中要注意区别对待，做好多元化文化护理，不触犯患者的忌讳。

知识拓展

不同的宗教节日

基督教的重要节日：圣诞节、复活节等。

佛教的重要节日：佛诞节（佛生会）、盂兰盆会（盂兰盆斋）、佛成道日等。

伊斯兰教的重要节日：开斋节、古尔邦节、圣纪等。

不同的饮食习惯

伊斯兰教徒的饮食禁忌较多，尤其禁食猪肉，而且要求严格。

佛教徒有严格的饮食节律，终年吃素，不吃荤腥，不饮酒。

基督教徒有守斋和忌食习惯，每周五和圣诞节前一天是斋戒日，这天只能吃素菜和鱼类，不能吃其他肉类，不能饮酒。

数字禁忌

一些西方国家的人和非洲贝宁人忌用3。

朝鲜人和日本人忌用4。

新加坡人忌用7和8，他们认为7不吉利，8不顺利。

日本人赠送礼品时忌用9。

基督教国家禁忌13。

加纳人忌用17和71。

日本人忌用42，他们认为这象征着死亡。

阿富汗人忌用13和39。

巴基斯坦人忌用13和420。

花卉的禁忌

菊花：欧美国家忌用，尤其是墨西哥人认为菊花为妖花。

荷花：日本人忌用，认为不洁。

玫瑰：印度人看作对死者的怀念。

金盏花：法国人忌用，把它看成悲伤、悲苦。

白百合花：印度人、英国人忌用，认为是对亡灵的悼念。

黄色花朵：法国人忌黄花，视为不忠诚。

绛紫色花朵：巴西人禁忌，用作丧葬之花。

来华求医的患者，不仅身体不舒适，而且离开了自己熟悉的环境，自然而然会产生环境的陌生感、内心的孤独感和与医生、护士的距离感。为使他们尽快消除这些不良感觉，应在了解他们的文化背景和生活习惯后，为他们安排一个友善、整洁、舒适的居住环境，并在病情允许的情况下安排家属陪伴；而且每逢他们的节日，用赠送鲜花、精美礼品的方式表达诚挚的祝福。应该知道，不同的宗教信仰影响人们形成不同的健康观念和对疾病的不同的态度。护士不仅要尊重种族和宗教信仰，学习不同的文化及宗教知识，还要在工作中处处注意宗教禁忌，配合不同教义尽力说服患者接受治疗，引导患者正确对待疾病。

在涉外病房工作的护士，还有一项非常重要的外事礼仪：自重国格和人格。护士必须自重自爱，有义务维护国格、人格，唯其如此，才能做到不辱使命，才能受到外宾真正的尊重。

六、护理操作中的礼仪

为患者实施各项护理操作，是帮助患者恢复健康的重要手段之一，在护理操作过程中，护士的言谈举止都会对患者产生很大的影响，友善礼貌的态度、娴熟过硬的技术，能够使患者产生信赖与安全感，这将增强其恢复健康的信心，有助于建立良好的护患关系，使患者以积极的心态配合治疗和护理。

（一）操作前的礼仪

1. 准备充分，目的明确　实施护理操作前，首先，护士应明确操作的目的，充分了解患者的病情、心理状况、操作的目的、需要准备的用物、具体的操作方法以及实施过程中需要注意的问题，做好突发情况的应急准备等。其次，护士自身也要做好准备，着装整齐，洗手、戴口罩，修剪指甲。再次，护士还要为患者准备一个舒适且适合治疗的环境。只有准备充分，才能尽可能地保护患者的安全，增加患者对护士的信任。

2. 举止大方，仪表端庄　在为患者进行护理操作前，要注意保持自身仪容的整齐、清洁、无污染，保持大方的举止，如入病房门口时先轻轻敲门再进入，并随手将门带上；进入病房后微笑点头、亲切礼貌地与患者打招呼、向患者问好；进行操作前的准备，动作快捷。护士得体的行为举止无论是在操作前、操作中还是操作完成后都需要积极地去保持。

3. 言谈有礼，解释清晰　操作前护士应以礼貌的语言认真核对患者的有关信息，保证操作的准确、安全，然后用通俗易懂的语言清晰地解释本次操作的目的、患者需做的准备、操作方法、操作过程以及患者有可能出现的感觉等，解释的语言要诚恳温和，简明扼要，让患者有心理准备，以减轻患者对护理操作的恐惧感，取得患者的配合。

（二）操作中的礼仪

1. 态度和蔼，关怀体贴　在操作过程中，护士对待患者的态度要和蔼，通过语言、表情和体态语来显示出对患者由衷、真诚的关怀。护士还应注意与患者随时沟通，及时询问患者的感受，随时为患者解除困难和疑虑，或给予适当的安慰，消除患者对操作治疗的恐惧和神秘感，争取患者最大程度的合作。

2. 技术娴熟，指导有效　娴熟的操作技术、扎实的护理知识是对一名合格护士的基本要求，也是对患者的尊重和礼貌。轻柔的动作、熟练的操作技术、温和的态度，都可以有效地减轻患者在接受护理操作过程中所产生的不适感，增加患者对护士的信任感，使护理操作能够顺利进行。操作过程中，如需患者配合，要选择合适的语言来指导，表达清楚，使患者能够明白；对患者的配合要及时给予肯定与感谢，通过有效的指导和配合，降低操作的难度，提高操作的质量。

3．尊重患者，保护隐私　不少操作都会暴露患者的身体部位甚至隐私部位，护士要注意保护患者隐私，必要时拉上围帘或屏风，或请无关人员暂时离开病房，操作过程中注意言辞，语调要低，声音要轻，以示对患者的尊重。

（三）操作后的礼仪

1．亲切嘱咐　护理操作结束后，应根据患者的病情及所能实施的操作项目给予嘱咐，告知注意事项，态度应和蔼亲切，语言应通俗易懂。通过嘱咐，减轻患者的后顾之忧，同时请患者放心，如果治疗后感觉有任何不适，可以按铃呼叫护士。还要询问患者对操作的感受，给予适当的鼓励，使其树立战胜疾病的信心。

2．诚恳致谢　当患者配合护理人员完成护理操作后，护士应当对患者的合作表示感谢，同时也让患者更加明确这种配合将非常有利于其健康的恢复。还要给予患者安慰，祝患者早日康复。

护理操作中的礼仪规范并不是千篇一律的，应当根据操作的特点和具体要求，以及操作对象的不同性别、年龄、职业、个性等灵活应用。

知识拓展

护理礼仪示例

王某，男，退休工人，75岁，慢性咳嗽20余年，近几天因进行性气喘加重而入院。遵医嘱给予氧气疗法。

1．操作前的礼仪

准备好相关物品后，轻轻敲门，得到应允后进入病房。

护士：王大爷，您好！您现在喘得厉害，按照医生的嘱托，给您吸点氧气，吸上氧气后，您气喘的情况就会减轻，您会舒服些。

2．操作中的礼仪

吸氧管连接好，流量也调好了，现在我给您带上鼻导管吧，这鼻导管是双侧的，插入比较短，您会感觉舒服些，这下面还有调节松紧的活扣（边说边做，给王大爷把导管的松紧度调节好）。现在的松紧度合适吗？不合适的话我再给您调节一下。

3．操作后的礼仪

安插好鼻导管后，再嘱咐王大爷：咱们病房里有氧气，为了安全，请您和您的家人不要在病房内吸烟或用明火，一定要注意用氧安全。再有呢，您的氧气流量是根据您的情况调节好的，请您和您的家人不要再调节，您如果有什么事情请按呼叫器通知我，我也会经常来看您的（边说边将大爷的床单位整理整齐）。

思考题

1. 认知练习

学生分组进行角色扮演，根据本章所学内容，假设场景和人物进行表演，通过具体的行为将所学礼仪要求表现出来；通过评价表演的效果，加深对本章所学内容的理解。

2. 实践练习

（1）某医院组织一次学术会议，邀请本市其他医院相关科室的主任或学科带头人参加，如果您是会议组的一名成员，在迎接各位参会人员到场时，会涉及哪些礼仪？该如何做？

（2）儿科护士转抄医嘱时，发现医生将一名患儿的处方写错了，按照患儿的体重计算，此药物本应给予3mg，但是医嘱内容显示3g。如果你遇到这种情况，会怎么做？

（3）涉外病房里收治了一位印度佛教徒，如果你是病房的护士，对该患者的护理应注意哪些问题？你会怎么做？

3. 知识运用

按照护理操作前、操作中、操作后的礼仪要求，对所学基础护理操作进行工作礼仪训练。

第十一章　护士求职礼仪和其他礼仪

通过本章的学习，掌握护士求职礼仪规范，能够将礼仪运用到求职过程中。

1. 掌握求职礼仪的概念、作用和原则。
2. 掌握个人简历的格式和书写要求，并能独立制作一份简历。
3. 掌握求职信的书写格式。
4. 掌握求职面试中应注意的礼仪事项。
5. 熟悉办公礼仪和会议礼仪。
6. 了解馈赠礼仪、宴会礼仪、拜访礼仪、接待礼仪和舞会礼仪的基本要求。
7. 了解中国部分习俗礼仪。

情境导入

　　某医院招聘1名护士，经过多次筛选淘汰，决定胜出者的最后一轮考试，让他们终生难忘。考场是座五层的办公楼，当5位竞聘者沿着阶梯拾级而上，最后进入办公室时，只见护理部主任和主考人员已经坐在办公室等候。当5位竞聘者坐下后，护理部主任宣布，考试已经结束，优胜者已选出来了，就是走在最后边的这位竞聘者。顿时，5位竞聘者大惑不解。护理部主任接着解释道："你们进入办公室的过程就是考试。请看录像：当你们走到第二层楼的楼梯平台处，有一把椅子倒在地上，其他4名竞聘者绕行而过，只有最后这位竞聘者把它扶起来并放在角落里。当你们走到第三层楼的出入口时，有位护士捧着一大摞资料出来，不小心将部分资料掉落在地，前4位竞聘者视而不见，继续前行，还是最后这位竞聘者帮助捡起来。这两件事虽小，却反映了一个人的修养，别忘了，修养也是一种宝贵的财富，也是一种竞争优势。"

　　面对日益激烈的就业竞争，当前大学生面临着更加严峻的就业形势。美国职业学家罗尔斯说："求职成功是一门高深的学问。"求职者在面试中表现出的礼仪素养，不仅反映出个人的人品和修养，而且在某种程度上直接影响到面试官的最终决定。那么，如何赢得招聘单位的喜欢呢？西班牙女王伊莎贝尔一世认为："礼节及礼貌是一封通向四面八方的推荐信。"

第一节　求职礼仪

求职者的知识和能力虽然是成功求职的重要因素，但一个人的礼仪修养、习惯等行为因素在求职中的影响却更大。

一、求职礼仪概述

市场经济的迅速发展向求职者提出了种种挑战，同时，也为其带来了机遇，而如何抓住机遇、迎接挑战就成为众多求职者必须思考的问题。在求职者具有良好专业素质的前提下，掌握必要的求职礼仪也是不容忽视的，它对求职成功与否起着举足轻重的作用。

（一）求职礼仪的概念

求职礼仪是公共礼仪的一种，是发生在求职过程中的一种社交礼仪，即求职者在求职过程中与招聘单位接待者接触时，表现出来的礼貌行为和仪表形态规范。具体表现在求职者的仪表、仪态、言谈、举止以及应聘者的书面资料等方面，良好的求职礼仪能展示出求职者的整体素质。

古人云："见微而知著。"礼仪是中华传统美德中一颗耀眼的明珠，体现在生活中最细微的举止投足之间。因此，必须在日常生活中时刻注意自己的一言一行，让礼仪成为习惯，这样才能在求职过程中表现自然，让个人礼仪为自己的求职加分。

合格的人才不仅要掌握专业知识，还必须具备良好的内在修养，唯有如此，才能立足社会、发展自我。因此，作为一个求职者，只有在求职中恰到好处地展现自己的聪明才智和内在修养，才能把握住每一次机会，即所谓"腹有诗书气自华"。可见，内在修养修炼是掌握求职礼仪的基础。

（二）求职礼仪的作用

求职礼仪是求职者个人素质的一个重要表现，招聘者能够从我们的一言一行、一举一动之中观察我们的礼仪层次，进而推断和认定我们的素质和修养，因此，求职礼仪对于能否找到一份称心如意的工作起着重要的作用。

1. 展现个人素质　礼仪规范是一个人文化素养、道德水准、个性特征等的外在表现，是一个人综合素质的反映。文化层次的不同，对礼仪规范理解的程度也不同，文化水平越高，越懂得礼仪规范在不同场合的特殊要求。而在职场中，招聘双方初次面试接触时间较短，总体的感性认识只能从求职者的行为礼仪中探知和了解。因此，良好的道德修养可以使人在求职中充满自信、胸有成竹、处变不惊、脱颖而出。

通常来讲，招聘单位对人才的挑选，也包括对求职者个性特征的挑选，是自信还是高傲、是谦虚还是自卑、是文雅还是内向、是直爽还是粗鲁，对此，有经验的招聘者能够从求职者的言谈举止中发现自己所需要的求职者。

2．推进面试过程　招聘者除了重视求职者的素质外，当然也需要了解求职者的知识、能力、经验等各方面的情况。而这些情况则与求职礼仪规范有着密切的联系。因为礼仪行为是相互获得尊重的行为表现，一个注重求职礼仪的人，会使招聘者有兴趣和耐心进一步了解其各方面的情况，即使发现与其他应聘者相比，也有欠缺的地方，也能给予理解和鼓励，从而使求职事半功倍。

（三）求职礼仪的原则

无论在求职前、求职中还是求职后，求职者都应适当运用求职礼仪，提升自身形象，达到求职成功的目的。然而，求职礼仪的使用也应遵循一定的原则。

1．诚信　求职者在求职中应遵循实事求是的原则，提供的材料内容要真实，客观评价自己的优点，不可弄虚作假和自吹自擂。回答面试官提出的问题时，要根据自己的情况谨慎作答，既要自信又要坦诚。

2．规范　求职是一项较正式的社会活动，求职材料应清晰、完整、简洁；求职用语应措辞准确、礼貌谦和；求职服装应与职业角色相吻合，力求做到得体、整洁、端庄且便于行动等。

3．灵活　由于求职单位不同，对求职者的期望和要求也不同，求职者在准备求职内容及面试方法上应该具有针对性，因此，求职者应在充分准备的前提下灵活地调整应对方案。

（四）求职礼仪的形式

求职的形式根据招聘单位的机制、工作性质、招聘形式等分为多种类别。随着人才市场的不断拓宽，招聘形式也不断创新。

概括来讲，求职礼仪的形式大体可分为三种：书面求职礼仪、面试求职礼仪和网络求职礼仪。三种形式可单一出现，也可综合出现。如一些招聘广告中，明确提出只需寄出个人书面简历，谢绝上门拜访。而一般的招聘单位往往是在审核书面材料的基础上，再加以笔试及面试，面试合格后才能获得相应职位。

二、书面求职礼仪

书面求职，就是当求职者制定了职业目标，明确了职业定位后，向招聘单位呈交一份书面求职资料，如自荐书、求职信和求职简历等。

书面求职实际上是一份写在纸上的"自我介绍"，能以无声的语言进行自我宣传、自我推销，让招聘单位了解并接受自己。要想获得求职成功，必须认真对待书面自荐，懂得书面求职礼仪。

（一）个人简历

简历，就是对个人学历、经历、特长、爱好及其他有关情况所作的简明扼要的书面介绍。简历是用于应聘的书面交流材料，它向未来的雇主表明自己拥有能满足特定工作要求的技能、态度和资质。对于求职者而言，是必不可少的一项资料。

个人简历一般包括四个主要部分：个人概况、求职目标、求职资格、辅助资料。

1．个人概况 用简单的格式、简洁的语言说明个人的基本情况，内容主要包括：姓名、性别、年龄、身高、民族、籍贯、政治面貌、最后学历及联系方式等。

撰写时应注意：①姓名必须和其他相关资料和证件如身份证、学生证、毕业证等相吻合，以免引起招聘单位的误解。②性别一项不可忽略，要准确填写。③联系方式填写内容多为电话或邮箱。如果填写电话，最好填写自己随身携带的手机或住宅电话号码。如果填写邮箱，求职者一定要经常打开邮箱查阅，以免错失良机。④附贴的免冠照应为近期照，并能体现出求职者的端庄大方，切不可附贴生活照或艺术照，以免给人以不严肃、漫不经心、办事马虎之嫌。

2．求职目标 求职目标即求职意向，指求职者所希望谋求到的工作岗位。该项可以用一两句简短、清晰的话来说明。求职目标要尽可能体现自己适合求职岗位的优势和专长，尽量把选择目标描述到具体科室或部门，以增加被录用的机会。比如，"本人理论扎实，技能熟练，具有良好的沟通能力，能胜任护士工作"就比"本人综合能力强，能胜任护士多方面工作"更能打动招聘者。

3．求职资格 求职资格是简历的重要组成部分，该部分陈述的语气要积极、坚定、有力、中肯，以具有较强的说服力。其中，学习经历、工作经历及相关的资料信息是这一部分的主要内容。

如果是应届毕业生，学习经历就是主要优势，应该详细陈述：①按时间顺序一一列出自初中到目前最后学历每一阶段学习的起止日期、学校名称、所学专业、各阶段证明人、是否曾经担任学生干部等具体职务。②特别要列举出与目标单位所招聘的岗位、专业、能力或要求相关的各种教育、训练及取得的成绩。③标明或列出在上学期间所获得的各项奖励和荣誉。另外，对于一些比较注重实践经历的招聘单位，一定要将上学期间的实习、兼职或社会实践等经历一一列出。对于一个学生而言，在校期间，参加或组织的各项社会活动对其无疑是一笔相当丰厚的财富，它可以表明自身的组织能力、协调能力、交际能力和创造能力等综合素质。

如果是再就业，工作经历则是主要优势，因此对工作经历的陈述就要作为重点。陈述经历一定要真实全面，按时间顺序把每一阶段的工作情况列出，包括工作单位、起止时间、工作部门、工作岗位、取得成绩等。填写时要注意以下几个方面：①工作单位一般要翔实填写，如果不方便透露可仅说明目前工作单位的性质，如"烧伤医院""肿瘤医院"等。②工作部门要说明具体的工作性质、职责和职务，不要过于笼统，且应避免浮夸之嫌。③工作成绩最能展示个人的能力，该部分也是招聘单位最为看重的。因此，表述时一定要翔实有力。④如果有其他特长，在介绍该特长时，一定要注意将该特长与求职目标联系起来，并说明该特长与目标工作的关系和作用。

4．辅助资料 为增加简历的真实性和可信性，可在简历结尾附上有助于求职成功的相关证件和资料。①毕业证：是求职者文化水平最有力的物质载体。②相关证件：包括各种奖励证书、英语水平证书、计算机考级证书、各种技能水平测试证书、资格证、培训证等，这些均是求职者综合素质的体现。③学术成就：主要展示与目标工作有关的代表性材料，如科研成果、专利证书、发表的论文、撰写的论著、科研课题等。④主要的社会活动及兼职聘书等。⑤知名专家、权威人士或原单位领导的推荐信。

5．个人简历的书写要求　简历的根本作用在于尽可能地吸引招聘单位对你的注意力，使招聘者在30秒之内，就可以判断出你的价值，并且决定是否聘用你。因此，一份成功的简历应满足以下要求：

（1）实事求是：简历一定要提供令人信服的事实，要真实地概括个人的基本情况、学历、能力和求职动机。重点强调自己的优点和强项，避免夸耀、吹嘘、谎报等，这样不但不利于自己的求职，还有损于自己的形象，而且是对对方的欺骗和不尊重。

（2）重点突出：简历不是自传，与目标工作无关的事情尽量不要写。而对申请的工作有意义的经历和经验绝不能漏掉，切忌漫无边际、泛泛而谈。简历越短越好，因为招聘者没时间或不愿意花太多时间阅读一篇冗长空洞的简历。最好在一页纸之内完成，一般不超过两页，写得过于详细反而会使人厌烦。

（3）做好收尾：简历是求职者给招聘者留下的第一印象，要用心去装饰，使其美观、漂亮，具有特色。在收尾时应注意，要选用标准纸张，通常选用国际标准幅面A4型的纸张，颜色一般为白色，偶尔也可使用淡蓝或浅黄色，最好不要有横格或方格。

个人简历格式举例：

求职简历

个人概况：

姓　　名：＿＿＿＿＿　　性　　别：＿＿＿＿＿　　身　　高：＿＿＿＿＿

出生年月：＿＿＿＿＿　　民　　族：＿＿＿＿＿　　籍　　贯：＿＿＿＿＿

政治面貌：＿＿＿＿＿　　手　　机：＿＿＿＿＿　　电子邮箱：＿＿＿＿＿

通信地址：＿＿＿＿＿＿＿＿＿＿＿＿＿＿＿＿＿＿＿＿＿＿＿＿＿＿＿

求职意向：

＿＿＿＿＿＿＿＿＿＿＿＿＿＿＿＿＿＿＿＿＿＿＿＿（请尽量具体）

教育背景：

＿＿年＿月—＿＿年＿月＿＿＿＿＿大学＿＿＿＿＿专业（请依个人情况酌情增减）

论文情况：

＿＿＿＿＿＿＿＿＿＿＿＿＿＿＿＿＿＿＿＿＿＿（请注明是否已发表）

英语水平：

基本技能：听、说、读、写能力

标准测试：国家四、六级；TOEFL；GRE……

计算机水平：

编程、操作应用系统、网络、数据库……（请依个人情况酌情增减）

获奖情况：

＿＿＿＿＿＿＿＿＿＿＿＿＿＿＿＿＿＿＿＿＿（请依个人情况酌情增减）

实践与实习：

＿＿年＿月—＿＿年＿月＿＿公司＿＿工作（请依个人情况酌情增减）

个性特点：

_____

_____（请描述出自己的个性、工作态度、自我评价等）

另：（如果还有什么要写上去的，请填写在这里）

附言：（写出自己的希望或总结一句精练的话）

例如：相信您的信任与我的实力将为我们带来共同的成功！或希望我能为贵公司贡献自己的力量！

（二）求职信

求职时在个人简历的基础上再附上一封简短的求职信，会使招聘单位增加好感。求职信又称自荐信或自荐书，是求职者向招聘单位介绍自己情况以求录用的专用性文书。求职信作为新的日常应用类文体，使用频率极高，其重要作用愈加明显。

求职信的格式与普通信函类似，由开头、正文和结尾三部分组成。

1. 开头 开头一般包括称谓、问候语、求职缘由和意愿等。称谓要写招聘单位的全称；问候语一般写"您好"；求职缘由和意愿要视情况而定。

如果是看到招聘单位的招聘信息而应聘，称之为"应征性求职"。该类求职信应首先说明是在什么地方看到了目标单位的招聘广告，然后说出对该工作的兴趣，并肯定自己能满足招聘广告所提出的各项要求。

如果没有以上原因，而直接向招聘单位申请者，称之为"申请性求职"。该类求职信开头可直接表明自己想寻找什么样的工作和自己所具备的从事该项工作的知识和能力。

2. 正文 正文是求职信的主体部分，需详细阐述求职者的资格和能力，重点陈述自身所具有的与目标工作有关的知识和技能。内容主要包括求职资格、工作经验、相关社会经历和个人素质等。另外，如果目标单位在招聘时要求写明薪金待遇，作为求职者，应在这一部分提出对薪水的要求，薪金的数目应该根据自身能力和市场行情而定。最后，应该提及一下求职者的个人简历，提醒对方查阅辅助资料，以进一步加强目标单位对求职者的注意。

3. 结尾 结尾部分往往请求对方给予面谈机会。写作口气要自然，不卑不亢，不可强人所难。

值得注意的是，写求职信的态度要热切、诚恳和谦虚，且篇幅不宜过长。美国哈佛人力资源研究所早在1992年就有一份经典的测试报告，表明一封求职信如果内容超过400个单词，则其效度只有25%，即阅读者只会对1/4内容留下印象，因此简洁是十分重要的标准。

三、面试礼仪

面试是一种经过精心设计，以交谈与观察为主要手段，以了解求职者的素质、知识水平和其他相关信息为目的的一种测试方法。当收到招聘单位的面试通知时，说明自己初选合格，在求职的道路上已成功地迈出了第一步。但更大的挑战也同时摆在了面前，面试是走上心仪岗位的必经关卡，除了努力展示自己的知识和能力外，庄重的仪表、文明的举止、高雅的言谈、良好的心理素质，也是求职成功的保障。

（一）仪表礼仪

1. 仪容礼仪　对求职者来讲，简单地化妆是为了向面试官表示尊重和敬意，增加面试通过的机会。鉴于此，求职者必须遵守有关的化妆规范及礼仪。

护士在工作岗位上不仅要化妆，而且只宜选择淡妆这一形式。其原则为：自然、清新、优雅、协调。

2. 表情礼仪

（1）目光：求职者应以祥和的目光注视对方，这样会让面试官觉得你为人正直，如果眼神飘浮不定，面试官会对你产生不信任感。面对尊长之时，宜采用仰视，即主动居于低处，以表尊重和敬畏之意。面带淡淡的微笑并不时进行目光接触，这种温和而有效的方式，会营造出一种温馨、舒适的氛围。

（2）微笑：微笑即是在脸上露出愉快的表情，是善良、友好、赞美的表示。微笑是护士在临床工作中的重要体态语。因此，在面试过程中，要注意微笑。微笑要做到表里如一，要令笑容与自己的言谈举止相辅相成。要笑得适时，笑时精神饱满、气质典雅，因为它非常自然地反映着求职者的文化修养和精神追求。

（二）行为礼仪

1. 遵守时间　守时是职业道德的基本要求，迟到、失约都是求职的大忌。有专家统计，求职面试迟到者获得录用的概率只相当于未迟到者的一半。因为迟到不但会表现出求职者没有时间观念和责任感，更会让面试官觉得求职者对这份工作没有热忱，从而对求职者的第一印象大打折扣，甚至于直接取消求职者的面试资格。

求职者一般要提前至少10分钟到达面试地点，一是表示诚意和对对方的尊重；二是提前到场可以稳定情绪，稍做准备，避免因仓促上阵、手忙脚乱而影响面试效果。如果去参加面试的途中因遇到事情而耽搁，责任可能不在你，但你一定要采取措施，尽早打电话通知招聘单位，把迟到的原因解释清楚并询问是否可晚些到达。

2. 敲门进入　进入面试场地时，如果无人带领，一定要先敲门，得到允许后再轻推门进入房间，并随手将门轻声关上，切记贸然闯入。进入面试办公室时，不要先把头探进去张望，而应整个身体一同进去，一定要保持抬头挺胸的姿态和饱满的精神。

3. 站姿正确　正确的站姿不但是自我尊重和尊重他人的表现，也能反映出求职者今后的工作态度和责任感。护理人员的站姿要体现出端庄、稳重、亲切、自然，显示出静态美。在站立时应避免探脖、塌腰、耸肩，切忌双手放在衣兜里，腿脚不自主地抖动，更不能身体靠在门上，两眼左顾右盼，以免给人造成不良印象。

4. 坐姿优雅　如果有指定座位，要等到面试官示意后再就座。护理人员的坐姿要体现出谦逊、诚恳、娴静、稳重。不少求职者在面试的时候，坐姿都是十分随意的，如含胸塌腰而坐，或全身瘫倒在椅背上，或战战兢兢地只坐椅边，女生两腿分开，男生双腿抖动。这类坐姿给人的感觉或者是十分紧张，自信心不够，精神不振；或者是缺乏个人修养，连基本的坐姿都不懂。这些不良的坐姿都会使用人单位对你的印象大打折扣。

5．认真倾听　优秀的求职者往往不是滔滔不绝地谈论，而是积极地聆听。求职者在听面试官说话时，要不时点头，表明自己听明白了，或正在注意听，同时还要面带发自内心的微笑。在面试中如果面试官多说话，说明他对你感兴趣，愿意向你介绍情况，热情交流。但许多学生误认为只有自己说话才是最好的自我推销，往往会抢着说活，或打断对方的讲话，这些都不是很懂礼貌的表现，会使自己陷于被动，言多必有失。

6．礼貌告辞　面试结束并不是求职的完结，相反，这可能是求职者进入新单位、开始新工作的第一步。面试结束，轻声起立后应和面试官微笑告别并致以感谢。然后，将座椅轻放回原位，并安静离开，出门时要轻开轻关门。在离开面试地点时，对相关负责接待的工作人员要表示感谢。如果有相关工作人员的电子邮箱或手机号码，应及时发一封感谢信或短信。最后，要耐心等待结果，或在面试两三天后礼貌地联系单位查询结果。

（三）服饰礼仪

一般情况下，求职者应着正装，并注意整洁、端庄、协调、大方，使服饰适合自己、适合时机、适合环境。护理人员切忌穿短裤、高跟鞋、拖鞋，以免给面试官留下太随便的印象。同时，头发和佩饰也会影响个人形象。头发应盘起或不宜过肩，避免穿有许多装饰品、褶边或蕾丝的服装。

（四）语言礼仪

面试时应吐字清晰、嗓音响亮悦耳、圆润柔和、富有情感，根据语义、语法及思想感情表达的需要使语音显出高低、抑扬、快慢、轻重和停顿等变化。首先，要做好自我介绍，详略得当，如有自荐材料，自我介绍应尽量简短。其次，称呼对方要用尊称，应使用谦虚而有礼貌的表达方式和征询意见的说话形式。特别忌讳张冠李戴，思想不集中，称错姓氏、性别。再次，要抓住重点，合理、清楚地回答问题。

知识拓展

网络求职礼仪

网络求职也是求职者应聘工作的一条重要途径，被称为"网申"。如今许多人通过互联网发出求职信，那么如何让你的求职信得到应有的重视，不至于淹没在大量应聘者当中呢？

1．人才数据库

即把你的简历放到招聘单位的数据库中。因为招聘单位会点击这些网站浏览或招聘。总的来说，应该让用人单位带着明确的目的来找你，这要胜过自己向许多单位无目的地大量发放个人简历。

2．电子邮件

不少求职者把简历以电子邮件附件的形式发给招聘单位，但是收件人有时却无法打开附件。因此，不要用附件的形式发送简历，除非你知道该单位接受哪种形式的附件。

第二节　其他礼仪

荀子曰："人无礼则不立，事无礼则不成，国无礼则不宁。"礼仪作为社会交往中应有的礼节仪式，是一种文化韵律，是一个人、一个民族、一个国家文化品位的追求。

一、社交礼仪

社交礼仪的一个重要作用，就是善待他人、尊重他人。孔子曰："礼者，敬人。"孟子曰："尊敬之心，礼也。"他们的高度概括，是对社交礼仪重要作用的最好阐述。我们经常说要以礼待人，其用意不是为了虚伪地做一些表面工作，而是为了借助礼仪规范更好地向交往对象表达我们的尊重。下面简单介绍社交中一些特定场合的礼仪。

（一）馈赠礼仪

馈赠是人们在社交过程中通过赠送礼品来表达友谊、纪念、祝贺、感谢、慰问、哀悼等情感与意愿的一种交际行为。馈赠作为一种非语言的重要交际方式，目的在于沟通感情和保持联系。但在礼品选择、赠送及收受中要遵守一定的礼仪规范。只有符合有关规定的馈赠，才有利于情意的表达，并为对方所接受。

1. 选择礼品

（1）明确目的：赠送礼品一般都有明确的目的性，如以交际为目的，以酬谢为目的，以公关为目的，以沟通感情、巩固和维系人际关系为目的等。目的不同，则礼品不同，如公司庆典一般送鲜花，慰问病人可以送鲜花或营养品，朋友生日送卡片或蛋糕，旅游归来送人文景观纪念品或当地特产等。

（2）因人而异：选择礼物时，一定要针对不同的对象认真选择。最好能事先通过巧妙的方式了解到对方喜欢什么，需要什么，以免出现送者一片真情，受者置之不理的尴尬局面。如送礼物给外国朋友时，可以选择具有民族特色的风筝、剪纸、书画等。

（3）投其所好：挑选礼品前最好充分了解受礼者的兴趣、爱好、性格和品位等，然后根据对方的喜好进行选择。而要做到这一点，一方面要靠平时观察，另一方面可与对方朋友进行沟通，以求掌握对方的喜好。如给运动爱好者送健身器材，给钓鱼爱好者送渔具等。

（4）避开禁忌：一般而言，选择礼品不应忽视的禁忌有四类：①个人禁忌。如对方是鲜花过敏者则禁忌为其送花。②民俗禁忌。如对俄罗斯人忌送钱，因为这意味着施舍和侮辱。③宗教禁忌。如对伊斯兰教徒忌送人形礼物，也不能送酒、雕塑和女人的画像。④伦理禁忌。如各国均规定不得将现金和有价证券送给并无私交的公务人员。

2. 馈赠礼品

（1）重视礼品包装：精美的包装是礼品的组成部分，它使礼品外观更具有艺术性和高雅情调，也显示了赠礼人的情趣和心意。包装所用材料要尽量择优，并且在色彩、图案、形状乃至缎带结法等方面，都要与受礼人的风俗习惯联系在一起考虑。包装礼品前，一定要把礼品的价格标签取掉，如果很难取，则应把价签用深色颜料涂掉。

（2）把握馈赠时机：赠送礼品应讲究时机，时机适当，送得自然，收得妥帖。赠送礼品没有严格的时间限制，一般来讲，送花可以在迎送初期；会谈会见时一般在起身告辞时赠送礼品；签字仪式一般在仪式结束时互赠礼品；正式宴会如果有礼品互赠仪式，应按计划在相应时间段赠送。

（3）注意馈赠场合：赠送地点需要认真斟酌，选错地点会影响馈赠效果。一般而言，在公务交往中，应选择工作场所为交往地点赠送礼物；在私人交往中，受赠对象的家中通常是最佳地点；给关系密切的人送礼不宜在公开场合进行，因为会给公众留下你们关系密切都是靠物质支撑的感觉。

3. 接受馈赠

（1）收受有礼：只要不是违反规定的馈赠，均可以欣然接受，接受馈赠时应当起身站立，面带微笑，以双手接过礼品，然后与对方握手，并且郑重其事地为此而向对方道谢。接受后可以当面打开欣赏，并应对其大加赞赏。切忌将礼品随处乱扔，丢在一边。

（2）谢绝有方：如果礼品涉及原则性问题，则应婉言拒绝。拒收礼品应当场进行，尽量不要事后退还。拒收时，要感谢对方的一番好意，同时说明不能接受的理由。如果当时无法当面退还，可以设法事后退礼，但要说明理由，并致以谢意。

（二）宴会礼仪

宴会，是最常见的社交形式，是人们联络感情、交流信息、增进友谊、发展自身的一种重要的礼仪性活动。通常由政府机关、社会团体举办，是具有一定目的和比较讲究礼仪的酒宴。因此，主宾双方都应该遵守宴会的礼仪规范。

1. 宴会主人

（1）认真筹备：根据宴请的目的，确定宴请的名义、范围和形式。各种正式宴请应提前发出请柬，以便客人及早安排日程，注意避开重大节日或忌日；预订菜单时，应主要考虑客人的习俗与爱好。事先安排好席位座次，尤其是大型宴会应安排专人引导。宴会餐厅最好选择在环境幽雅、清静安逸的饭店或酒楼。

（2）热情迎接：宴会主人在迎接客人前，要进行适当的修饰。男士应剃须修面，着西装；女士应化淡妆，着礼服。宴会主人应提前到达宴会地点，必要时亲自或派人在门口迎接，与客人相见，应热情地问候并表示欢迎。

（3）礼貌待客：作为主人，应照顾好客人就餐，待宾客都坐好后，主人应拿起餐巾，表示宴会开始，并与每个人碰杯，即兴说上几句祝酒词，之后全体人员站起碰杯。宴会结束前，主人应再祝酒，对所有来宾的光临表示感谢，随后将餐巾放在餐桌上，表示宴会已结束。

（4）文明送客：宴会结束时，不要在客人未起身前，主人先起身相送，也不要主动先伸手与客人握手告别，令人感觉有厌客之嫌。送客人时，要送到室外或电梯门口，重要的客人要送到大门口、楼下或其乘车驶离之处；对远方的客人，还要送到其住宿的宾馆或机场、车站，等客人乘坐的交通工具启动后再离去。

2. 宴会客人

（1）及时回复：客人接到请柬后，不管是否能够参加，均需尽快向主人答复，并表示谢意。切忌收到请柬无反应，这不仅是对主人的不尊重，而且也是失信于人的表现。接受邀请后不要随意更改，如果遇到特殊情况不能前往，则应立即向主人说明原因，并表示歉意。

（2）注重仪表：参加宴会，应衣着得体、仪容整洁。男士应梳理头发，剃须洁面，换上合适的服装；女士应适当化妆，穿着赴宴的衣裙。赴宴时，进行适当的修饰，既是对宴请的重视，也是对主人的尊重。切忌衣冠不整、仪容不佳地赴宴。

（3）准时赴约：参加宴会，一定要准时到场，过早或过晚抵达都是失礼的表现，一般按规定时间提前5分钟左右到达。到达后，要按照主人安排好的桌次、位次就座，不可随心所欲地乱坐，以免打乱主人的计划。

（4）文明用餐：用餐时坐姿要端正，吃相要文雅。切忌出现摇头晃脑、满脸油迹、吃声大响、汁汤横流等失态的行为。用餐后，不要当着众人的面剔牙，更不要用舌头在嘴里来回搅动。如果确实需要清理牙缝，最好去洗手间处理，或者用左手持餐巾遮挡嘴部，右手拿牙签轻轻剔除。

（5）致谢告别：宴会结束，待主人站起后，方可离开餐桌，并向主人表示谢意，向其他人员一一告别，让年长者、体弱者、女士先行离开。

（三）拜访礼仪

拜访，又称拜会或拜见，俗称"串门儿"。在一般情况下，拜访是指因公或者因私前往他人的工作地点、私人居所或者其他商定的地点探望、会晤对方，或是与对方进行其他方面的接触。

1. 提前预约　在拜访时间和地点的选择上，应该客随主便，在主人方便时拜访。商讨到访的具体时间时，作为客人，对主人提出的具体时间，应予以优先考虑。最好不要选择工作极为忙碌的时间，难得一遇的节假日，凌晨与深夜，用餐时间和午休时间等。地点通常选在办公室、家里或公共娱乐场所。如到办公室拜访，最好不要选择星期一；到家拜访，最好选择在节假日前夕。

2. 事前准备　出门拜访前，应根据访问的对象、目的等，选择适合自己的服饰和礼品。首先，服装应整洁、朴素、大方，不必太过华丽，切忌衣冠不整、蓬头垢面。其次，可以酌情准备些恰当的礼品。如拜访亲朋好友的私人居所时，可为对方携带一些小礼物，诸如鲜花、特产、水果、书籍、光碟等。

3. 礼貌登门　拜访他人时，应按约定的时间准时到达，切忌迟到。对于重要拜会，最礼貌的做法是提前赶到附近，然后准时登门。登门前首先要整理一下自己的衣服、发型，并把鞋擦净，然后按门铃或叩门求进，这表示拜访者对主人的尊重。与主人相见，要主动问好，如果双方初次见面，还应略作自我介绍。如果主人家中还有其他人，也应一一点头致意。如有礼品，可适时向主人奉上，不要道别时再拿出。入座时，不要自己找座位，而要根据主人的邀请，坐在指定的座位。

4. 做客有方　做客时，注意自己的行为举止要符合礼仪要求。主人倒茶时，应从座位上欠身，双手捧接；吸烟者要尽量克制，想吸烟时应先征得主人或在场女士的同意；要讲究卫生，不要随手乱扔垃圾。交谈中应语言适度，表达准确，不夸大其词，亦不要过于谦卑。对于亲朋之间的拜访，在谈话中不要随意谈主人不愿提及的其他话题，不要和主人谈及其他人的隐私，不要当着主人的面批评自己的孩子或爱人。

5．适时告辞　做客时，应坚持"不多打扰"的原则。拜访时间不宜过长，应适时地向主人告辞。告别时要向主人表示"打扰"之歉意。如主人处还有其他客人，即使你不熟悉，也应遵守"前客让后客"的原则礼貌地向他们打招呼，出门后，应劝主人留步，并主动伸手握别。如果主人站在原地目送，客人应在走出一段距离后，回头向主人挥手致意。

（四）接待礼仪

接待是指个人或单位以主人的身份招待有关人员，以达到某种目的的社会交往方式。在接客、待客、送客的过程中，接待者都要讲究一定的礼仪规范。

1．细心准备　在客人到来之前，往往需要专门进行一次清洁卫生工作，以便创造良好的待客环境，并借以完善个人的整体形象，同时体现出对来客的重视。还需准备好待客物品，如饮料、糖果、水果和点心等。如果"有朋自远方来"，应为其预先准备好膳食和住宿。

2．热情待客　如果对方是一位重要的客人，主人应提前到车站或机场去迎接。对来访的客人，应热情友好、微笑相迎、让座于人、代存衣帽、斟茶倒水、主动相助。与客人交谈时，主人不仅要准确无误地表达和接受信息，还要扮演一个最佳听众的角色，即主人需要在客人讲话时洗耳恭听，并表现出浓厚的兴趣。如有"不速之客"到访，也不可将客人拒之门外，以免使其陷入尴尬境地，此时应尽快了解客人来访的目的，以便见机行事，妥善处理。

3．礼貌送客　客人提出告辞，主人应予以挽留。倘若客人执意要走，主人方可起身送行。对远道来客，应送到机场、港口、车站或其下榻之处；对本地客人，则应送到大门口、楼下，或是客人乘车离去之处。与客人道别时，应与之握手，并道"欢迎再来""慢走""再见"等礼貌用语。有些客人可能会带礼物到访，对此，送客时应有所反应，如表示谢意或请求客人以后来访再不要携带礼品。

（五）参加舞会礼仪

1．舞前准备　参加舞会，可以穿格调高雅的礼服、时装、民族服装，衣着可华贵些，也可以佩戴饰物，但要注意得体。通常不允许戴帽子、墨镜，或者穿拖鞋、凉鞋、旅游鞋。头发要梳理整齐，最好做个发型，要洗去脸上的灰尘、汗气和倦容。夏天，更要注意全身的清洁和气味，行前应洗澡，以免汗气熏人，令对方不快。参加舞会前饮食要合理，过饥或过饱都是不适宜的。不要饮酒和吃葱蒜之类的食物，以免产生异味影响对方，必要时先刷牙漱口，清除口中异味，还可准备一些口香糖之类的食品。

2．邀请舞伴　正式舞会的第一曲舞应由主人夫妇、主宾夫妇共舞，第二曲舞应由男主人与主宾夫人、女主人与男主宾共舞。之后舞曲随意，通常是男士邀请女士，也可以女士邀请男士。在较正式的舞会上，尤其是涉外的舞会上，同性之间不可以相邀共舞，也不要只和一个舞伴共舞。

邀请时，当音乐响起后，邀舞的男士有礼貌地走到女士侧前方，自然地伸出手，手掌向上，手臂微弯指向舞池，展现出"请"的姿势，向女士行15°左右的点头礼，并轻声说："可以请您跳舞吗？"如女士身旁有男伴或家长，应先向其男伴或家长点头致意后，再向女士发出邀请。

3. 谢绝邀请　男士邀请女士跳舞，女士如不同意，可以谢绝；女士邀请男士跳舞，男士不能拒绝。女士谢绝男士的邀请要注意委婉、客气、礼貌，可以说"对不起，我想休息一下""对不起，这支舞曲我不太会跳"等。如果已接受了一位男士的邀请，对另一位则应表示歉意："对不起，等下一曲吧。"当女士已拒绝一位男士的邀请后，如果这位男士再次前来相邀，无特殊情况，不应再次拒绝。男士邀请女士跳舞，同来的舞伴不能代为回绝。

4. 舞姿文明　步入舞池时，由女士选择跳舞的具体方位；而在跳舞的过程中则应由男士带领在先，女士配合于后。跳舞时，身体要端正，通常为男士领舞，领舞与伴舞者之间不宜相距过近，双方胸部应有30厘米左右间隔，以维护自身的人格尊严。目光应自然，一般来说，男士的目光越过女士的右肩部射出，女士的目光沿着男士右肩处掠过，双方目光最好不看同一方向，以利于照顾四周。当然，双方也要经常有礼貌地互相注视，但不要长时间盯住对方的脸，以免引起反感。跳舞时，男士不可把女士的手捏得太紧，不可把整个手掌全贴在女士的腰上。女士不要把双手套在男士的脖子上，也不要把头部附靠在对方肩上。一曲终了，男士应热情而大方地对女士说声"谢谢"，然后再离开。

5. 按时退场　当主持人宣布舞会结束时，参加舞会的人要予以鼓掌。退场时，要向主人握手送别，表示谢意，也要向其他朋友道别。

二、行政工作礼仪

行政工作礼仪是行政人员行为的道德规范与标准，是行政人员的生活行为规范与待人处事的准则，是对行政人员仪表、仪容、言谈、举止等各方面的具体规定。它不仅是衡量行政人员个人道德水准和修养的尺度，也是衡量行政队伍精神文明建设的重要标志。

(一) 办公礼仪

办公礼仪是指行政管理人员在办公室内，处理日常公务和进行公务洽谈时所必须遵循的礼仪规范。

1. 政务处理礼仪　政务工作虽然是繁杂的，但却是非常重要的。因为它代表着国家和集体的利益，是实现国家或集体的各种目标的基地。

(1) 爱岗敬业：这是对每一位劳动者的要求，护理行政管理人员也不例外。为了保质保量地完成工作任务，行政管理人员要充分发挥自己的积极性、主动性与创造性，真正做到"爱岗敬业"。首先，要有岗位责任感，不能在工作时间内围坐闲聊、打扑克或高声谈笑。其次，对于工作要兢兢业业、一丝不苟。要认真完成自己的本职工作，不可敷衍了事、得过且过，更不可弄虚作假、讨价还价。一旦自己的工作出现差错，要勇于承担过失，不可推卸责任。

(2) 勤于钻研：只有刻苦钻研，不断提高自己的工作能力，护理行政管理人员才能在工作中取得成就。尤其是现代科技的日新月异和对外交流的不断扩大，对广大护理行政人员提出了较高的能力要求。为了适应时代发展的需要，更好地为人民群众服务，必须勤于钻研、精通业务。

(3) 恪守时间：护理行政管理人员一定要养成良好的个人生活习惯，在工作之余注意养精蓄锐，避免精力和体力的过度消耗，从而适应单位统一而严格的作息时间安排。对于国家机关法定的作息时间，要严格遵守。每天准时上下班，不迟到早退，不怠工旷工。

2．环境礼仪　每天上班应对办公室进行清扫，保持地面无垃圾。工作期间不得在办公室内随地乱扔纸屑，不随地吐痰。办公室家具应摆放整体、美观。为了让工作有效进行，应创造安静的工作环境，办公室人员不得大声喧哗。

3．人际关系礼仪　护理行政管理人员的工作离不开与多方人群打交道，如来访者、上级、同事、下级。能否处理好各种人际关系，直接影响到政务工作的正常进行。

（1）对来访者要一视同仁：对所有来访者都应热情接待，认真倾听来访者的诉说，对来访者的意见和观点不要轻率表达，应考虑后再作回答。对一时不能作答的事情，要主动与其另约时间再联系。做到来者不拒，有求必应，真心实意帮对方解决问题，切忌对来访者区别对待。

（2）对上级要尊重服从：作为下级，应当维护上级的尊严，对上级决定和布置的工作任务一定要尊重服从，领会意图，认真完成。如有意见，可采用适当的方式提出，但不能以任何借口拒绝执行，更不能自作主张更改上级的决定。

（3）对同事要以诚相待：同事之间在工作上应彼此关心、相互支持、真诚帮助，以合作的团队精神共同出色地完成任务，而不应互视为冤家、处处提防、事事计较、互相拆台或冷眼旁观等。

（4）对下级要体谅照顾：工作中，对下级要坚持原则、严格要求、不徇私情。而工作之余，则要谦恭待人、沟通交流、主动体谅，多了解下级的困难、委屈和苦衷，并积极帮助解决，使其尽快全身心投入到护理工作中。

（二）会议礼仪

会议是重要的公务活动，是现代工作机构用来协调内部关系，加强同外界联系、合作和交流普遍采用的方法，对有效地推动工作具有重要意义。因此，为了达到良好的会议效果，人们在准备和参加会议的过程中应该遵循一定的礼仪规范。

1．会议前

（1）成立会议小组：对于大、中型会议，一般要求成立专门的会议机构来进行会议的筹备及组织协调工作，并根据要求拟订出周密的会议计划，包括确定会议主题和内容，发放会议通知，布置会场，制定会议议程和日程，接待迎送等。该小组应做到分工明确，责任到人。

（2）派发通知：会议通知必须写明开会时间、地点、会议主题及参加者的食宿、应准备的发言材料、学习资料等事项。发通知要提前一定的时间，以便使参加者有所准备，使整个会议能够有条不紊地进行。根据会议的内容和参加者的范围，通知可采用张贴、邮寄或电话沟通的方式。有些重要会议，需要邀请领导或嘉宾时，应发正式请柬。

（3）布置会场：会场及座位的布置应根据会议的预算、性质、内容、形式和参会人数等情况来确定。会场中要有宣传会议的标语、主席台人员的名单牌、参加会议代表团的标牌、指示路线的路标及表示欢迎的室外标语等。还要事先装配、调试会场灯光、音响、制冷、制热设备，并采购、准备会场茶水、饮料等物品。

（4）安排座次：座位的安排应根据会议的类型，选择椭圆形、长方形、对称形、凹字形等座位排列。如为大型会议，通常按主席团排座、主持人席位、发言者席位、群众席排座几个方面设置座位；如为小型会议，参会者可选择自由择座、面门设座、依景设座等。

2. 会议中

（1）热情迎宾：如为大、中型会议，一定要安排好与会者的接待迎送工作，这既是对参会者的尊重也可避免延误会议。如果对方是德高望重的领导、权威或是老弱病残，应给予特殊的照顾和安排，如安排车辆、人员前往机场、车站接送。会议期间的食宿起居应安排专职人员服务等。

（2）组织签到：为了及时、准确地统计到会人数，便于安排会议工作，凡大型会议或重要会议，通常要求与会者在入场时签名报到。有些会议只有达到一定人数才能召开，否则会议通过的决议无效。会议签到的方式有多种，如簿式签到、证卡签到、座次表签到、计算机签到等。

（3）现场记录：会议记录是会议现场情况的写实，是指在会议进行的同时，用书面文字的形式将会议的基本情况、议题、决议等有关内容如实地记录下来，以备事后查阅材料。会议记录一般由工作人员或秘书担任，也可由主持人临时指定。会议记录者首先应记录会议名称、开会时间、会议地点、出席人、主持人和记录人等。记录内容主要包括主持人的讲话、会议报告、代表们的发言、讨论的问题及会议决议等。

3. 会议后 会议结束前，协助参会者预订返程票，解除其后顾之忧。会议结束后，向参会者致谢并赠送纪念品，同时安排好车辆，将与会者送至机场或车站，贵宾应由会议主要领导亲自送行，其他人可由工作人员随车送行。

4. 参加会议人员礼仪

（1）组织者礼仪：作为会议组织者自始至终要保持清醒的头脑和细致的洞察力，在会议组织过程中要热情、耐心，发现问题及时解决，力争做到有求必应，有问必答，不厌其烦，准备充分。整个工作要以严肃、认真的态度来完成。

（2）主持人礼仪：主持人应衣着整洁，大方庄重，口齿清楚，思维敏捷，精神饱满；入席后，若是站立主持，应双腿并拢，腰背挺直。持稿时，右手持稿的底中部，左手五指并拢自然下垂。双手持稿时，应与胸齐高。坐姿主持时，应身体挺直，两手轻按于桌沿，主持过程中，切忌出现搔头、揉眼、跷腿等不雅动作。主持人可根据会议性质调节会场气氛。

（3）主席台就座者礼仪：就主席台就座者来说，进入主席台时，如果会议参加者鼓掌致意，主席台就座者亦应微笑着以鼓掌作答；会议进行时，要注意倾听发言人的发言，不应在发言人发言时阅看其他文件或与主席台上其他就座者长时间地交头接耳；倘有重要或紧急事宜需提前离开会场，应与主持人解释说明后再离席。

（4）发言者礼仪：正式发言者应衣冠整齐，走向主席台时应自然有力，发言前微笑示意，发言时口齿清楚、讲究逻辑、简明扼要。如是书面发言，要时常抬头扫视一下会场，不能低头念稿，旁若无人。发言完毕，应对听众致谢；自由发言者发言时要讲究顺序和秩序，首先自我介绍，内容要简短，观点要明确，有不同意见时要以理服人，态度平和。

（5）普通听众礼仪：遵守会议纪律是每个听众都应做到的，这既是维护会场秩序的需要，也是对会议组织者及其他与会者的尊重。为此，听众应做到按时到场；会议开始后关闭手机，不随意进出，保持会场安静，自觉维护会场秩序；不无故中途退场，如需退出应向主持人说明原因；集中精力聆听报告或演讲，不交头接耳，不做任何与会议无关的事情。

三、中国部分习俗礼仪

节日及节庆的礼仪活动是我国历史文化的一个组成部分。中国上下五千年的文化以各种节日、节庆的形式沿袭、保存下来并有所发展，成为我国民间重要的活动，亦表现出一系列历史制度及其思想观念。

（一）主要传统节日礼仪

我国最著名的民族习俗当推群众基础广泛的几大传统节日，即春节、元宵节、清明节、端午节、七夕节、中秋节、重阳节。

1．春节　春节是农历的岁首，又称为"过年"，是中国最隆重、最热闹、最重要的一个古老传统节日。

但在民间，传统意义上的春节从腊月二十三的祭灶开始，一直到正月十五，其中以除夕和正月初一为高潮。除夕前有祭灶、祭祖、扫尘、接玉皇等仪式；节中有贴门神、贴春联、守岁、燃爆竹、吃年夜饭、给儿童压岁钱、亲朋好友拜年等习俗；节后半月又是元宵节，花灯满城，游人满街，盛况空前，元宵节过后，春节才算结束了。春节期间，中国的汉族和很多少数民族都要举行各种活动以示庆祝。这些活动均以祭祀神佛、祭奠祖先、除旧布新、迎禧接福、祈求丰年为主要内容。活动丰富多彩，带有浓郁的民族特色。

2．元宵节　正月是农历的元月，古人把"夜"称为"宵"，因此称正月十五为元宵节。正月十五日是一年中第一个月圆之夜，也是一元复始、大地回春的夜晚，人们对此加以庆祝，也是庆贺新春的延续。元宵节又称为"上元节"，又由于有张灯、观灯的民俗活动，因而又称为"灯节"。

民间有元宵节吃元宵的习俗。元宵由糯米制成，或实心，或带馅。起初，人们把这种食物叫"浮圆子"，后来又叫"汤团"或"汤圆"，这些名称都取团圆之意，象征全家人团团圆圆、和睦幸福。随着时间的推移，元宵节的活动越来越多，不少地方节庆时增加了耍龙灯、耍狮子、踩高跷、划旱船、扭秧歌、打太平鼓等传统民俗表演。

3．清明节　每年公历4月5日前后是清明节，它是我国农历二十四节气之一。我国自古以来就有清明节祭祖、踏青、插柳等习俗。扫墓时，人们要携带酒食果品、纸钱等物品到墓地，将食物供祭在亲人墓前，再将纸钱焚化，为坟墓培上新土，折几枝嫩绿的新枝插在坟上，然后叩头行礼祭拜。现今清明扫墓已从祭扫祖先墓延伸为祭扫烈士陵园、缅怀革命先烈的革命传统教育活动。

清明节时春色已浓，阳光明媚，杨柳垂丝，绿草如茵，正是春游踏青的好时节，除了欣赏大自然的湖光山色外，还可开展各种文娱活动，增添生活情趣。另外，清明节还有折柳插柳的习俗，即家家户户把柳条插在井边，很容易成活，相传这是为了纪念神农氏，也是成语"井井有条"的来源和清明节植树的由来。

4．端午节　端午节为每年农历五月初五，又称"端阳节""午日节""五月节"等，相传是为了纪念楚国诗人屈原。但据考证，这个节日起源于更早的古代夏族人对传说中的祖先"龙"的祭祀活动。

吃粽子、赛龙舟是端午节的主要活动。粽子，就是一种把糯米等包在苇叶里煮熟的食物。据说当年屈原投江后，人们就把粽子扔进江中，一是祭祀屈原，二是希望水里的鱼和蛟龙吃粽子而不去伤害屈原的尸体。赛龙舟是端午节的一项盛大活动，龙舟最初是用来搬运粽子的运输工具，后来逐渐演变成为一种具有民族特色的体育器具。端午节还有挂菖蒲、蒿草、艾叶，喝雄黄酒，儿童佩戴香囊的习俗。

5. 七夕节　农历七月初七是我国传统节日七夕节。因为此日活动的主要参与者是少女，故而人们称这天为"少女节"或"女儿节"。这是中国最具浪漫色彩的一个传统节日。相传，在每年的这个夜晚，就是天上织女与牛郎在鹊桥相会之时。七夕这天也就成了情人幽会的日子，故又称"中国的情人节"。此外，据说织女是一个美丽聪明、心灵手巧的仙女，凡间的妇女便在这一天晚上向她乞求智慧和巧艺，也少不了向她求赐美满姻缘，所以七月初七也被称为"乞巧节"。

在七夕晚上，妇女们穿针乞巧，祈祷福禄寿活动，仪式虔诚而隆重，陈列花果、女红，各式家具、用具都精美小巧、惹人喜爱。

6. 中秋节　农历八月十五为中秋节，传说是为了纪念嫦娥奔月。八月为秋季的第二个月，古时称为仲秋，因处于秋季之中和八月之中，故民间称为中秋，也称"秋夕""八月节""八月半""月夕""月节"，又因为这一天月亮满圆，象征团圆，又称为"团圆节"。

由于金秋八月，天高气爽，月亮显得特别圆满、明亮，因此自古以来人们就有中秋赏月、拜月、祭月的活动，届时还吃月饼，饮桂花酒，到钱塘江观潮等。月饼，也叫"团圆饼"，已成为中秋节人们互相馈赠的佳品。

7. 重阳节　重阳节为农历九月初九，二九相重，称为"重九"。汉中叶以后的儒家阴阳观有"六阴九阳"，九是阳数，固重九亦叫"重阳"。

民间在该日有爬山登高的风俗，所以重阳节又称"登高节"。过此节时，人们多插茱萸或簪菊，饮茱萸酒或菊花酒，吃重阳糕（又称花糕、菊糕等）。由于九月初九"九九"谐音是"久久"，有长久之意，所以常在此日祭祖。而今，我国将重阳节定为老人节，除了健身延年之意外，更重要的是反映了社会对老年人的关心与尊重。每逢重阳节，社会各界人士均会以各种方式表达对老年人的敬意。

（二）部分少数民族习俗礼仪

1. 壮族　壮族是多节日的民族，几乎每个月都有节日。其中，春节、三月三、七月十四是壮族最重要的节日。在正月初一、初二，凡来客必吃粽子，粽子是壮族较高档的食物。壮族是个好客的民族，过去到壮族村寨任何一家做客的客人都被认为是全寨的客人，往往几家轮流款待。平时寨民亦有相互做客的习惯。招待客人的餐桌上务必备酒，方显隆重。敬酒的习俗为"喝交杯"，其实并不用杯，而是用白瓷汤匙。

禁忌：吃饭时忌用嘴把饭吹凉，更忌把筷子插到碗里；夜间行走忌吹口哨；忌坐门槛中间；壮族是稻作民族，十分爱护青蛙，因此忌捕杀青蛙和吃蛙肉；青年结婚，忌怀孕妇女参加，怀孕妇女尤其不能看新娘等。

2. 满族　满族许多节日均与汉族相同，如春节、元宵节、端午节、中秋节等，节日期间一般都要举行珍珠球、跳马、跳骆驼和滑冰等传统体育活动。满族的主要节日是"颁金节"，因为它是满族的诞生纪念日、命名纪念日，是全族性的节日。每年这一天，全国各地的满族同胞都以各种方式庆祝自己的节日。

禁忌：忌打狗、杀狗、吃狗肉、戴狗皮帽子；家里人去世，送葬后不能在家里哭泣，否则会认为不吉利；到满族人家做客，忌讳坐西炕，因为西炕是满族供奉祖先祭祀神灵的地方等。

3．回族　回族民间节日主要有肉孜节、古尔邦节、圣纪节等。肉孜节，在回历十月一日，回族称"大年"；古尔邦节，在回历十二月十日，回族称"小年"。节前都要大搞卫生，准备节日食品。节日清晨，男性教民要去清真寺聚礼。节日期间，讲究服饰整洁，人们走亲访友，互相祝福。

禁忌：忌吃猪肉、驴肉、狗肉以及凶猛禽兽的血和肉；回民在家宴请宾客，忌主人陪客，一般都是请族中男性长者或亲朋好友作陪；回民外出必须戴帽，帽子严禁露顶。

4．苗族　苗族的节日，最隆重的是春节，其次是三月三、端午、六月六。部分苗族过年的日子不是除夕，而是腊月二十四五左右，逢生肖"龙"或"狗"那一天，他们自称过"苗年"。苗族十分注重礼仪。客人来访，必杀鸡宰鸭盛情款待，若是远道来的贵客，苗族人习惯先请客人饮牛角酒。吃鸡时，鸡头要敬给客人中的长者，鸡腿要赐给年纪最小的客人。

禁忌：忌孕妇与孕妇会面，亦忌去别的产妇家，否则会被认为延长产期；苗族人每年第一次往田里送粪归来时忌见外人，若遇之，忌打招呼；忌跨小孩头顶，否则孩子长不高；忌妇女与长辈同坐一条长凳等。

5．藏族　藏族的主要节日有藏历年、酥油花灯节、雪顿节、望果节等。其中以藏历年最为隆重，从藏历十二月起开始准备，大年初一早晨要从河边背回第一桶水，全家举行新年仪式，初一家人欢聚，初二拜访朋友。

禁忌：忌食驴、骡、狗等肉类；忌摸藏族人的头发和帽子；忌别人在他们面前揩鼻子；进入寺庙时，忌戴眼镜、吸烟，忌用手抚摸佛像、念珠、钟鼓等圣物；进入藏房要注意男性坐右边，女性坐左边，不能坐错或混坐等。

思考题

1．认知练习

针对同一家医院的同一个职位，要求同学们针对此项应聘，结合自身特点撰写一份个人简历。然后，以5～6名同学为一个小组，并在10分钟内将相邻小组成员的简历按优秀程度进行排序，并派一名代表阐述本组排序的理由，从而加深对简历书写的理解。

2．实践练习

（1）面试官："你们学过哪些课程？"学生甲："我们什么都学。"学生乙："学得可多了。"学生丙："比别的学校忙多了。"学生丁："数都数不过来了。"学生戊："我认识的人里就数我们学校忙。"对于面试官的问题，你会如何回答？

（2）面试官："依你现在的水平，恐怕可以找一个比我们医院更好的单位吧？"面对这样的问题，你会如何回答？

3．知识运用

以2～3人为一个小组，模拟招聘会面试场景，每个人都充当面试官和求职者的角色，对所学相关内容进行工作礼仪训练。

参考文献 Reference Documentation

[1] 史瑞芬，史宝欣. 护士人文修养 [M]. 北京：人民卫生出版社，2012.

[2] 李辉，秦东华. 护理礼仪 [M]. 北京：高等教育出版社，2012.

[3] 林俊华. 护理美学 [M]. 北京：中国中医药出版社，2012.

[4] 任小红. 护理美学 [M]. 长沙：湖南科学技术出版社，2012.

[5] 李春卉，张晓明. 护理美学与礼仪 [M]. 西安：第四军医大学出版社，2012.

[6] 王斌. 人际沟通 [M]. 北京：人民卫生出版社，2011.

[7] 刘桂瑛. 护理礼仪 [M]. 2版. 北京：人民卫生出版社，2011.

[8] 熊蕊，杨光云. 护理礼仪 [M]. 武汉：华中科技大学出版社，2011.

[9] 吕月桂，王远湘. 护理礼仪与人际沟通 [M]. 武汉：华中科技大学出版社，2011.

[10] 胡敏. 中西人体美导论 [M]. 哈尔滨：黑龙江人民出版社，2010.

[11] 孙宏玉. 护理美学 [M]. 北京：北京大学医学出版社，2010.

[12] 叶朗. 美学原理 [M]. 北京：北京大学出版社，2009.

[13] 任小红. 实用护理美学 [M]. 长沙：中南大学出版社，2009.

[14] 张岩松. 新型现代交际礼仪实用教程 [M]. 北京：清华大学出版社，2008.

[15] 张新宇. 护理美学与礼仪 [M]. 北京：人民军医出版社，2007.

[16] 姜小鹰. 护理美学 [M]. 北京：人民卫生出版社，2006.

[17] 黄建萍. 临床护理礼仪 [M]. 北京：人民军医出版社，2006.

[18] 刘宇. 护理礼仪 [M]. 北京：人民卫生出版社，2006.

[19] 朱红. 实用临床护理美学 [M]. 太原：山西科学技术出版社，2006.

[20] 冷晓红. 人际沟通 [M]. 北京：人民卫生出版社，2006.

[21] 李晓雯，袁欣. 护理服务礼仪与沟通 [M]. 北京：人民军医出版社，2006.

[22] 林俊华，刘宇. 护理美学 [M]. 北京：中国中医药出版社，2005.

[23] 雷鹤，程红缨. 护理美学 [M]. 北京：人民军医出版社，2004.

[24] 王益锵. 护理美学 [M]. 北京：人民卫生出版社，2001.

[25] （德）黑格尔. 美学（第一卷）[M]. 北京：商务印书馆，1979.

[26] （法）奥古斯特·罗丹. 罗丹艺术论 [M]. 北京：人民美术出版社，1978.

[27] （古希腊）柏拉图. 文艺对话集 [M]. 北京：人民文学出版社，1963.

[28] 何伦. 人体美：文化、艺术、科学透视 [J]. 山东医科大学学报：社会科学版，1994，3:15-19.